의자 활용 요가

의자를 가지고 하는 아헹가 요가 수련의 완전한 안내서

도구 요가 - 의자편

Eyal Shifroni, Ph. D 지음 | 이수진, 조혜경 옮김

인도 푸네에 위치한
아헹가요가연구소(RamamaniI yengar Memorial Institute, RIMI)의
Yogacharya B.K.S. Iyengar,
Geeta S. Iyengar와 Prashant S. Iyengar의
가르침을 바탕으로 함

대성의학사

A CHAIR FOR YOGA: A Complete Guide to Iyengar Yoga Practice with a Chair, Second Edition
by Eyal Shifroni, Ph.D.

이 책의 저자는 의사가 아니고 이 책에서의 지시사항, 절차와 제안 등이 훈련받은 보건 전문가의 의학적 충고의 대체물을 가리키지는 않는다. 당신의 건강과 관련된 모든 문제는 의학적 소견이 필요하다. 이 책에서 제안한 방법에 따라 자세를 취하기 전에 주치의와 상의해야 한다. 또한 진단이나 치료를 요구하는 건강 상태에 있는지에 관해서도 주치의와 상의해야 한다.
이 책을 사용하는 과정에서 발생할 수 있는 직간접적 문제에 대해 저자와 출판사는 어떤 법적 책임도 지지 않는다.

차례

추천사 1

다소 수그러들고 있지만, 우리나라에서 요가에 대한 관심은 여전합니다. 이러한 관심은 요가의 본고장인 인도뿐만 아니라 세계 어느 나라에서도 보기 드문 현상입니다. 이제 요가는 '수련'에서 '치유'로 그 무게중심을 옮겨가고 있습니다. 요가는 만성질환이나 퇴행성 질환의 치유를 위한 중요한 요법의 하나로 활용되고 있으며, 나아가 서양의학의 한계를 보완하고 극복하는 전인치유의 중심으로 자리매김하고 있습니다.

인도 근현대의 요가 역사를 통하여 이른바 치유요가는 남인도 마이소르에서 요가의 부활을 도모했던 크리슈나마차리야선생님에 의하여 시작되었습니다. 그러나 치유요가의 꽃을 피운 것은 그의 제자인 아행가 선생님이라고 봐도 무방합니다. 아행가 선생님은 누구나 쉽게 아사나 수련을 시작할 수 있도록 여러 가지 도구를 개발했으며, 이로써 요가가 치유의 일환으로 활용될 수 있는 계기를 마련했습니다.

에이옐 쉬프로니의 『의자 활용 요가』는 아사나수련에서 아행가 선생님이 활용했던 여러 가지 도구 중에서 특히 의자에 초점을 두어서 만든 치유요가 가이드북입니다. 저자는 우리 주변에서 흔히 접할 수 있는 접이식 의자가 아사나 수련에 활용되는 방법을 상세하게 전하고 있습니다. 이 책은 단지 이론적인 설명이 아니라 저자 본인이 학교 수업이나 워크숍에서 직접 적용하고 검증했던 내용을 기록하고 있으며, 또한 사진과 함께 상세한 설명을 담고 있기 때문에 치유요가 현장에서 누구나 쉽게 활용할 수 있는 장점을 지닙니다.

번역은 단지 어떤 언어를 다른 언어로 옮기는 작업이 아닙니다. '번역은 반역'이라는 말도 있습니다. 『의자 활용 요가』는 아행가 선생님의 치유요가에 익숙한 사람만이 옮길 수 있는 책입니다. 이 책을 번역한 조혜경 선생과 이수진 선생은 지난 수년 동안 요가 현장에서 아행가 선생님의 치유요가를 실천해왔으며, 또한 대학에서 도구를 활용한 치유요가를 지도하고 있습니다. 두 사람의 번역으로 다시 태어난 『의자 활용 요가』는 우리나라의 일반 수련자뿐만 아니라, 특히 치유요가에 관심이 있는 요가 지도자에게 훌륭한 가이드북이 될 수 있을 것으로 기대합니다.

선문대학교 대학원 통합의학과 교수
사) 한국인도학회 회장 이거룡합장

추천사 2

언젠가 어느 저널의 인터뷰에서 요가는 사라지지 않는다고 말했던 적이 있습니다. 지금도 여전히 그렇게 여기고 있습니다. 요가의 에센스는 우리의 삶과 따로 떨어져 생각할 수 없기 때문입니다. 요즘 요가의 트랜드가 마치 유행을 타는 옷처럼 바뀌고 있지만, 시간과 공간을 초월하여 바뀌지 않는 그 무엇이 요가가 가진 매력이라고 봅니다. 다양한 스타일의 요가에서 요가의 향기가 제대로 나기 위해서는 꼭 필요하다고 여기는 것이 전문성입니다.

전문성은 좀 더 쉽게 다가가게 하면서도 깊이가 있는 실용성이라고 여길 때 에이엘 쉬프로니의 『의자 활용 요가』는 다른 유사한 저서에서 찾아보기 드문 깊이가 전해집니다. 이 책은 의자를 활용하여 80여개의 요가자세들을 그룹별로 제시하고 있습니다. 더욱이 각 자세들마다 변형 자세들을 제시하고 있어 의자를 활용할 수 있는 요가자세가 이렇게 많은가싶어 놀라게 됩니다. 저자의 스승인 아헹가 선생님의 가르침을 토대로 저자가 현장에서 경험하고 검증하여 보다 더 체계적으로 발전시켜 나가는 과정에서도 이 책의 전문성이 돋보입니다.

도구를 사용하는 주요 이유는 신체의 정확한 정렬에 대한 감각을 일깨우고, 아사나의 완성자세를 좀 더 오래 유지하여 아사나가 주는 효과를 최대한 얻을 수 있도록 도와주기 때문입니다. 또한 가능하지 않았던 요가자세를 가능하게 하거나 수련자로 하여금 자신감을 북돋워주는 부차적인 효과도 있습니다. 이런 맥락에서 이 책은 일반 하타요가 지도에서도 실용적이고 전문적인 가이드북이 되리라 봅니다.

어떤 보석이든 그것을 볼 줄 아는 눈이 있어야 빛나게 됩니다. 이 책이 번역서로 출간되는 것은 원서를 찾아내고 번역의 가치를 보게 된 이수진생님과 조혜경선생님이 가진 요가의 전문성 때문이라고 봅니다. 오랫동안 대학교에서 또는 현장에서 도구요가를 지도하고 있는 두 분의 전문성으로 빛나게 될 『의자 활용 요가』는 또 다른 색깔의 요가전문가를 양성하는데 도움이 되리라 봅니다.

춘해보건대학교 요가과 교수 곽미자

감사의 글

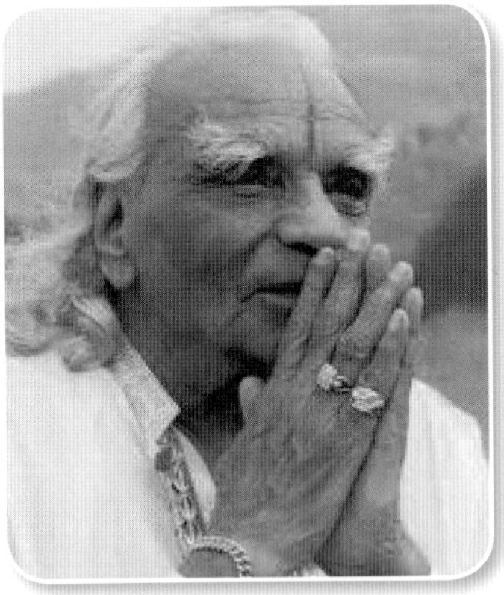

이 책에 소개된 모든 지식의 원천은 아헹가 요가 방법을 창시한 나의 스승 요가차리아(Yogacharia) B.K.S Iyengar으로부터 나온 것이다. 요가 수련을 할 때 아헹가 선생님은 여러 해 동안 많은 도구를 발명하고 조정했다. 이와 함께 의자를 활용하는 방법 역시 소개했다. 나는 그를 나의 개인적인 선생님으로서만이 아니라 수백만의 사람들이 요가에 접근 가능하게 만들고, 개개인이 요가로부터 이로운 선물을 받을 수 있게 하신 것에 깊은 존경과 감사를 표하고 싶다. 또한 나의 원고를 검토하고 귀중한 교정을 제시하는데 그의 소중한 시간을 헌신한 것에 대해 감사를 드리고 싶다. 늘 그렇듯이 그의 정확한 제안들은 대단히 가치 있음이 증명되었고, 나에게 몇몇 사진들을 재촬영하기를 요구하기도 했다. 또 이 책을 출판하는 데에 자신감을 가지도록 해주었다.

이 책을 써야겠다는 최초의 결심은 인도 푸네(Pune)에 있는 아헹가요가연구소(RIMYI)의 Prashant Iyengar 선생님의 지도 하에 의자를 활용한 수련을 할 때였다. Geeta Iyengar의 DVD 〈요가 수련자(Yogi)의 삶에서 의자의 역할〉에서 이 책에서 소개한 방법들에 대한 많은 아이디어를 얻었다.

나는 나에게 아헹가 요가의 세계를 소개해주고 지속적으로 지식의 원천이 되어주고, 또한 감명을 준 이 3분의 훌륭하신 선생님들에게 감사한다.

의자를 가지고 또는 의자 없이 했던 나의 수련을 깊게 그리고 풍요롭게 해준 많은 선생님들, 특히 FaeqBiria, Birjoo Mehta 그리고 Jawahar Bangera에게도 감사를 드리고 싶다.

의자를 활용한 수업과 워크숍 동안에 테스트를 도와주고 새로운 아이디어를 더욱 발전시킬 수 있게 도와준 나의 학생들에게도 감사를 전한다. 내가 이 과정을 즐겼던 만큼 그들도 즐겼기를 바란다.

이 책을 쓰는 것은 나와 함께 이스라엘에 있는 Zichron-Ya'akov센터에서 요가를 가르치는 모든 선생님들과 함께하는 연합 프로젝트였다. 우리는 학생들과 함께 의자의 쓰임에 대한 모든 시도와 실험들 했고 각각의 선생님들은 그들만의 아이디어를 제시했다. 나는 특히 다음의 사람들에게 감사하다고 말하고 싶다.

- 끊임없는 인내심을 가지고 계속해서 나의 글쓰기를 검토해주고 문장을 편집해준 Michael Sela. 그는 나의 아이디어를 좀 더 간략하고 명확하게 표현하도록 해서 이 책을 만들어낼 수 있게 도와주었다.
- 이 책에서 사진을 위해 많은 시간을 소비해 모델이 되어준 RavitMoar와 Rachel Hasson.
- 요가 지도자이자 영어가 모국어인 미국인으로서 그녀의 재능을 바치는 동시에 매의 눈으로 이 책의 영어를 감수한 Kym Ben-Ya'akov.

이 책의 부록에서 기꺼이 사진 모델을 해준 Anat Scher에게 감사한다. 특히 자원봉사로 사진을 찍어 주고 매우 헌신적으로 멋진 일을 해준 나의 학생 Ram Amit에게도 특히 감사한다. 또한 몇 장의 사진을 찍고 모든 사진의 마지막 편집을 해준 나의 사랑스러운 딸, Ayelet에게도 감사한다.

그리고 마지막으로, 나는 나의 아내 Hagit에게 감사한다. 그녀의 사랑과 지지가 없었더라면, 이 책은 (그리고 다른 많은 것들은) 결코 현실이 되지 못했을 것이다.

머리말

나는 항상 요기(yogis/요가 수련자)의 이야기에 매료되었다. '인도'를 주제로 공부하던 4학년 때 요가 아사나를 시도했었고, 심지어 머리서기를 한 채 다리를 연꽃자세로도 할 수 있었다. 나는 외딴 마을에서 자랐고, 1960년대에는 요가에 관해 알 수 있는 정보들이 많이 없었다.

하지만 군복무 기간 동안 아사나 사진이 있는 요가 책을 우연히 접하게 되었고, 그 사진들을 따라서 수련하기 시작했다. 1978년 군에서 제대했을 때 '히브리 대학교'에서 공부하기 위해 예루살렘으로 이사했고 곧장 요가 수업을 찾기 시작했다.

나는 시바난다 방법을 공부하기 시작했다. 왜냐하면 우연히 발견한 유일한 수업이었기 때문이다. 요가가 내가 가야 할 길임을 첫 수업에서 바로 알았다. 망설임도 의심의 여지도 없었다(아마 나의 전생과 연관이 있을지도…).

4년 후에 나는 시바난다 방법의 지도자 과정에 참여했고, 그곳에서 '아행가'라는 이름을 처음으로 들었다.

1982년에 나는 예루살렘에서 아행가 요가를 공부하기 시작했고, 1988년 이후 아행가 방법을 공부하기 위해서 정기적으로 푸네를 오갔다. 처음에는 아행가 요가 방법의 창시자인 B.K.S. Iyengar에게 직접, 후에는 그의 아들 Prashant와 딸 Geeta에게서 그것을 배웠다.

나는 이스라엘과 다른 나라에서 진행된 수십 번의 워크숍에 참여해왔고 여러 차례 푸네를 여행했다. 그곳을 방문할 때마다 항상 새로운 것들을 배웠다.

어느 날, 소도구를 사용할 수 있는 다양한 방법에 대해 기록할 필요가 있다고 느꼈다. 그것은 나의 수련을 위해 필요했고, 수업을 위해서도 필요했다. 왜냐하면 내가 요가 공부를 시작한 이후로 수십 년 간 참여한 모든 워크숍에서 배운 다양한 변형 자세들을 항상 기억하지 못한다는 것을 깨달았기 때문이다.

처음에는 개인적인 목적 때문에 기록을 했다. 아사나 수련에서 의자를 활용한 다양한 방법에 대해 기록하기 시작했다. 어느 순간 이 기록들이 다른 지도자와 학생들에게도 매우 유용할 것이라는 생각을 하게 되어서 사진과 함께 히브리어로 된 소책자를 만들었고, 300부를 인쇄하였다.

이 300부 모두를 이스라엘에 있는 요가인들이 즉시 '낚아챘다'. 그리고 더욱 더 많은 지도자와 학생들이 즐길 수 있도록 영어로 된 책을 출판하라고 많은 사람들이 내게 재촉했다.

이것인 나의 최초의 책인『의자를 활용한 요가』의 탄생비화이다. 이 책은 진짜로 성공적이었고, 열광적인 피드백을 많이 받았다. 이 책에 대한 많은 관심에 힘입어 지속적인 노력을 했다. 나는 이를 좀 더 확장해서 다른 소도구들(블록, 볼스터, 벽 등)을 추가한 방법에 대해 서술하기로 마음을 먹었다.

나는 이미 시리즈로 구성된 '도구 요가(Props for yoga)'를 2편까지 출판했고, 최근에는 3편을 집필하고 있는 중이다. 나는 앞으로 2편(4와 5편)을 더 집필할 계획이다. 게다가 로프(Rope, 줄)에 중점을 둔 수련을 위해 '로프 요가(Ropes for Yoga)'라는 제목으로 책을 제작할 것이다.

나는 전 세계에 있는 많은 요가 수련자들에게 기여할 수 있고, 책을 출판하고 다른 나라를 여행하고 요가를 가르칠 수 있어서 행복하다!

나와 함께 공부한 모든 선생님들에게 감사한다. 다른 무엇보다도, 모든 사람들을 이롭게 하는 도구를 사용하는 요가를 발전시킨 B.K.S. Iyengar에게 감사한다.

옴, 샬롬.

Eyal Eyal Shifroni

소개의 글

이 가이드는 의자가 어떻게 요가 아사나 수련을 깊이 있게 하고 향상시킬 수 있는지를 보여주는 겸손한 시도이다.

이 책은 우리가 의자를 사용하는 여러 가지 방법을 탐구했던 수업과 워크숍 중에 흥미와 열의를 표현한 학생들에 의해 태어나게 되었다. 학생들은 집에서도 계속 수련할 수 있도록 나에게 이 작업을 기록해달라고 요청했다.

우리는 수련자, 학생들, 교사들이 수련할 때, 이 책을 활용해서 의자를 체계적으로 사용하는 데 도움을 받을 수 있기를 희망한다. 그래서 모든 사람을 위한 아헹가 요가가 확산되는 것을 돕고자 한다.

요가 도구의 사용

B.K.S Iyengar는 모든 사람의 아사나 수련을 향상시키고 그것을 통해 이로움을 얻을 수 있도록 도구와 부속물의 범위를 개발해왔다. 이 '도구'들의 주요 목적은 수련자를 돕는 것이다.

혼자서 하기 힘든 아사나를 수행하기

- 수련하는 동안 몸의 정확한 정렬을 이루고 유지하기
- 아사나가 주는 충분한 이로움을 얻기 위해, 아사나에 도전하는 동안 더 오래 자세에 머물고 이완하기
- 한층 더 심도 있게 아사나를 연구하고 조사하기

도구들은 아헹가 요가의 매우 중요한 특징이다, 그러나 이것의 본질을 혼동해서는 안 된다. 도구는 최후의 수단이다. 예컨대, 정렬, 안정성, 정확함, 그리고 아사나에 오래 머물게 하는 이 가이드는 이 중 하나의 도구에 초점을 맞추었다. 의자! 이 책은 8장으로 되어 있고, 각 장은 다른 아사나의 종류를 설명했고, 부록으로 '모두를 위한 의자－쉬운 수련 시퀀스'를 포함시켰다. 여기에서 다루고 있는 의자의 사용 방법은 아사나의 다른 측면과 신체의 다른 부분을 직접적으로 자각할 수 있도록 계획했다. 이는 아사나를 원숙하고 강화시킬 수 있게 해준다. 수련자들은 도구에 대해 너무 의존하지 않게 주의해야 한다. 오히려 도구들을 좀 더 원숙하고 주의 깊은 요가 아사나 수련을 위해서 분별력 있게 도입해야 한다.

어떤 종류의 의자가 사용되어야 하는가?

의자를 놓을 때는 안정되고 견고하고 수평적이고, 네모진 모양에, 적당한 높이(바닥으로부터 약 45cm 올라간)의 평편한 자리여야 한다. 아헹가요가연구소와 다른 아헹가센터에서 사용되는 접이식 금속의자를 강력하게 추천한다. 이 의자의 특징을 보면 두 개의 수평적이고 지지력 있는 금속 가로대가 있는 형태로 고안되어 있다. 가로대의 하나는 앞다리에 다른 하나는 뒷다리에 용접되어 있다. 의자의 등받이는 제거해야 하는데, 등받이의 틀을 잡기 쉽게 노출시키고 동작을 가능하게 하기 위해서이다.

주의사항

1. 나는 특수한 건강 문제로 고통받는 사람들을 위해 이 책을 쓴 것은 아니다. 만약 당신이 심각한 건강 문제가 있다면, 공인된 테라피 요가 지도자에게 자문을 구해야 한다.

2. 나는 요가를 처음 시작하는 수련자보다는 여기서 소개된 아사나의 기본 지식과 기법에 익숙한 사람들을 위해 이 책을 썼다. 아사나 기법(techniques)에 대한 완전한 안내서는 B.K.S Iyengar의 『Light on Yoga』 혹은 『Yoga-the Path to Holistic Health』 같은 다른 자료를 참고하기를 바란다. Gita S. Iyengar의 『yoga in Action』은 요가를 수련하는 데 추천할 만하다.

3. 이 책에서 제시한 아사나 기법들은 아행가 요가 방식의 원리와 통찰에 기초를 둔다. 이 원리들을 이해하지 못한 채로 도구를 사용해 요가를 하면 요점(point)을 놓칠 것이다. 우리의 의도는 이러한 아헹가 요가의 원리를 좀 더 깊이 이해할 수 있게 하는 것이다. 이런 이유로, 이 책을 사용하는 수련자들은 아헹가 요가에 대한 기초가 탄탄해야 한다.

4. 몇몇의 고급(혹은 익숙하지 않은) 자세들을 위해 참고자료로 『Light on Yoga』의 아사나 사진 번호를 덧붙였다. 예를 들어 Bhujangasana II(사진 550에 보여짐)와 같은 경우에 '『LOY』, 사진 550 참고' 라고 덧붙였다.

5. 마지막으로 어떤 안내서도 의자를 활용한 요가의 모든 방법들을 다 담을 수 없음을 기억해야 한다. 우리는 당신이 요가 수련을 즐겁게 할 수 있도록 독려하고자 한다. 즉, 당신의 요가 수련을 증진시키기 위해서, 의자를 활용해 탐험하고, 발명하고, 발견하는 것과 같은 다른 방식을 이용하는 것이다.

CAUTION!

이 책의 사용자들은, 가급적이면 공인받은 아헹가 요가 지도자의 수업에 정기적으로 참여하는 등 요가 수련에 대한 튼튼한 기반을 가지고 있어야 한다. 이 책에서 소개하는 몇몇 변형 자세들은 고난도이고, 지도자나 감독관 없이 이 자세를 시도해서는 안 된다. 이 책에서 소개된 자세들을 적절하지 않은 방법으로 시도했을 때 발생할 수 있는 부상이나 상해에 대해 저자는 책임을 지지 않는다.

Enjoy your practice!

제1장: 서서 하는 아사나–웃띠타 스티티(Utthitha Sthiti)

타다아사나(Tadasana) 또는 사마스티티(Samasthiti)

타다아사나에서는 의자를 활용해 방향 감각과 올바른 자세를 잡을 수 있다.
의자를 이용한 방법 세 가지를 보여줄 것이다.

변형 자세 1: 몸 뒤에 의자 두기

몸 뒤에 의자를 두면 어깨를 뒤로 젖히는 동작을 할 수 있다.

- 의자의 등받이와 당신의 등이 서로 마주 보도록 의자를 놓고, 의자 앞에 선다.
- 타다아사나로 서고 손가락을 의자 등받이에 얹는다.
- 손을 지지대로 사용해 척추를 길게 늘이고 가슴을 연다.
- 의자의 등받이를 몸을 수직 정렬하는 척도로 활용한다.

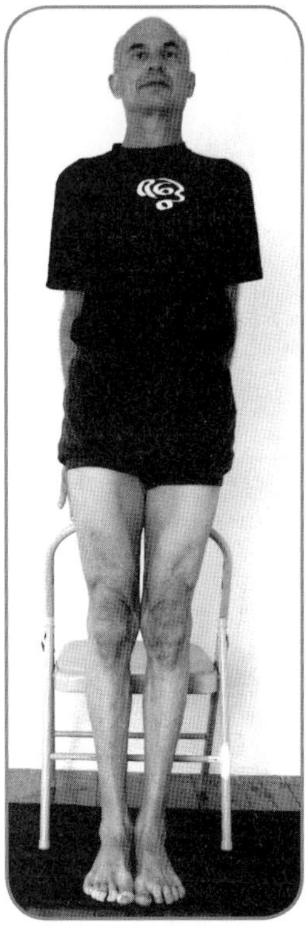

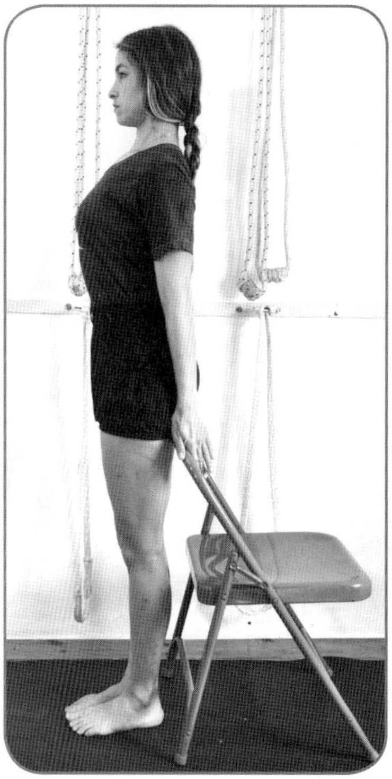

변형 자세 2: 몸 앞에 의자 두기

의자를 몸 앞에 두면 가슴을 들어올리고 몸의 측면 정렬을 확인할 수 있다.

의자를 약하게 누르는 동작은 몸의 정렬뿐만 아니라 몸의 양쪽이 대칭이 되도록 균형을 잡는 것을 도와준다.

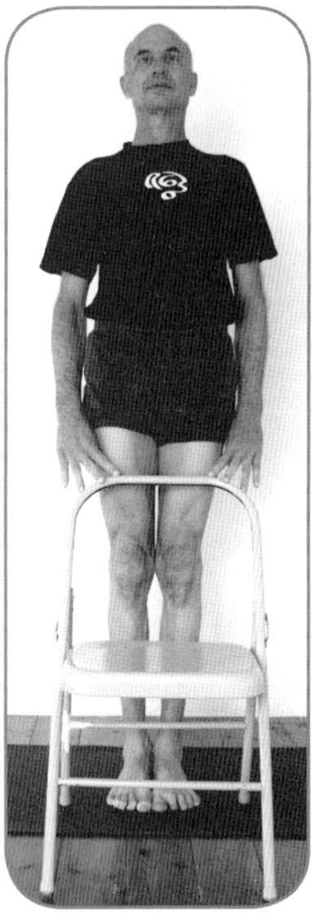

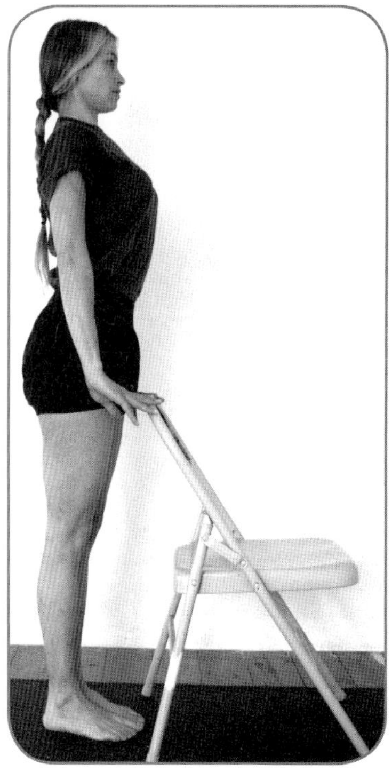

변형 자세 3: 발바닥 앞쪽의 볼록한 부분(Toe mounds)을 의자 다리 위에 얹기

발바닥 앞쪽의 볼록한 부분을 들어올리는 동작은 종아리 근육과 아킬레스건을 길게 늘여준다. 이 자세는 달리기 선수와 사이클 선수처럼 이 근육들을 수축시키는 활동을 주로 하는 사람들에게 유용하다. 혈액순환이 저하되어 정맥혈이 종아리에 축적되면 종아리 근육이 옆으로 퍼지게 되는데, 이 근육을 길게 늘이고 마사지해주는 것이 중요하다.

변형 자세 3은 또한 우르드바 하스타(Urdhva Hastasana) 자세에서 사용될 수 있다. ⇨

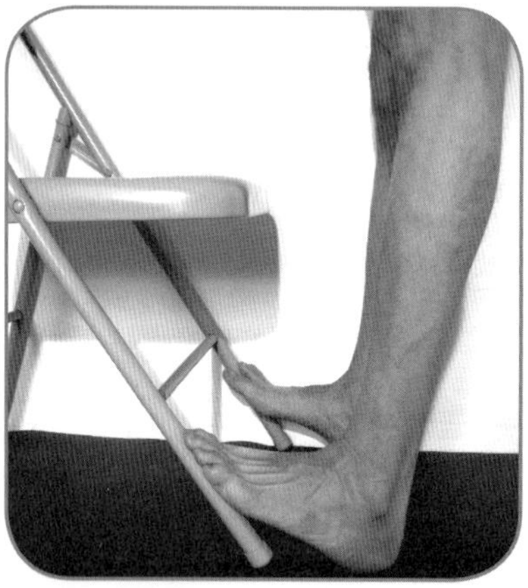

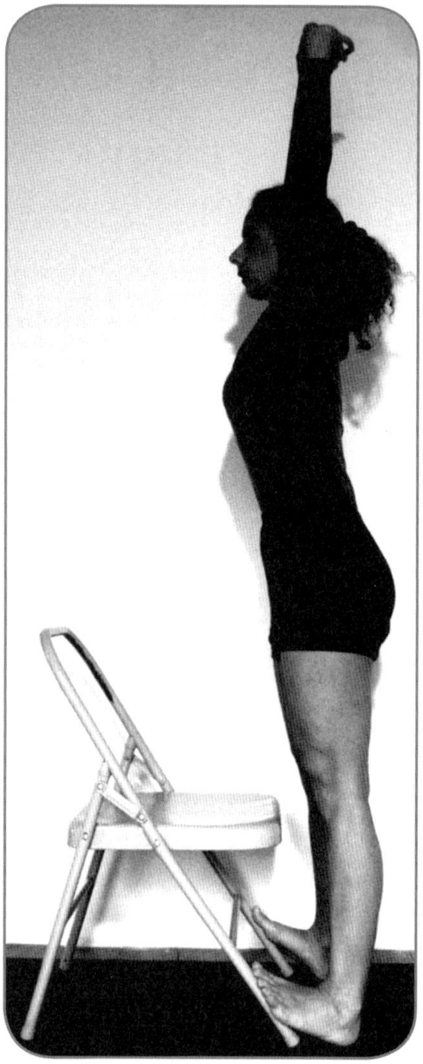

아도무카 스바나아사나(Adho Mukha Svanasa)

아도무카 스바나아사나(얼굴을 아래로 향한 개의 자세)에서 손을 의자 위에 올려 몸을 지탱하면, 몸의 무게중심을 다리로 옮겨서 이 자세를 좀 더 오래 유지할 수 있다. 심지어 초보자도 이 방법을 활용해 이 중요한 자세를 수련할 수 있다. 다리를 사용하는 방법에서부터 몸통을 늘이고, 가슴을 펴는 법 등을 배울 수 있다.

변형 자세 1 : 손바닥 들기

다음의 시퀀스(Sequence, 순서)는 손을 위로 들어올리고, 손에 저항을 제공하기 위해 의자를 사용하는 방법으로 3단계로 움직이면서 자세를 취하는 방법이다.

1단계: 의자의 앉는 부분에 손바닥 얹기

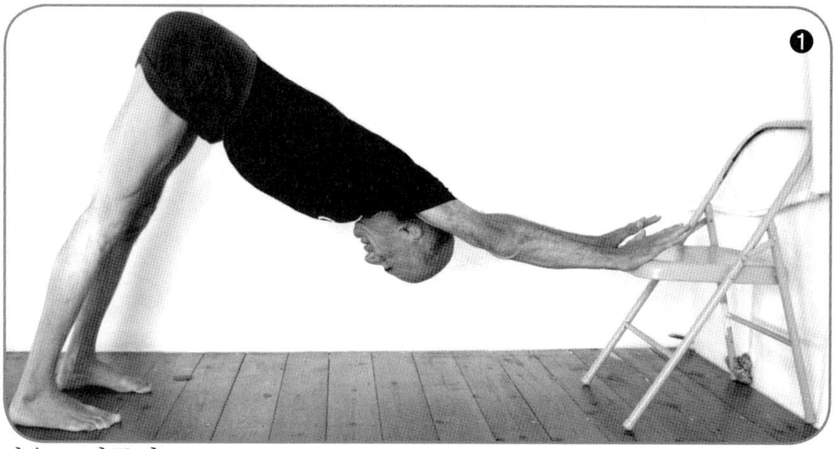

- 의자를 놓을 때 등받이가 벽에 붙도록 한다.
- 의자의 앉는 부분에 손바닥을 두고, 발을 뒤로 움직여 아도무카 스바나아사나를 한다❶.

손을 얹는 지지대를 높게 하는 것은 몸이 뻣뻣하거나 팔이 약한 사람들에게 매우 유용하다. 이것은 몸의 무게중심을 팔에서 다리로 옮기는 것을 도와준다.

2단계: 손바닥을 의자 다리 연결 부위에 얹기

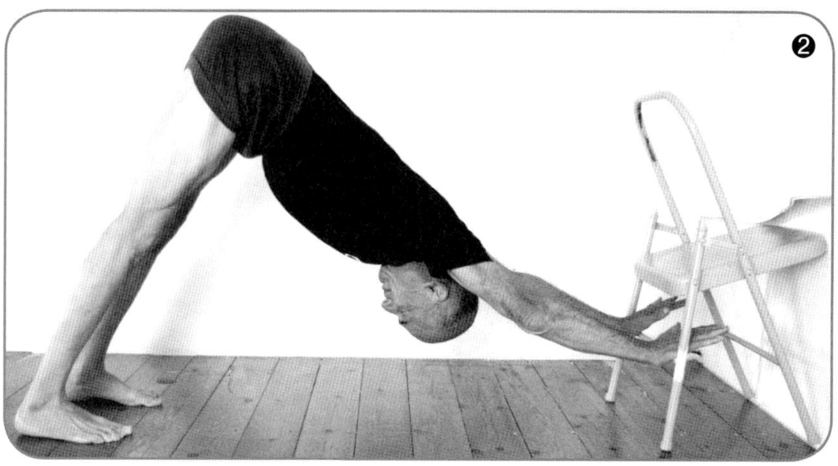

- 이제 의자를 반대로 돌려 의자의 앞면이 벽을 향하게 한다.
- 손바닥을 펴고 손가락을 넓게 펼친다❷.

2단계 동작을 할 때 의자에 힘을 과하게 주면 의자가 접힐 수도 있으니 주의해야 한다. 이를 막기 위해 의자의 앉는 부분을 벽에 닿도록 한다. 이렇게 하면 의자는 벽에 부딪혀 멈출 때까지 미끄러지면서 조금 접힐 것이다. 그 이후는 벽 때문에 의자가 더 이상 접히지 않고, 의자에 안전하게 기댈 수 있다.

3단계: 손바닥을 바닥에 두기

- 만약 가능하다면 손을 좀 더 멀리 뻗어 바닥에 손바닥을 댄다.
- 이때 의자 다리를 엄지와 검지 사이에 둔다.
- 손가락으로 의자 다리를 밀면서 손가락을 활짝 펼친다❸.

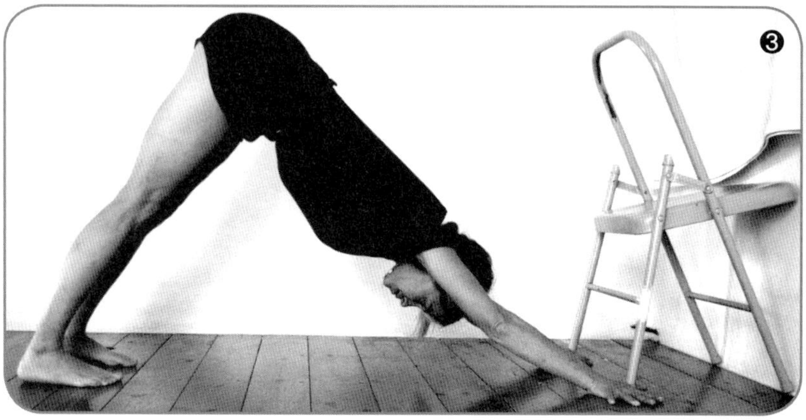

변형 자세 2: 뒤집힌 의자

의자를 뒤집어서 손바닥과 발을 지탱하는 데 활용할 수 있다.

i) 손바닥 지지하기

- 의자를 뒤집어서 등받이가 벽에 닿게 한다.
- 손바닥을 의자 바닥에 댄다(또는 손으로 의자 다리를 잡는다).
- 발을 움직여 뒤로 걸으면서 자세를 취한다.

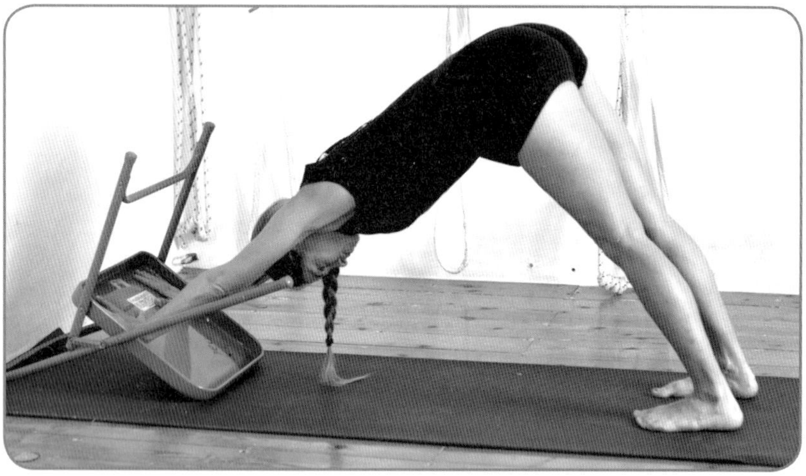

손바닥으로 의자 아래쪽의 비스듬한 표면을 미는 동작은 팔뚝(팔꿈치 아래 부위)을 들어올리고 팔꿈치를 팽팽하게 한다. 이 변형 자세는 팔을 이완시키는 효과가 매우 커서 팔꿈치 과신전이 있는 사람들에게 요긴하다.

견갑대가 넓은 사람들은 손바닥을 의자 앉는 부위에 두는 대신 의자 다리를 잡는 것이 더 좋다. 이 동작은 팔을 안에서부터 바깥쪽으로 회전하도록 도와준다(삼두근을 몸의 중심축에 더 가깝게 하는 대신 이두근을 중심축에서 멀어지게 만든다).

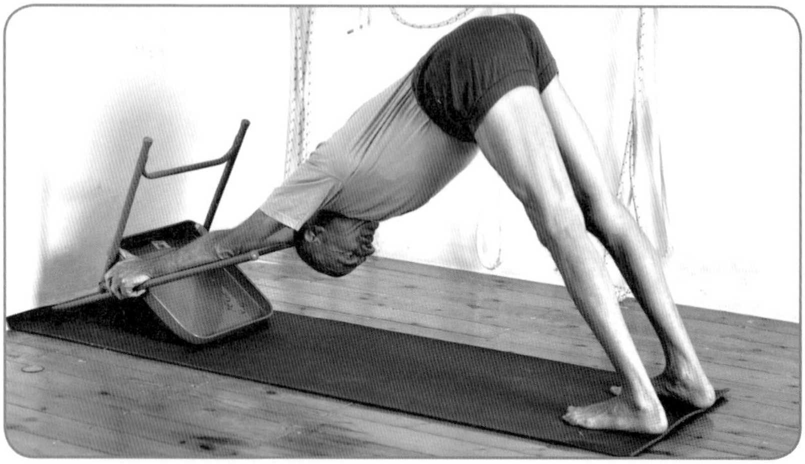

사진에서 볼 수 있듯이 이 변형 자세에서 의자를 놓는 방식은 아도무카 비라아사나(Adho Mukha Virasana) 동작에서도 활용할 수 있다.

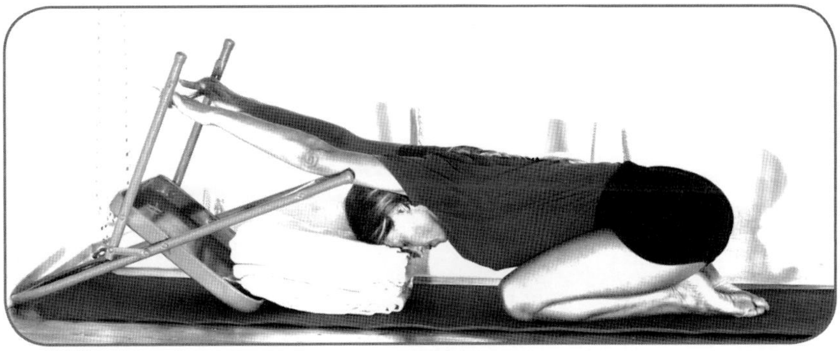

ii) 발을 지탱하기

의자의 좌석 아랫부분 경사면에 발을 얹을 수도 있다.
두 발의 위치를 더 높은 곳에 두면 엉덩이뼈를 들어올리고 골반대를 더 강력하게 자각할 수 있다. 뒤꿈치를 아래로 누르면 다리를 완전히 펴서 늘일 수 있다.
뒤집힌 의자에 대한 활용법은 뒷부분에서 더 많이 소개할 것이다.

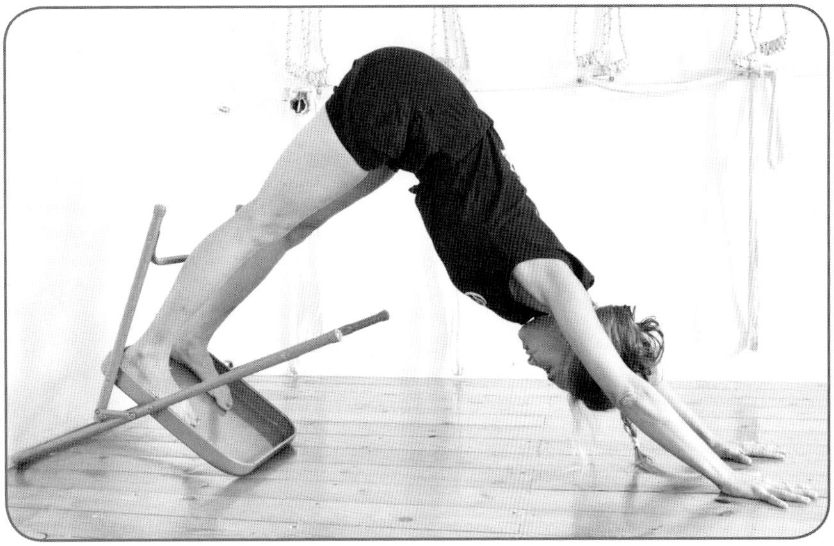

변형 자세 3: 의자에 기대기

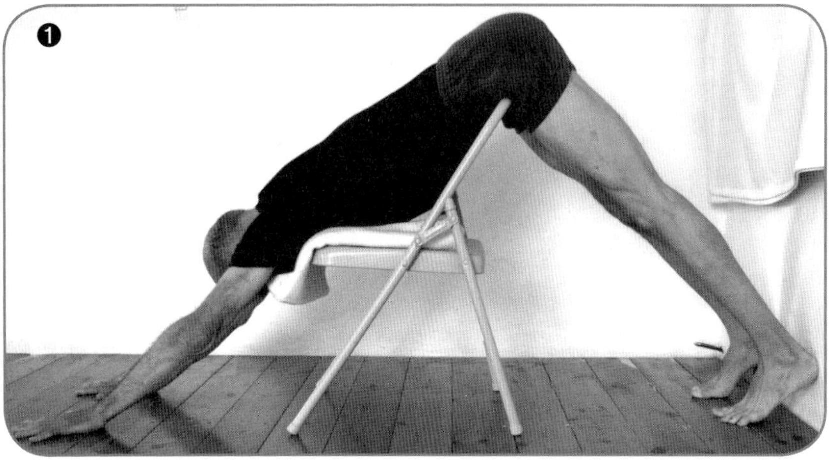

이 변형 자세에서, 몸통의 앞부분을 의자에 기댄다. 뒤꿈치는 들어 올려 벽에 대고 몸을 지탱한다. 접촉 부위를 부드럽게 하기 위해 의자 좌석과 등받이 위에 담요를 두는 것도 좋다❶.

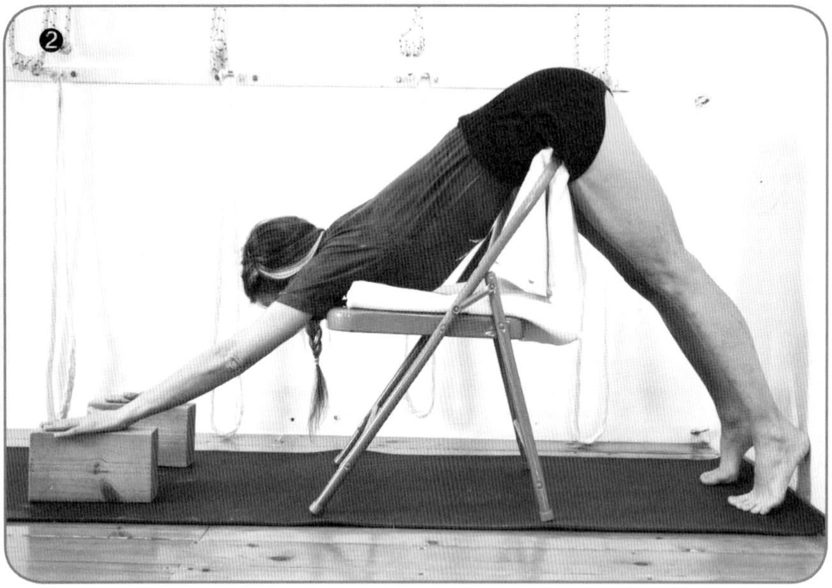

이 변형 자세는 특히 후굴자세 수련 후에 등을 이완하고 펴는 데 매우 유용하다. 몸 전체를 이완하고 확장하는 효과가 있다. 복부 근육은 넓어지고, 등 쪽으로 밀린다.
필요하다면 손바닥이나 발을 지탱하기 위해서 블록을 사용할 수도 있다❷.

아르다 웃타나아사나(Ardha Uttanasana)

아르다(반, half) 웃타나아사나는 웃타나아사나와 아도무카 스바나아사나를 위한 예비 동작이다. 초보자들은 골반 부위부터 몸을 구부리는 것이 힘들어서 요추 주변 부위부터 몸을 구부리곤 한다. 초보자들은 완전한 웃타나아사나를 시도하기 전에 이 자세를 수련할 필요가 있다. 요추부터 몸을 구부리는 것은 요추 주변 부위의 척수를 압박하기 때문에 위험하다. 그러므로 의자를 사용한다.

변형 자세 1 : 손목 바깥 부위를 등받이에 얹기

➲ 의자에서 적당히 떨어진 위치에 서서, 두 팔을 우르드바 하스타아사나(Urdhva Hastasana)로 위로 뻗은 뒤 몸을 앞으로 숙인다. 손바닥을 서로 마주한 채로 손목 바깥 부위를 의자의 등받이 위에 얹는다. 허벅지 앞쪽을 뒤로 밀고 몸통은 앞으로 뻗는다❶.

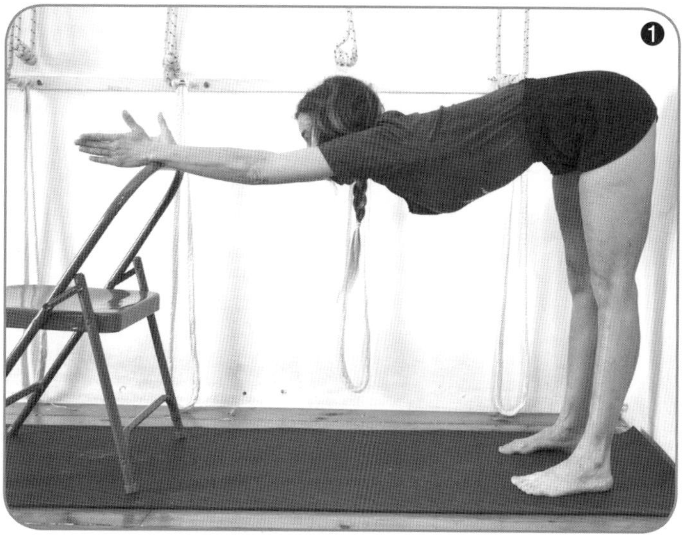
❶

이 쉬운 변형 자세는 발바닥의 오목한 부분(arches)과 슬개골을 들어올리고, 무릎 뒤쪽을 열고, 허벅지 윗부분을 안으로 돌려주는 등 다리 훈련을 도와준다. 또한 등을 뻗고 오목하게 하는 데 도움이 된다.

변형 자세 2: 턱을 등받이에 두기

턱을 들고 지탱하는 것은 수련자의 등을 오목하게 할 수 있게 하고, 척추의 앞부분과 목을 더욱 길게 펴게 한다.

주의:

목을 아치 형태로 하기 전에 척추를 앞으로 쭉 펴고, 등을 오목하게 하고, 승모근을 목에서 멀어지게 한다. 이것이 경추의 압착을 방지한다❷.

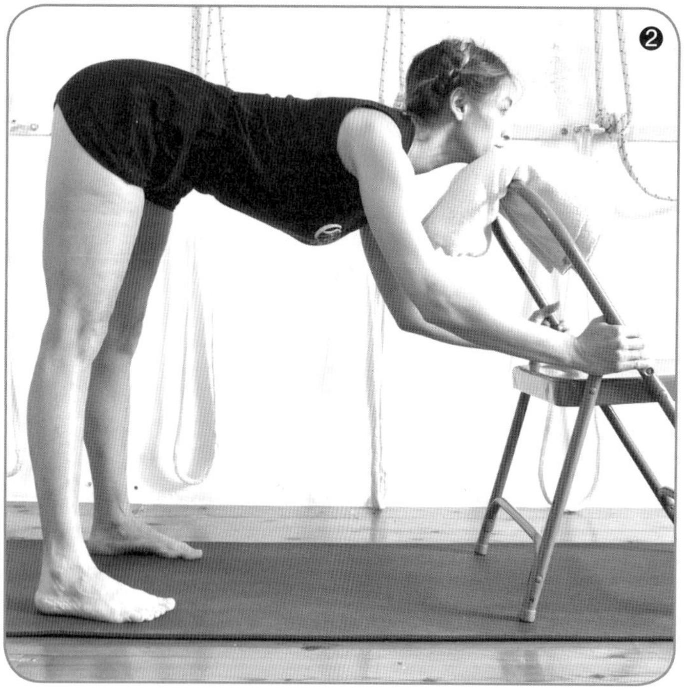
❷

변형 자세 3: 이마를 볼스터(bolster, 긴 베개) 위에 두기

폭신한 지지대 위에 이마를 두는 것은 뇌를 이완시켜 편안하게 한다❸.

❸
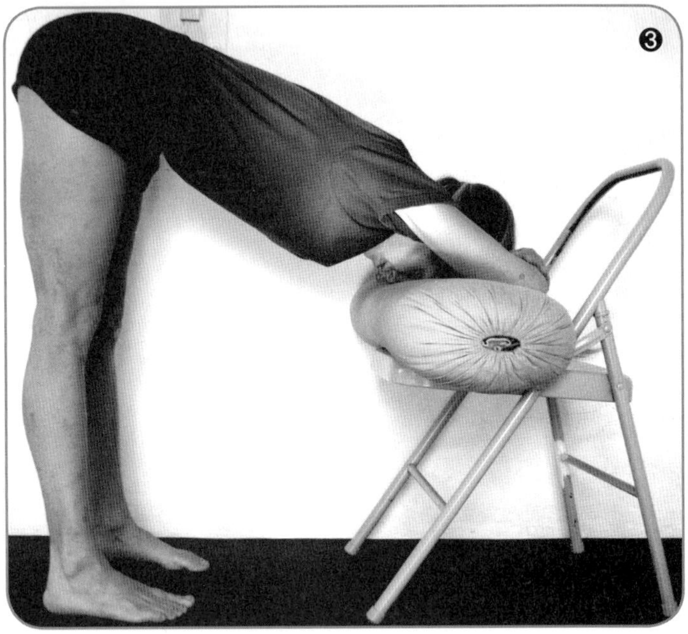

변형 자세 4: 등받이 위에서 이완하기

- 의자의 등받이를 향해 서서 사타구니 앞쪽이 의자 등받이에 닿을 때까지 다리를 벌린다(완충작용을 위해 담요를 사용할 수 있다).
- 몸통을 앞으로 숙이고 앞쪽으로 길게 늘리기 위해서 등받이를 지지대로 사용한다❶.
- 머리를 아래로 내리고 이마를 의자의 좌석에 둔다. 의자의 다리를 부드럽게 잡고 몸을 이완시킨다❷.

❶
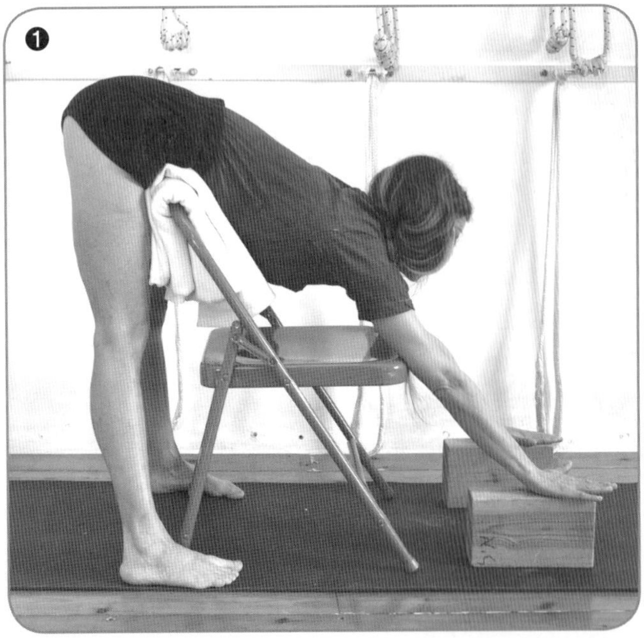

❷
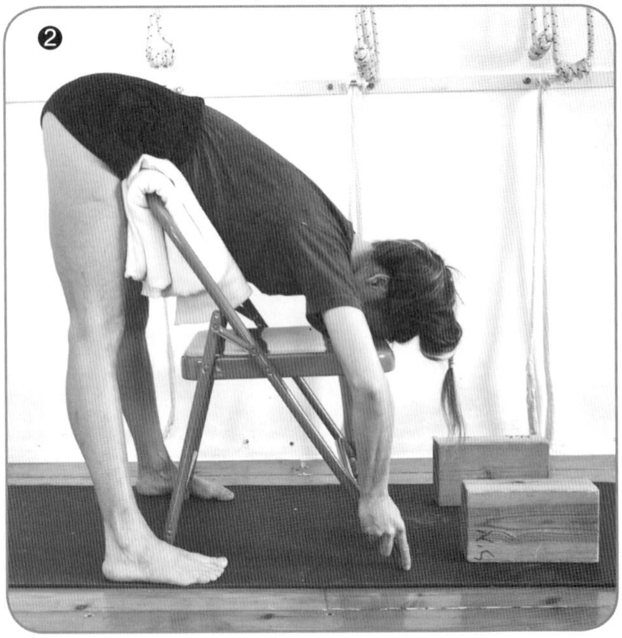

키가 큰 수련자는 다리를 더 넓게 벌려야 하기 때문에, 프라사리타 파도타나아사나(Prasarita Padottanasana)와 유사한 자세가 된다❸.

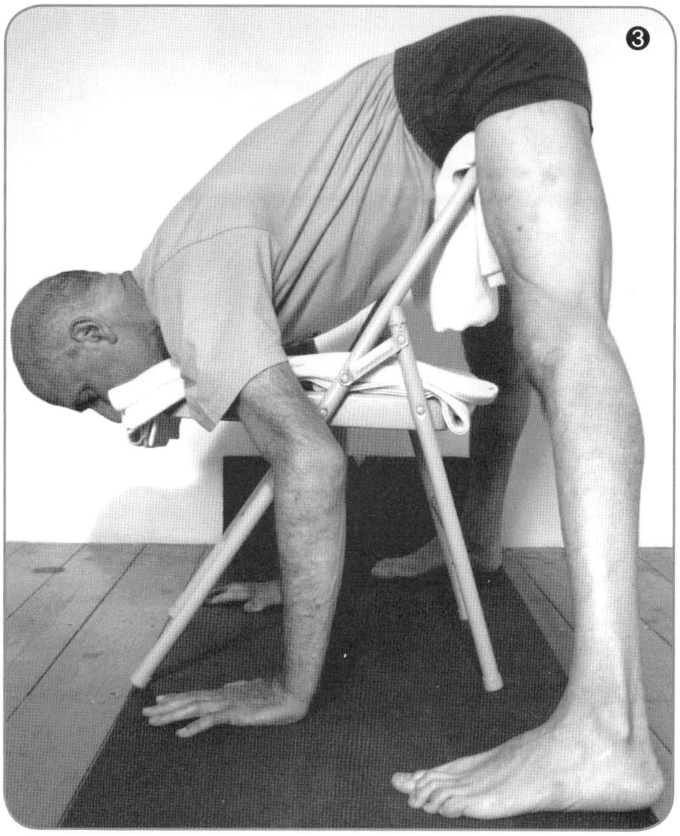

❸

변형 자세 5: 어깨 열기

보조자는 수련자가 어깨를 움직이고 열기 위한 견인을 도와줄 수 있다.

- 보조자는 의자에 앉는다. 수련자는 몸을 앞으로 숙여 아르다 웃타나아사나 자세를 취한다. 이때 어깨는 보조자의 허벅지 위에 두고, 양팔은 등 뒤로 뻗어 깍지를 껴서 보조자의 목 뒤를 감싸잡는다.
- 보조자는 수련자 등 위쪽의 살을 등 중간 쪽으로 밀어주고, 견갑골을 안쪽으로 부드럽게 밀면서 수련자의 어깨를 당기기 위해 몸을 뒤쪽으로 기댄다.

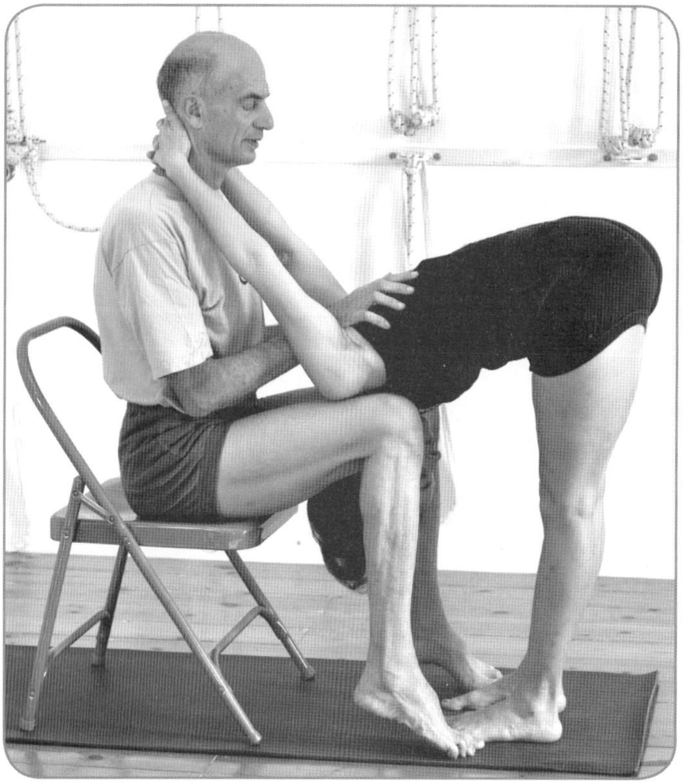

주의:

모든 보조의 경우가 그렇겠지만, 보조자는 수련자의 몸을 과하게 늘이지 않기 위해 세심하고 민첩해야 한다.

웃타나아사나(Uttanasana)

이 자세는 몸 뒤쪽 전체를 강하게 늘이는 것이다. 의자는 수련자가 자세를 이완시키고 지속 시간을 늘리기 위해 사용될 수 있다. 뒤에 나오는 3가지 변형 자세는 각각의 특별한 효과를 가지고 있다. 변형 자세 4는 의자를 사용해 스트레칭 효과를 높이는 방법이다.

변형 자세 1: 머리를 의자 좌석에 얹기

이마나 정수리를 좌석에 얹어서 뇌와 눈을 깊게 이완시킨다❶.

변형 자세 2: 견갑대를 의자 좌석에 두기

이 변형 자세는 훨씬 더 많은 유연성을 필요로 한다. 의자 앞에 서서 웃타나아사나로 몸을 숙이고 견갑대 뒷부분을 좌석 가장자리에 둔다❷❸.

목 아랫부분에 가해지는 약간의 압력은 목 근육을 풀어준다.

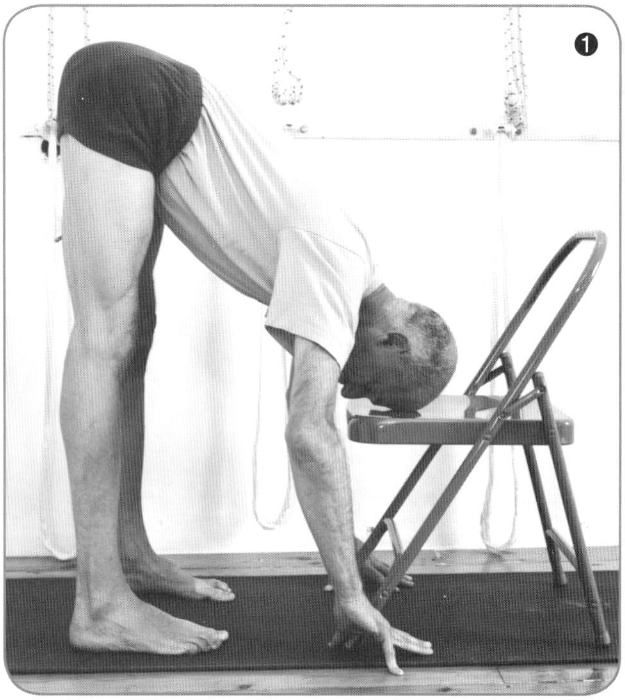

❶

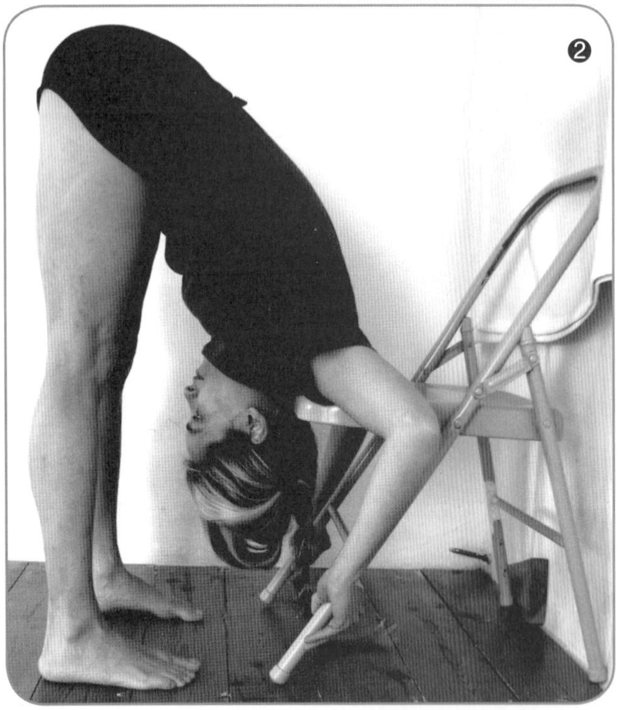

❷

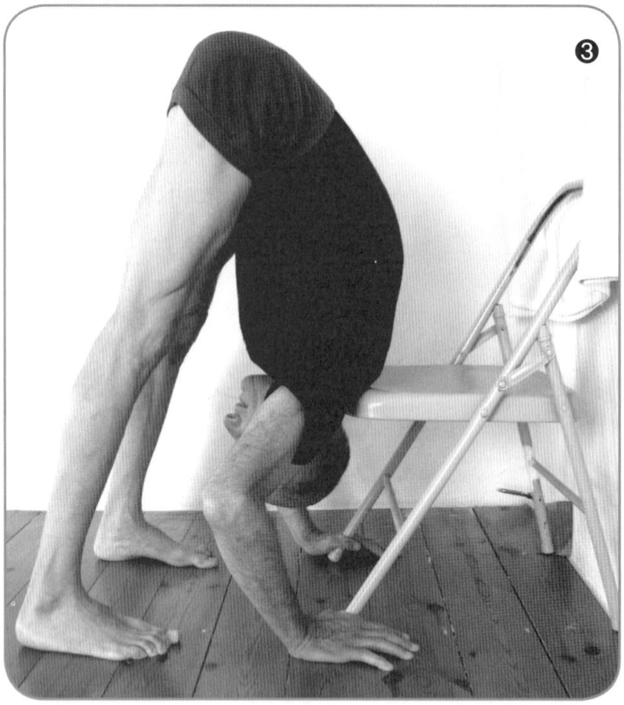

❸

변형 자세 3: 앞쪽 사타구니를 등받이에 닿게 하기

- 의자를 접어서 등받이를 사타구니 앞쪽에 닿게 한다. 의자를 원하는 각도로 기울여 높이를 조절한다.
- 몸을 앞으로 숙여 의자 다리를 쥐고 등을 오목하게 해 앞을 바라본다❶.
- 이제 숨을 내쉬며 마지막 자세로 몸을 숙인다❷.

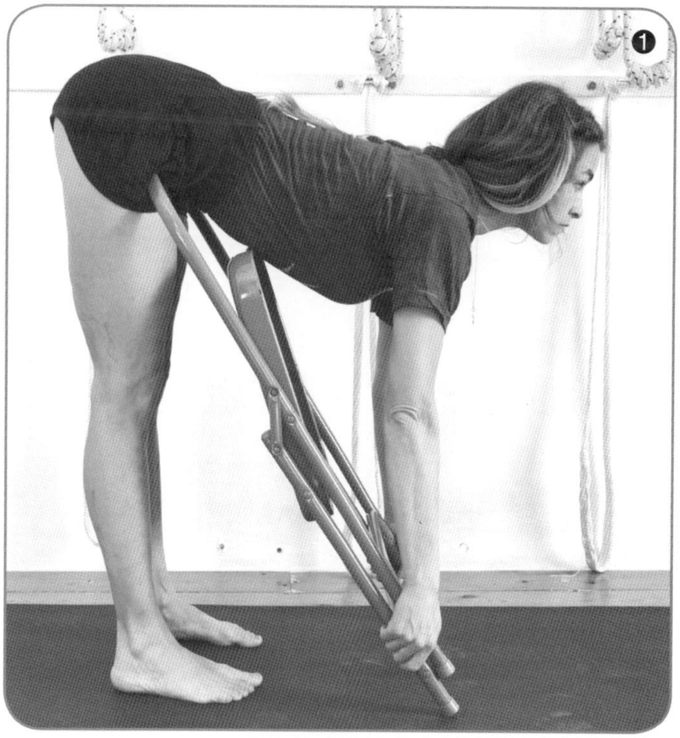
❶

허벅지 앞쪽을 의자의 등받이에 대면, 사타구니를 높게 유지하고, 골반 주변에 공간을 만들며, 자세의 가로 대칭을 유지할 수 있게 된다.

키가 큰 수련자는 의자의 기울기를 좀 더 가파르게 할 필요가 있다❸.

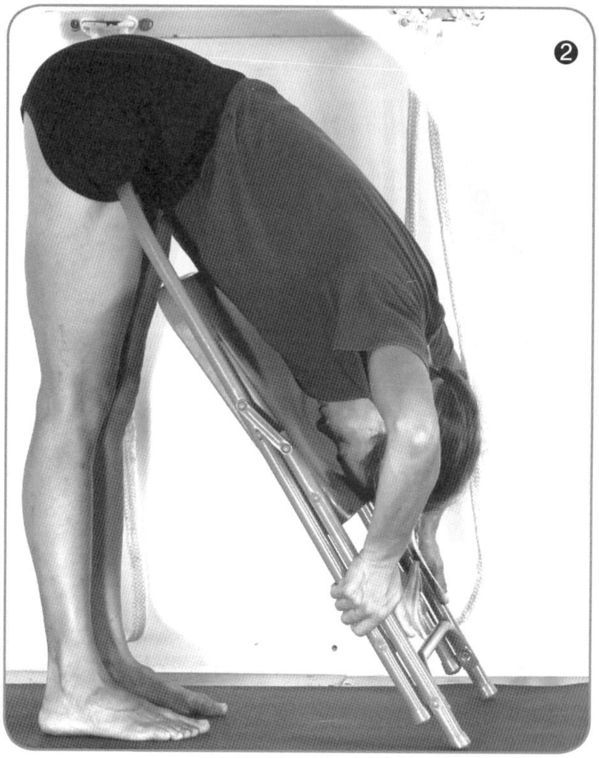
❷

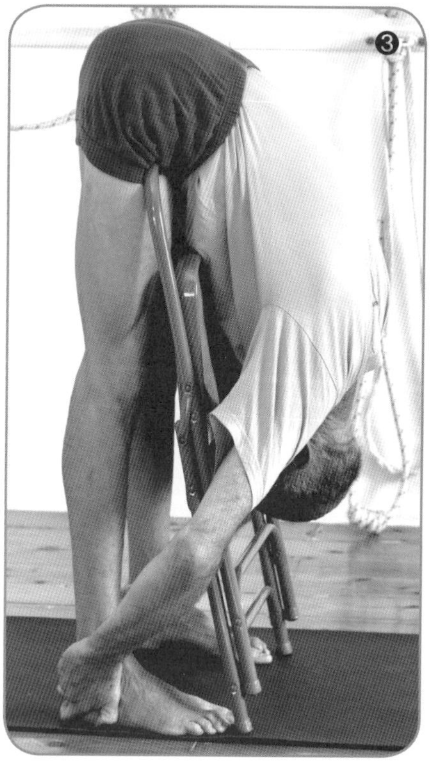
❸

변형 자세 4: 의자의 좌석 위에 서기

이 변형 자세를 통해 더 강력한 스트레칭을 할 수 있다.

- 정면을 바라보고 의자 위에 선다. 발가락을 의자 끝에 둔다. 다리는 골반 너비로 벌린다.
- 상체를 숙이면서 좌석이나 의자의 앞다리를 잡는다.
- 팔을 사용해 몸을 당겨 스트레칭 효과를 증대시킨다.

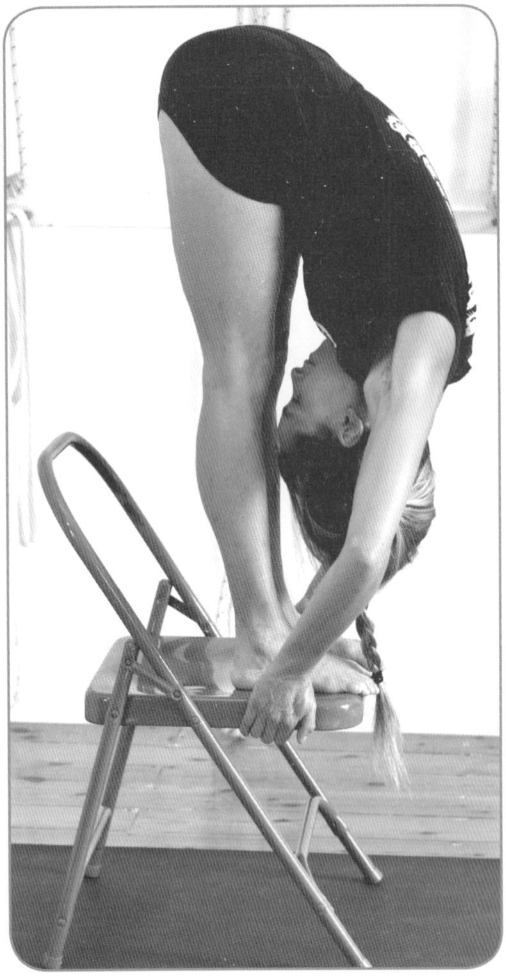

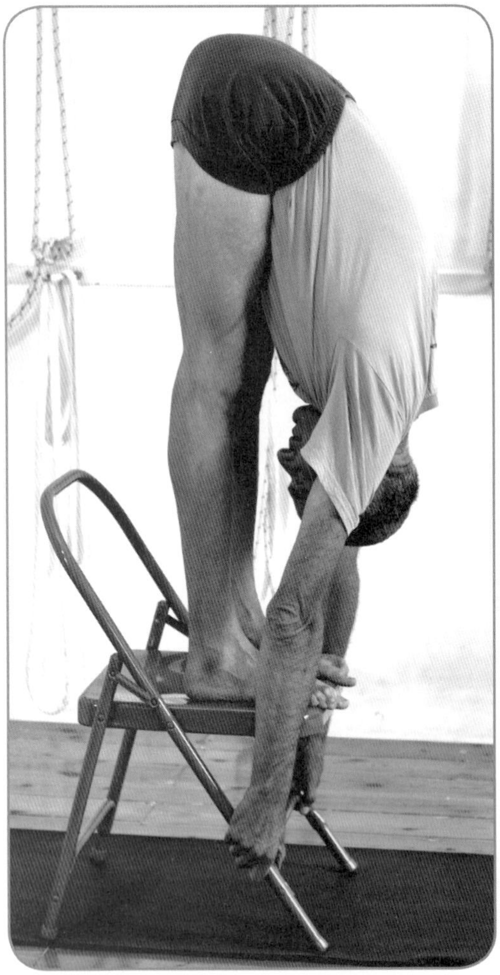

손으로 의자를 움켜잡음으로써, 팔을 사용해 몸의 뒷부분을 훨씬 더 많이 늘이는 효과를 얻을 수 있다.

수련자는 의자 위 즉, 높은 곳에 섰을 때, 앞으로 넘어질 것 같은 두려움을 느낄 수 있다. 이 변형 자세는 이런 두려움을 극복하고, 균형감과 안정감, 그리고 자신감을 발달시킬 수 있다.

다음의 예시들은 몇 가지 서서 하는 아사나(자세)에서 의자를 활용해 자세를 안정화시키거나 의자를 지지대로 사용하는 방법에 대한 것이다. 의자 활용을 통해 수련자는 그 자세를 좀 더 오래 유지할 수 있고, 정교한 세부사항에 주의를 기울일 수 있다. 또한 몸이 뻣뻣한 사람들도 이 자세를 즐길 수 있다.
의자 활용의 3가지 방법: 뒤쪽, 앞쪽 또는 뒤집어서 사용할 수 있다.

웃띠타 트리코나아사나(Utthita Trikonasana)

웃띠타 트리코나아사나(삼각자세)는 서서 하는 자세의 기본 동작이다. 의자를 활용한 이 자세에서 몸의 정확한 정렬을 알 수 있고, 많은 노력 없이도 자세를 유지하는 시간을 늘릴 수 있다.

변형 자세 1 : 의자를 몸 뒤에 두기

의자를 오른쪽에 두기

- 의자 좌석이 뒤로 향하게(등받이가 몸에 가깝게) 하여 당신의 오른쪽 뒤편에 둔다.
- 오른다리를 바깥쪽으로 돌리고 왼손으로 등 뒤에 있는 등받이를 잡는다❶.
- 상체를 내리면서 오른손을 좌석 위에 얹고 자세를 취한다❷.
- 등받이를 잡은 왼손을 이용하여 가슴을 위쪽으로 돌리면서 연다❸.
- 가능하면 몸을 더욱 아래로 내려 의자 다리 혹은 바닥과 가까운 쪽 의자 다리의 가로 바(horizontal rung, 의자 다리 사이의 연결 부분)를 잡는다❹.

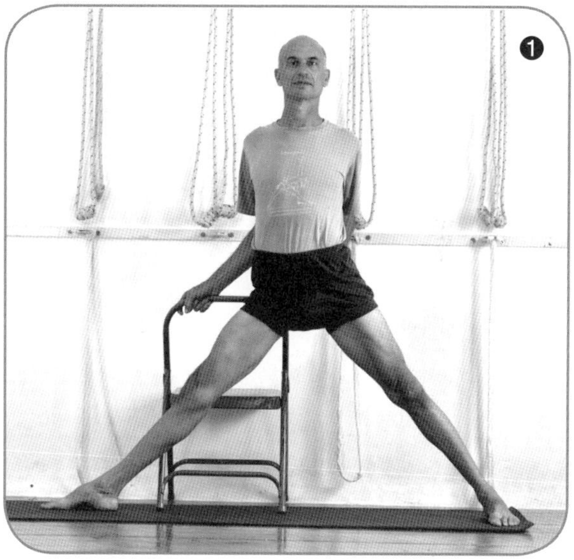
❶

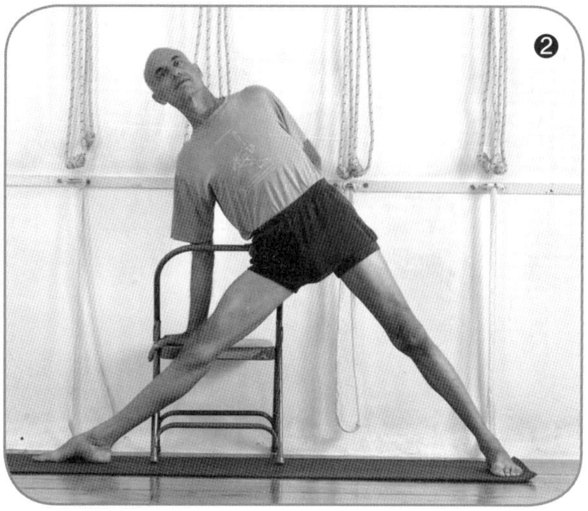
❷

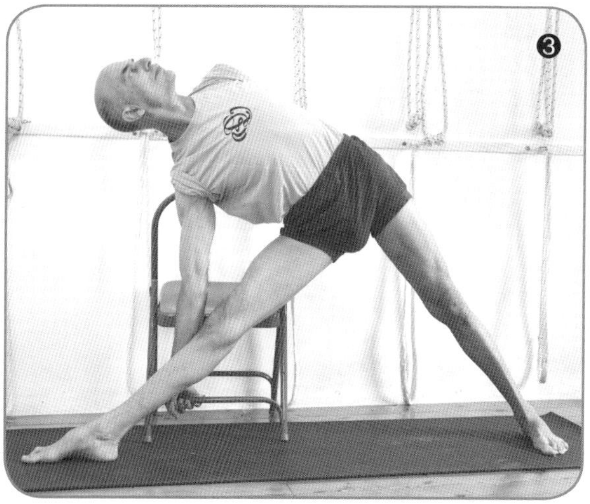
❸

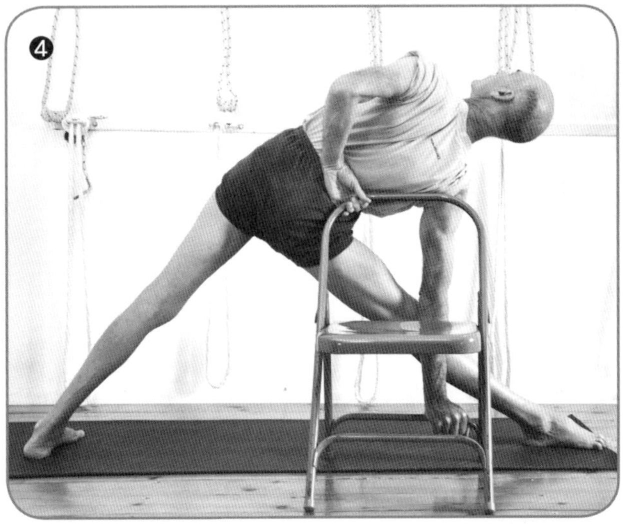

의자를 뒤에 놓은 이 변형 자세는 어깨, 특히 왼쪽 어깨(뒤쪽 다리의 어깨)를 뒤로 움직이게 도와주고 가슴을 위쪽으로 돌릴 수 있게 한다.

보조자는 수련자의 척추와 목을 당겨줄 수 있다❺.

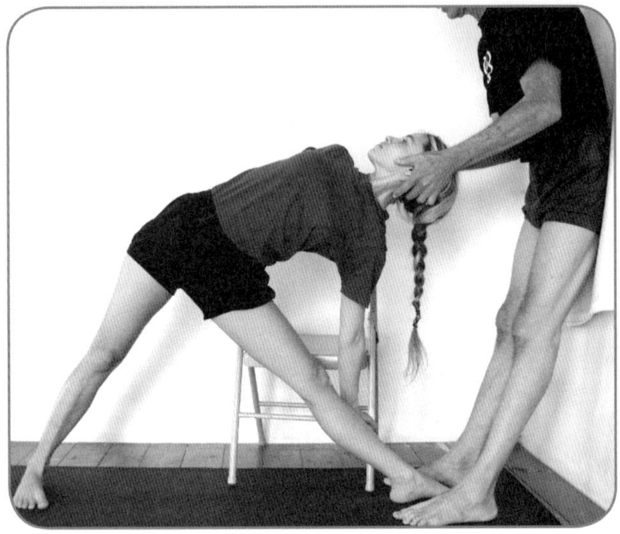

변형 자세 2: 의자를 앞에 두기

이 변형 자세는 수련자의 손이 앞쪽 다리 발목에 닿는 것이 어려울 때 유용하다.

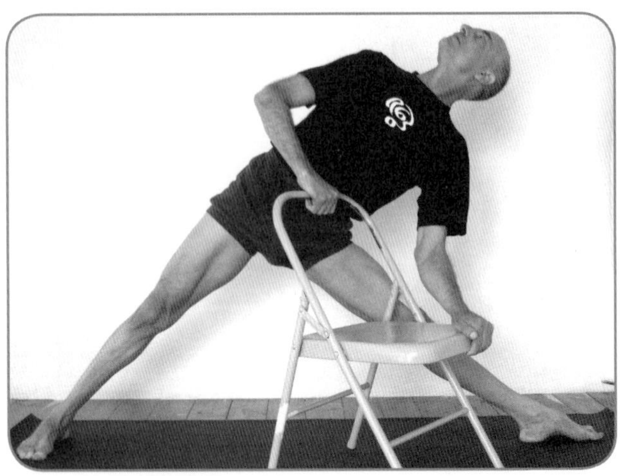

의자를 왼쪽에 두기

- 당신의 왼다리 앞에 의자의 왼쪽 측면이 오도록 둔다.
- 왼다리를 바깥쪽으로 돌린다.
- 왼손을 좌석 위에 놓고, 오른손은 등받이를 잡는다. 가슴을 돌리기 위해 오른손으로 등받이를 당기며 자세를 취한다.

의자를 활용하면 자세를 안정시키고, 골반을 넓게 해서 가슴을 위로 돌릴 수 있다.

변형 자세 3: 발을 뒤집힌 의자에 얹기

여기에서는 의자를 뒤집어 앞쪽 다리의 발을 좌석 바닥의 경사면 위에 얹고 서서 몸을 지탱한다.

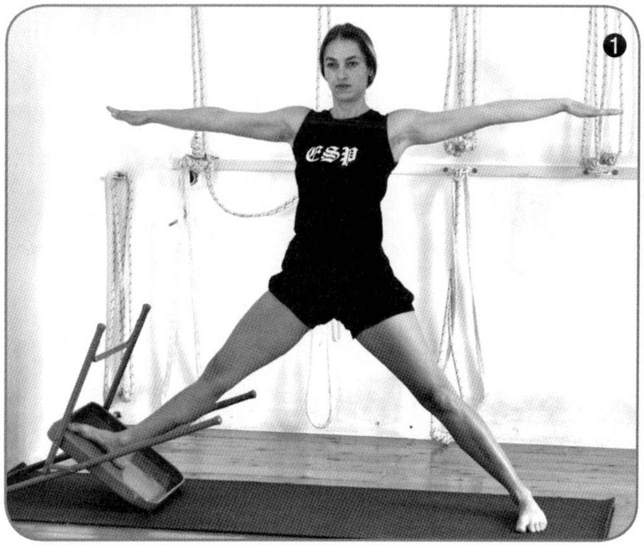

의자를 오른쪽에 두기

- 의자를 뒤집어(의자의 다리가 위쪽으로 향하도록) 등받이가 벽에 닿게 놓는다.
- 오른발을 바깥쪽으로 돌리고, 경사진 좌석에 발을 놓는다❶.
- 자세를 취하면서 위쪽에 위치한 의자 다리의 가로바를 잡는다.
- ❷번 사진에서처럼 손바닥을 돌릴 수 있다. 이 동작은 어깨를 뒤로 돌리고 가슴을 위로 들어 올릴 수 있게 한다.
- 가능하다면 몸을 더욱 아래로 내려 오른다리 옆에 있는 좀 더 아래쪽 의자 다리의 가로바를 잡는다❸. 뒤에서 보는 모습은 ❹번 사진과 같다.

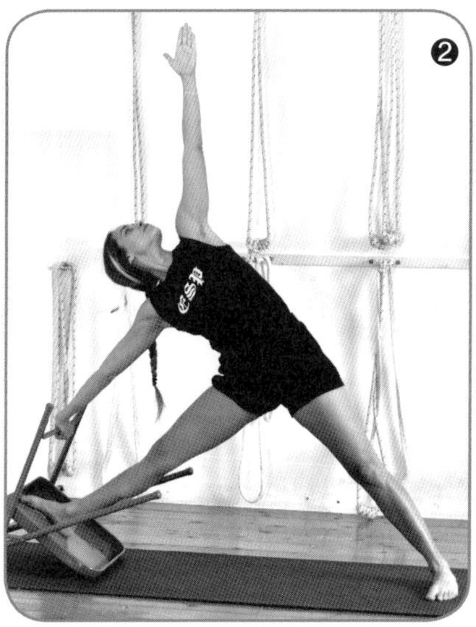

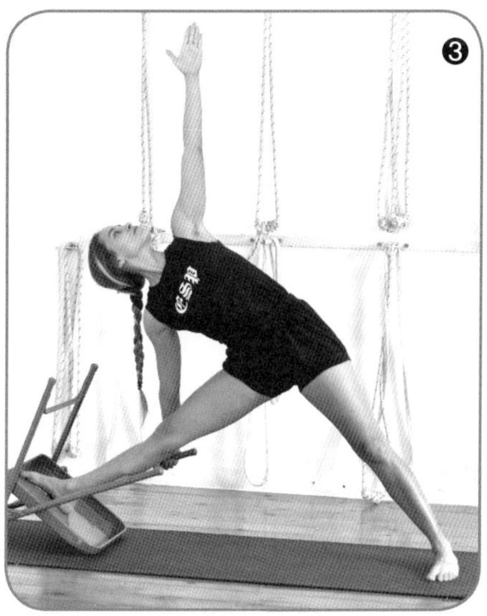

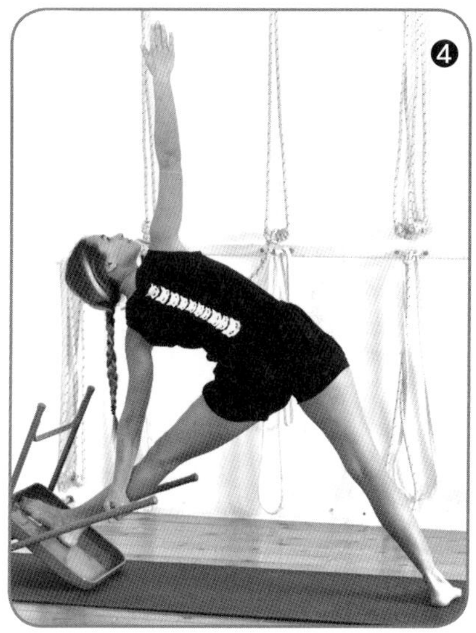

앞쪽 발을 경사진 면에 두고 몸을 지탱하는 자세는 앞쪽 다리를 활성화시키고 몸의 무게중심을 뒤쪽 다리로 보낼 수 있게 한다. 이 변형 자세는 앞쪽 다리의 관절, 즉 발목과 무릎, 고관절에 좋으며, 무릎을 강화시키고 고관절의 대퇴골두(허벅지뼈)가 관골구 안으로 움직이게 도와준다.

손으로 의자 다리의 가로바를 잡을 때 2개의 높이, 즉 더 높은 것(시작할 때)과 더 낮은 것(자세를 좀 더 깊게 취할 때)을 잡을 수 있다.

변형 자세 4: 발을 의자 좌석에 얹기

앞쪽 발을 좀 더 높은 위치에 얹는 것은 이전 변형 자세의 효과를 더욱 증대시킨다.

왼쪽으로 기울이는 자세

- 의자의 등받이가 벽에 닿게 둔다.
- 왼발 뒤꿈치의 중간 부분을 좌석 가장자리에 올리고 자세를 취한다.

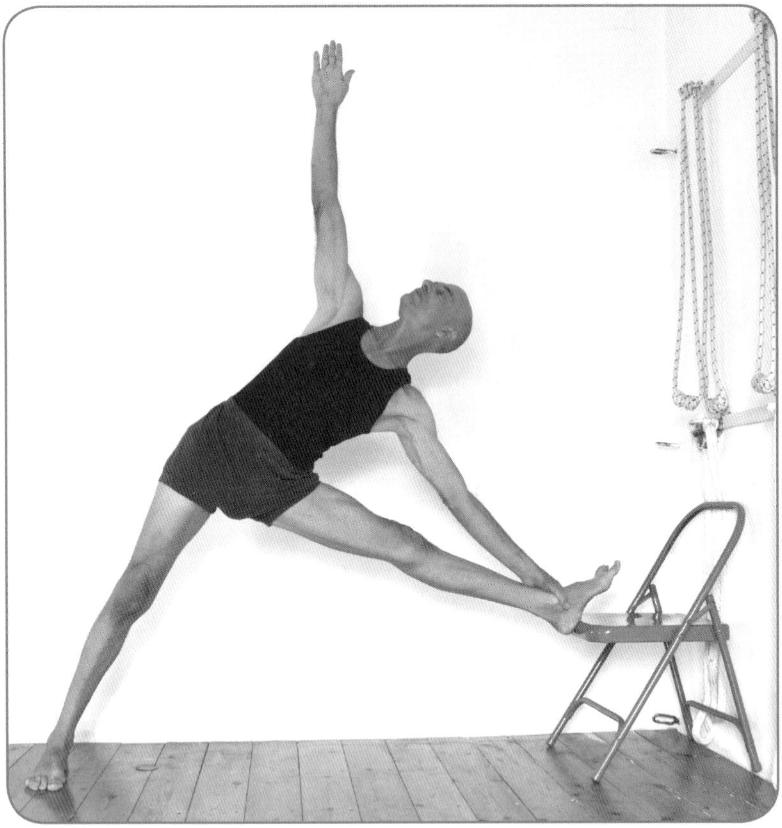

이 변형 자세는 앞쪽 다리의 부담을 크게 줄여준다. 뒤꿈치로 좌석 가장자리를 누르는 것은 앞쪽 다리의 발과 무릎, 고관절을 활성화시킨다. 무릎은 무게감 없이 활성화되고, 대퇴골은 고관절의 관골구로 끌어당겨져 효과적으로 자리를 잡게 만든다. 뒤쪽 다리는(사진의 오른쪽 다리) 무게감이 있으며 안정된다.

이 변형 자세처럼 앞쪽 발을 얹는 것은 다른 서서 하는 자세들에도 적용할 수 있다.

파리브르타 트리코나아사나(Parivrtta Trikonasana), 파르스보타나아사나(Parsvottanasana), 비라바드라아사나 II(Virabhadrasana II), 웃띠타 파르스바코나아사나(Utthita Parsvakonasana)와 파리브르타 파르스바코나아사나(Parivrtta Parsvakonasana)에서 시도할 수 있다.

(여기서는 파리브르타 트리코나아사나만 보여줄 것이다.)

비라바드라아사나 II

이것은 더 심화된 자세로, 다리 안쪽과 사타구니를 스트레칭하는 데 좋은 자세이다.

변형 자세 1 : 엉덩이를 좌석에 놓기

이 변형 자세에서, 의자는 구부린 다리의 엉덩이를 지탱하는 데 사용된다.

의자를 오른쪽에 두기

➲ 의자를 몸 앞에 둔다. 의자 좌석 앞쪽 끝과 오른다리가 일직선이 되게 한다.

➲ 오른다리를 바깥쪽으로 돌리고 의자를 다리 사이로 당긴다❶.

➲ 오른다리를 구부리고 의자 좌석에 오른쪽 엉덩이를 놓는다(다리를 구부리면서 의자를 오른쪽으로 약간 움직여야 할 것이다).

➲ 왼다리는 잘 뻗은 상태를 유지한다.

➲ 등받이를 잡고 팔을 사용해 가슴을 오른쪽에서 왼쪽으로 돌리고 위로 들어올린다❷.

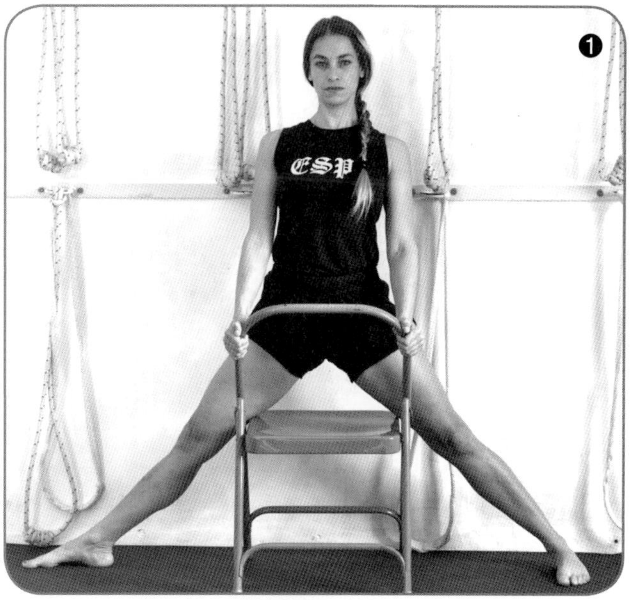
❶

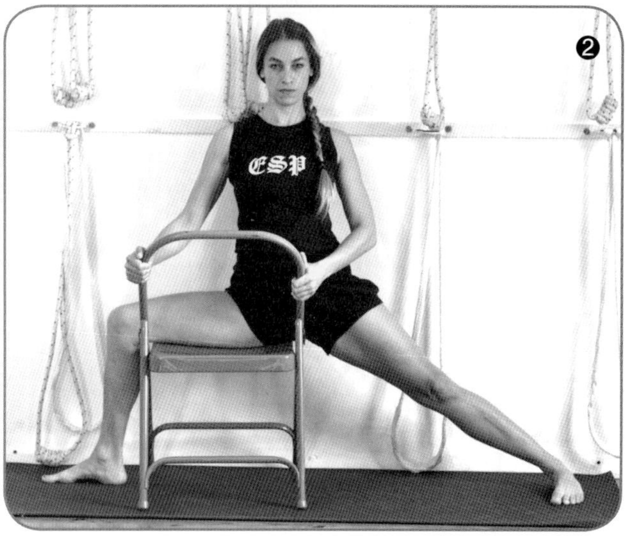
❷

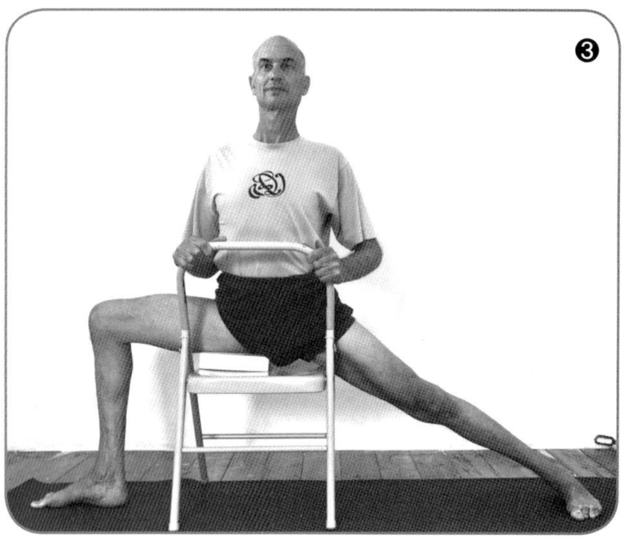
❸

의자는 오른다리가 받는 무게감을 덜어준다. 이는 수련자가 힘을 덜 들이고도 자세를 유지하게 한다. 또 왼다리를 곧게 뻗어 뒤로 움직이기, 오른 무릎을 바깥으로 돌려 90도의 형태를 이루기, 골반 넓히기, 하복근 들어올리기, 가슴을 오른쪽에서 왼쪽으로 돌리기와 같은, 이 자세의 세부사항에 집중할 수 있게 한다.

의자를 두 허벅지 사이에 놓는 것은 다리를 펴고 사타구니를 열도록 도와준다.

➲ 만약 의자가 당신의 무릎보다 낮다면, 접은 담요나 폼블록(foam block)을 좌석 위에 놓는다❸.

또한 의자를 수련자의 몸 뒤에 놓을 수 있다. 이것은 어깨를 뒤로 돌리는 것을 도와준다❹.

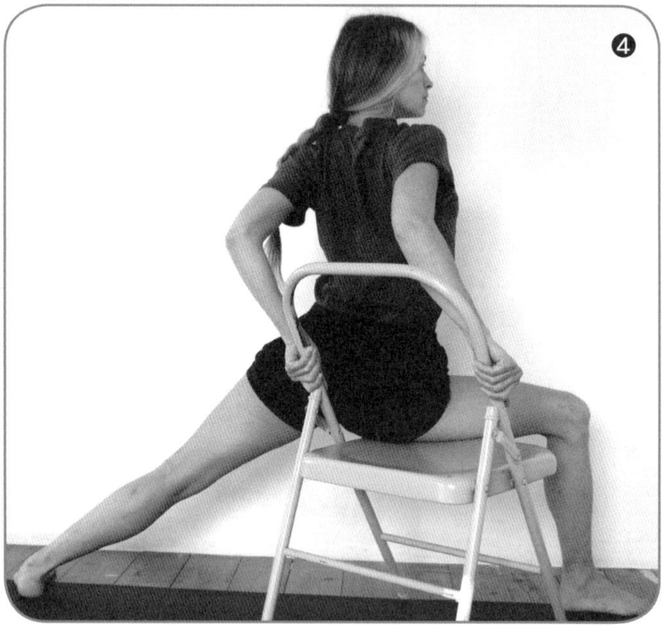

변형 자세 2: 발을 뒤집힌 의자 위에 얹기

이 변형 자세에서는 앞쪽 발을 뒤집힌 의자의 경사면에 놓는다. 이 자세에서 의자를 사용하는 방법과 그 효과는 웃띠타 트리코나아사나(15쪽)와 동일하다.

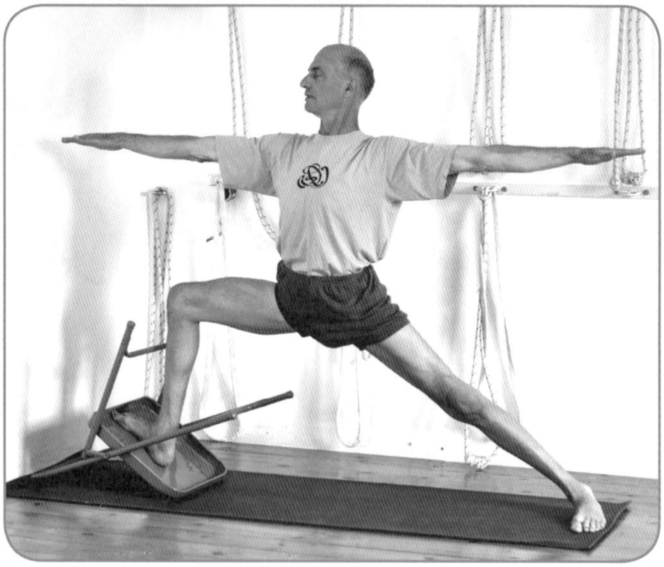

웃띠타 파르스바코나아사나

변형 자세 1: 엉덩이를 좌석 위에 얹기

비라바드라아사나 II와 같이, 이 자세는 의자를 사용해 앞쪽 다리의 엉덩이를 지탱한다. 이것은 비라바드라아사나 II와 비슷한 효과를 가지지만, 다리에 더 적은 부담을 주면서 뻗는 동작에 집중할 수 있게 해준다.

앞에 있는 의자의 등받이를 잡는 것은 가슴을 위로 돌리게 한다❶.

❶
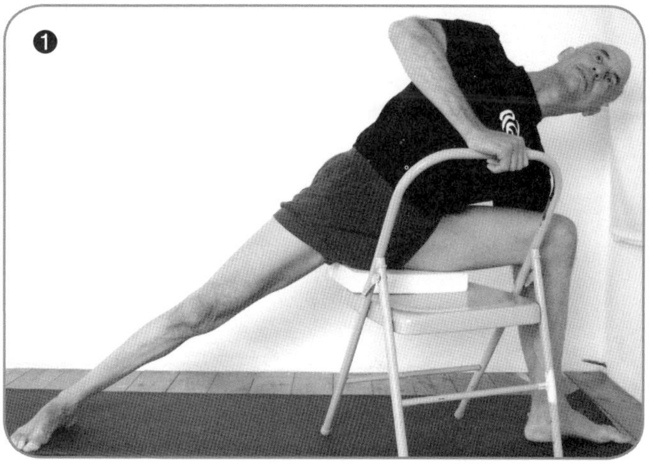

몸 뒤에 있는 의자를 잡는 것은 위에 있는 어깨(사진 ❷와 ❸에서 왼쪽 어깨)를 뒤로 돌리게 한다. 의자를 활용하면 가슴을 위로 올릴 수 있다.

❷
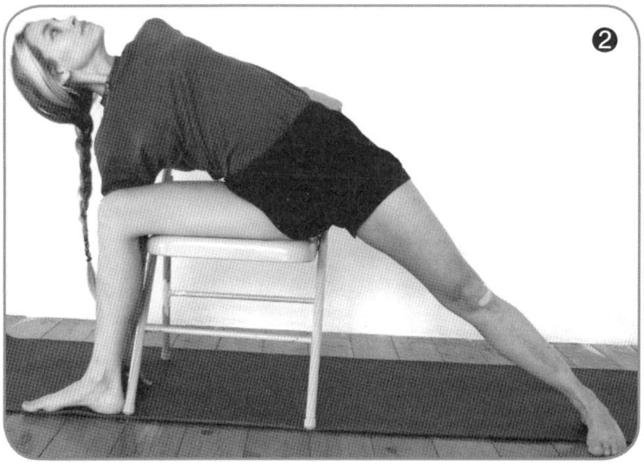

❸
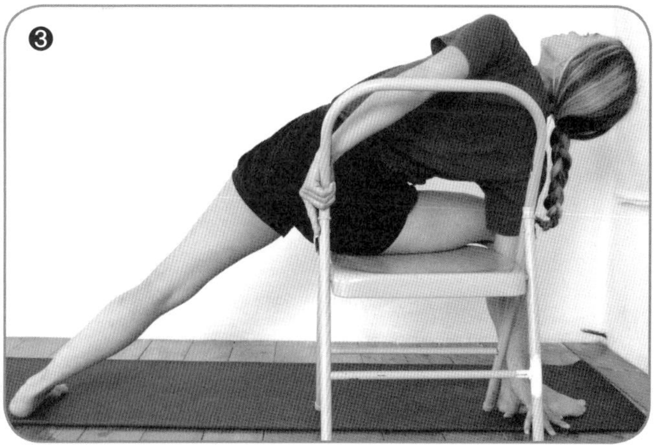

또 다른 방법은 의자를 돌려서 다리를 등받이 아래로 넣는 것이다❹.

오른쪽으로 자세를 취할 때(사진 ❹와 같이) 의자를 사용해 오른쪽 허리(이 자세에서는 이쪽 허리가 움츠러드는 경향이 있다)를 길게 유지하면서 오른쪽 겨드랑이를 지탱한다.

❹
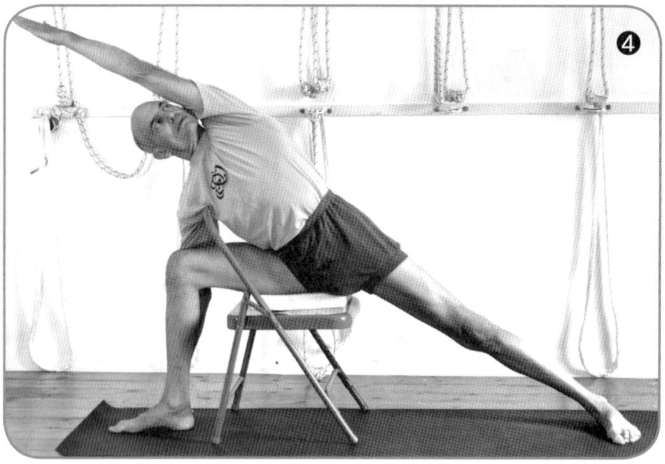

변형 자세 2: 발을 뒤집힌 의자 위에 얹기

이 변형 자세에서는 앞쪽 발을 들어 뒤집힌 의자의 경사면에 놓는다. 이 변형 자세에서 의자를 사용하는 방법과 그 효과는 웃띠타 트리코나아사나(15쪽)와 동일하다.

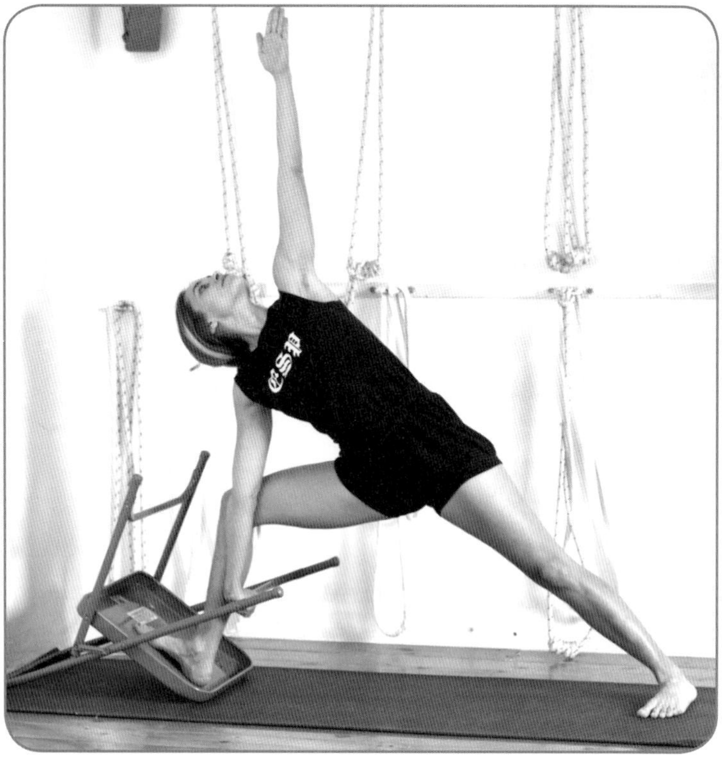

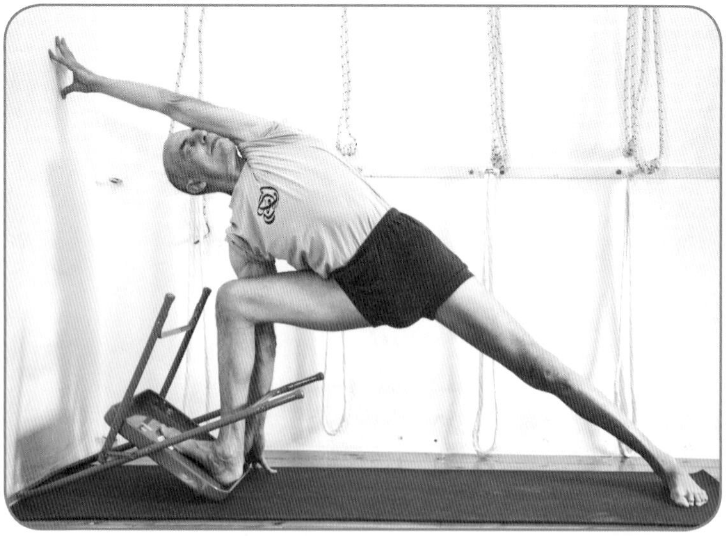

비라바드라아사나 I(Virabhadrasana I)

이 도전적인 자세는 유연성과 강인함을 필요로 한다. 의자를 활용해 앞쪽 다리의 엉덩이를 지탱하면 이 자세를 좀 더 수월하게 취할 수 있다. 그러면 수련자는 이 자세를 좀 더 오래 유지할 수 있고, 뒤쪽 다리에 집중할 수 있다.

변형 자세 1 : 의자를 오른쪽에 놓기

- 의자를 마주보고 서서 오른다리를 등받이 아래로 끼워넣는다.
- 오른다리를 90도로 구부리고 오른쪽 엉덩이를 좌석 위에 둔다❶. 만약 높이 조절이 필요하다면 접은 담요나 폼블록을 좌석 위에 놓는다❸.
- 왼발 뒤꿈치를 들어올리고 다리와 골반을 왼쪽에서 오른쪽으로 돌린다.
- 왼쪽 엉덩이를 꼬리뼈에서 떨어뜨리고 왼쪽 사타구니를 앞쪽으로 움직여 좌석에 닿게 한다❸.

왼쪽 엉덩이를 의자의 좌석에 둔 이 자세의 측면 모습은 사진 ❷와 같다.

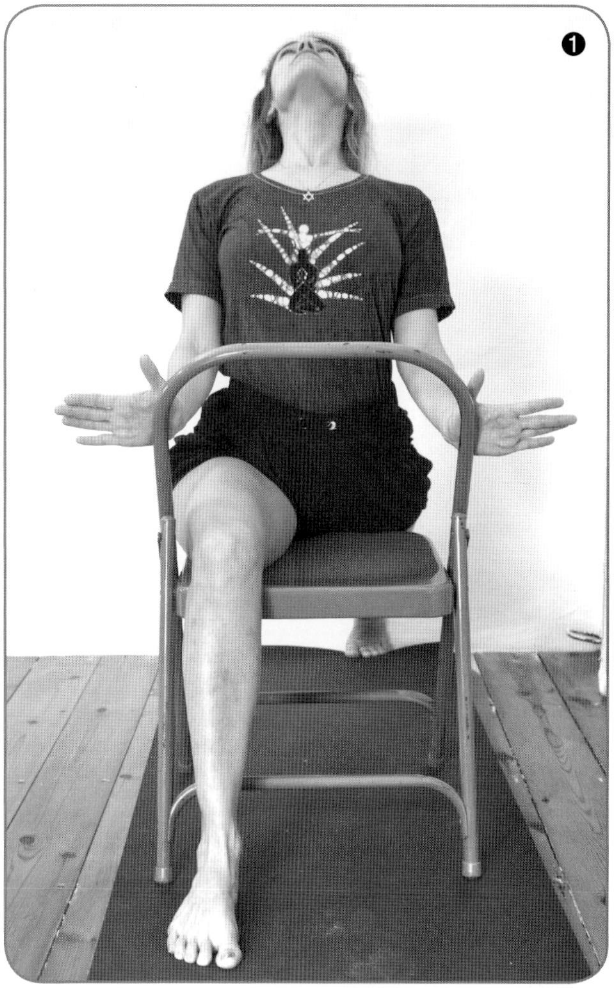
❶

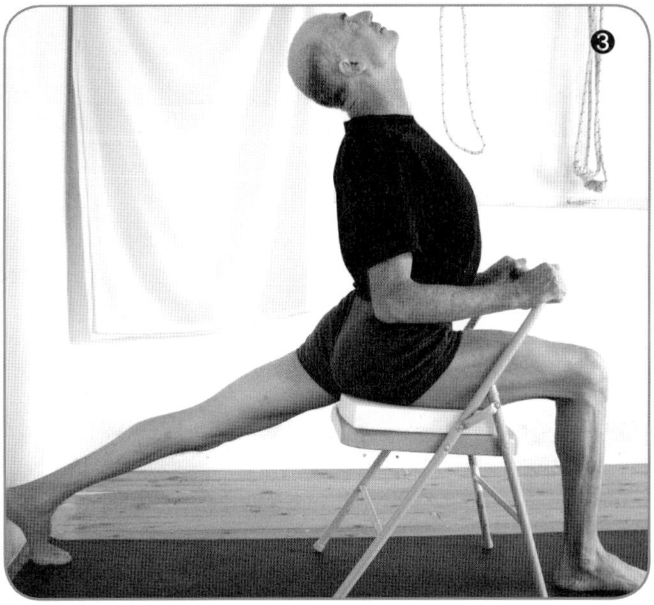
❸

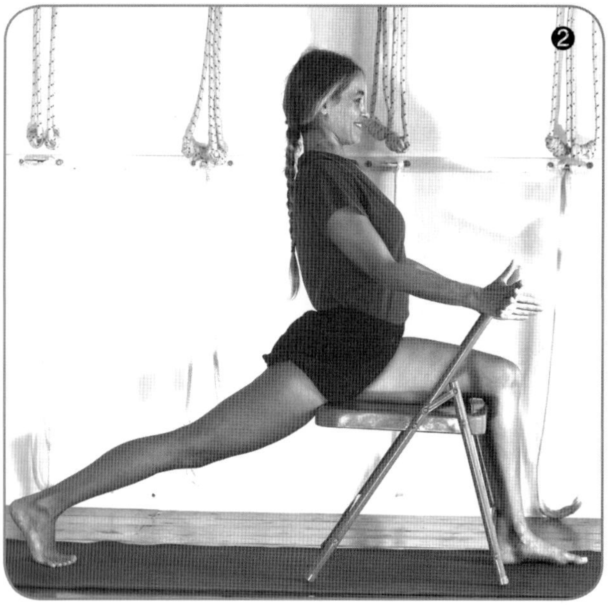
❷

의자 등받이를 잡는 동작은 가슴을 들어올리고 자세의 정확한 정렬을 만드는 데, 즉 골반 바로 위에 가슴이 있고, 정면을 향하게 한다. 가슴을 들어올리는 것은 치골에서부터 상반신 전체를 위로 들어올리는 것이다❶.

앞쪽에 실린 사진 ❸과 같이 왼발 뒤꿈치로 벽을 미는 동작은 골반을 앞으로 돌리고 뒷다리를 곧게 뻗어 자세를 유지할 수 있게 한다. 수련을 통해 점차적으로 앞쪽 사타구니를 길게 늘이는 어려운 동작도 할 수 있다.

변형 자세 2:

이 변형 자세에서 의자는 단지 손의 지지대로만 사용된다.

- 등받이가 몸 앞에 오도록 의자를 둔다.
- 자세를 취하고 등받이를 잡는다.

왼다리를 더욱 안으로 돌리기 위해 발 뒤꿈치를 벽에 댄다.

이 변형 자세는 완전한 자세에 가깝다. 의자를 잡는 동작은 가슴을 들어올려 정면으로 향하게 하고 어깨를 뒤로 돌리게 한다.

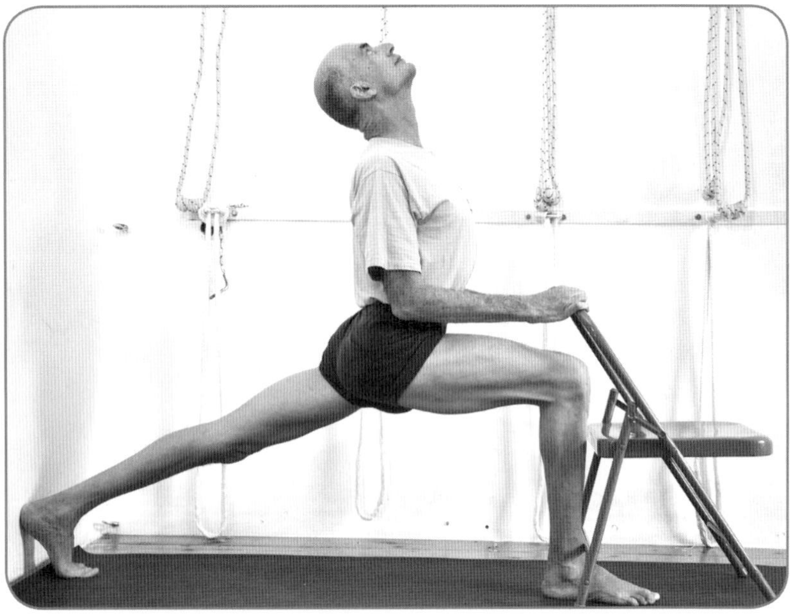

아르다 찬드라아사나(Ardha Chandrasana)

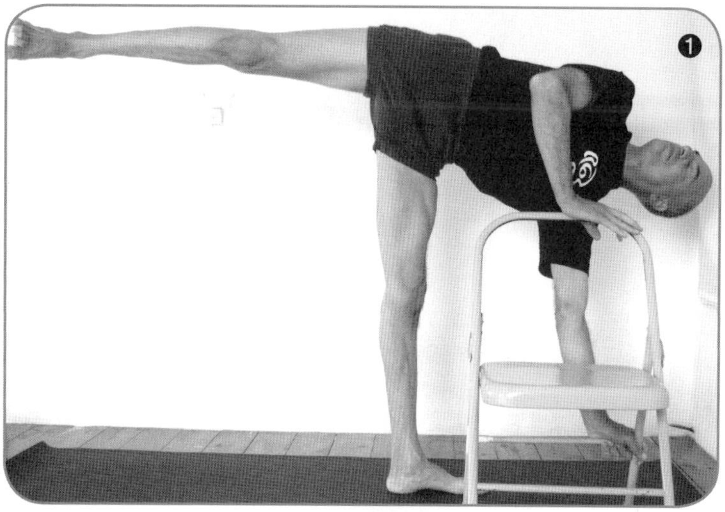

아르다 찬드라아사나(반달자세)는 균형잡기 자세로, 많은 이로운 효과를 가지고 있다. 이 자세는 균형과 강인함을 발달시키고 고관절을 건강하게 유지하며, 골반 내에 공간을 만들어준다(이는 생리중이거나 임신중인 여성들에게 유용하다). 수련자는 의자를 사용하여 필요한 균형감을 유지하고, 정확한 정렬을 달성하며 자세를 좀 더 오랫동안 유지할 수 있다.

의자를 몸 앞에 두면 균형을 잡고 가슴을 들어올릴 수 있다. 이때 의자는 지지대인 동시에 기준면으로 활용된다❶.

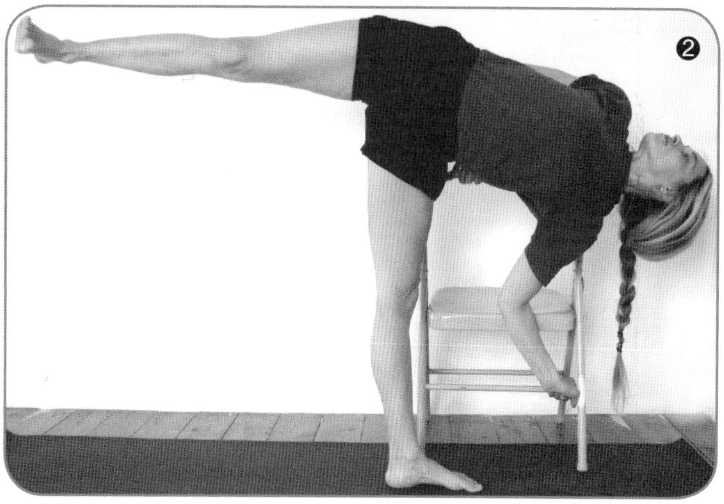

또 하나의 추천할 만한 변형 자세는 의자를 몸 뒤편에 놓는 것이다.

왼쪽으로 자세 취하기

- 의자를 왼다리와 일직선이 되게 하고, 등받이를 왼쪽 엉덩이에 붙인 상태로 몸 뒤에 놓는다.
- 왼다리(지탱하고 선 다리)를 구부려 왼손으로 의자의 뒤쪽에 있는 의자 다리의 가로바를 잡는다(만약 가로바가 너무 낮다면 의자 다리를 잡는다).
- 왼다리를 곧게 펴면서 오른다리를 들어올려 뻗는다.
- 오른손을 뒤로 돌려 등 뒤에 있는 등받이를 잡는다❷.

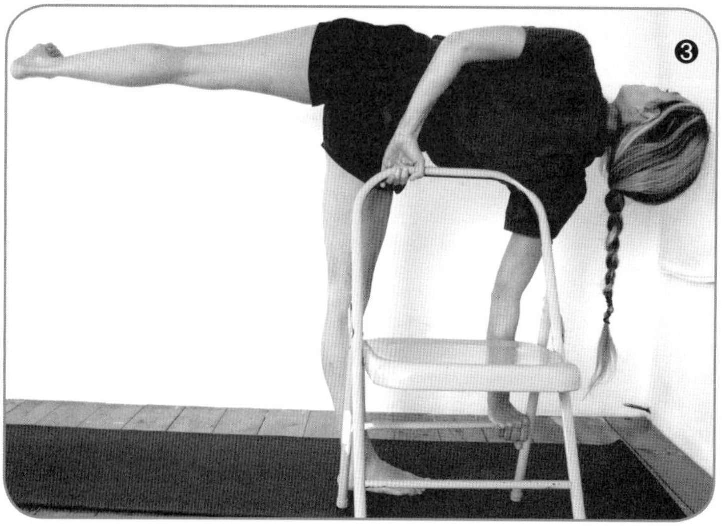

❸은 이 자세를 오른쪽에서 취한 모습이다. 이 변형 자세는 정확한 정렬에 대해 좋은 느낌을 주고 아래에 있는 어깨(사진 ❷에서 왼쪽 어깨)를 지탱해준다. 등 뒤로 돌린 위쪽 팔(사진 ❷에서 오른팔)로 의자를 잡는 것은 어깨를 열고 가슴을 돌리게 한다.

파리브르타 트리코나아사나

이 자세는 유연성, 균형감, 안정성과 공간 지각 능력을 요한다.

변형 자세 1 : 의자를 향해 비틀기

이 변형 자세에서 의자는 비틀기를 위한 지렛목으로써, 균형을 잡을 수 있게 한다. 또한 수련자가 손을 바닥에 닿는 것이 어려울 때 의자를 지지대로 사용할 수 있다.

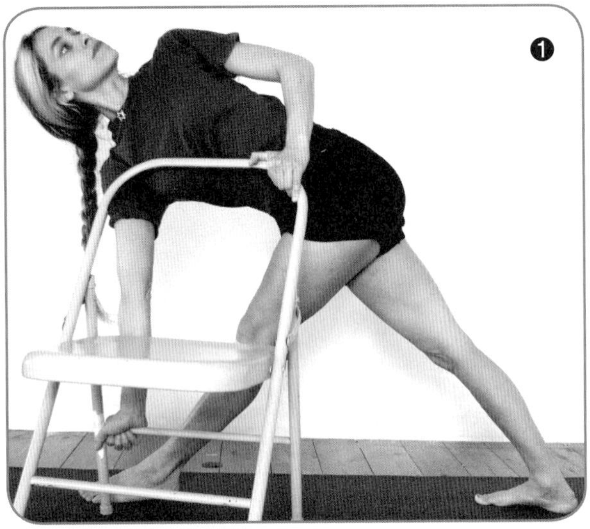

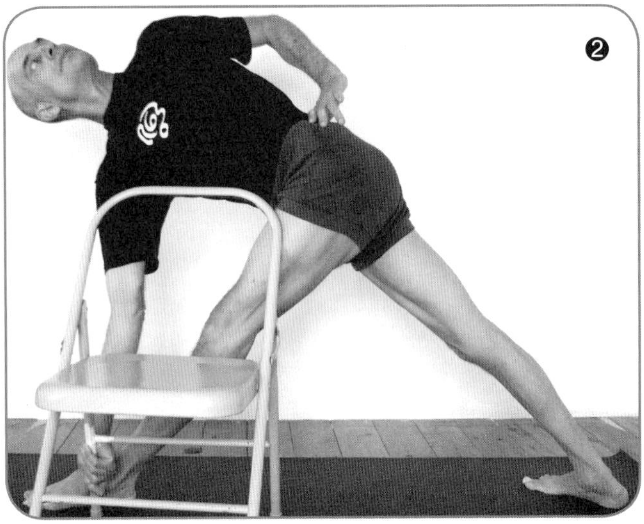

의자를 왼쪽에 두기

- 두 다리는 벌리고 등받이가 당신의 등을 향하게 하여 의자를 왼다리 가까이 뒤에 둔다.
- 다리를 왼쪽으로 돌린다. 몸을 왼쪽으로 내리면서 가슴이 의자를 향할 때까지 몸통을 비튼다.
- 오른손은 의자의 아래쪽 가로바를 쥐고(만약 당신의 손이 가로바에 닿지 않는다면 손바닥을 좌석 위에 둔다), 왼손은 등받이를 잡고 민다❶.
- 몸을 더 비틀기 위해, 내쉬는 숨에 의자를 지렛목으로 사용하고 왼손을 허리에 두거나 ❷, 완성된 자세에서처럼 왼팔을 위로 뻗는다.
  사진 ❸은 머리 쪽에서 수련자를 바라본 모습이다.

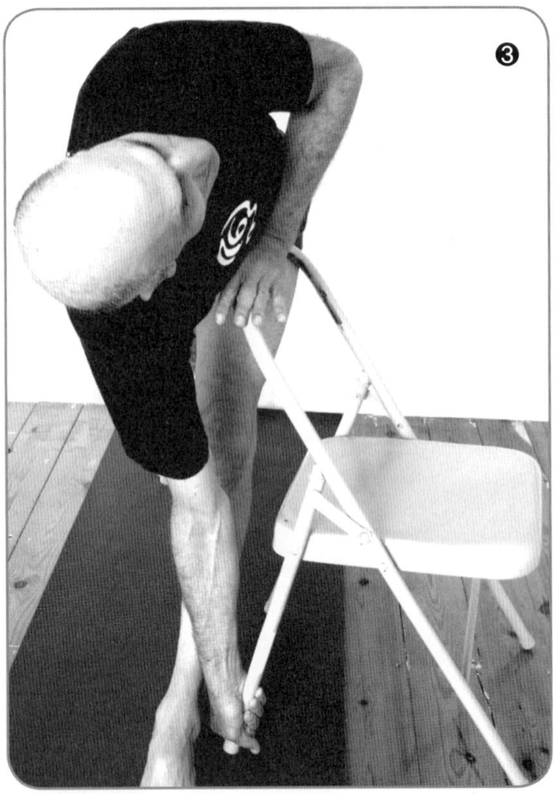

몸을 비틀었을 때 의자를 바라볼 수 있도록, 의자를 몸 뒤에 두고 이 변형 자세를 시작해야 함을 명심해야 한다.

변형 자세 2: 발을 뒤집힌 의자 위에 얹기

이 변형 자세에서 앞쪽 다리의 발은 뒤집힌 의자의 경사면에 얹는다. 이 변형 자세에서 의자를 사용하는 방법과 그 효과는 웃띠타 트리코나아사나(15쪽)와 동일하다.

이 변형 자세는 아래쪽 팔(사진에서 오른팔)로 의자의 여러 부분을 잡을 수 있기 때문에 특히 파리브르타 트리코나아사나에 유용하다. 동작을 할 때, 가로바를 잡거나❶ 혹은 의자 다리의 어느 부분이든 잡을 수 있다. 점차적으로 좀 더 낮은 의자의 다리(앞쪽)를 잡기 위해 손을 더욱 아래로 내릴 수도 있다❷.

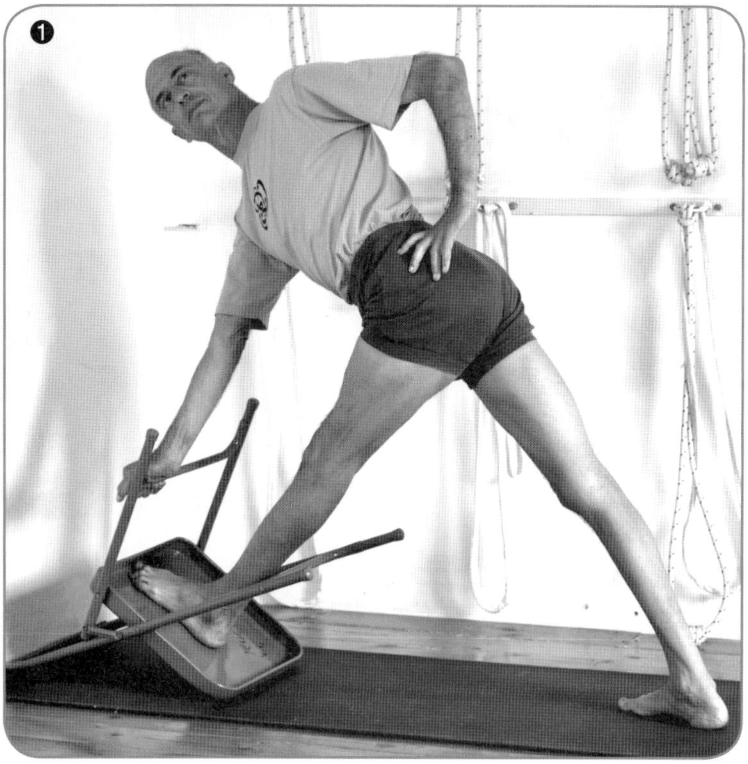

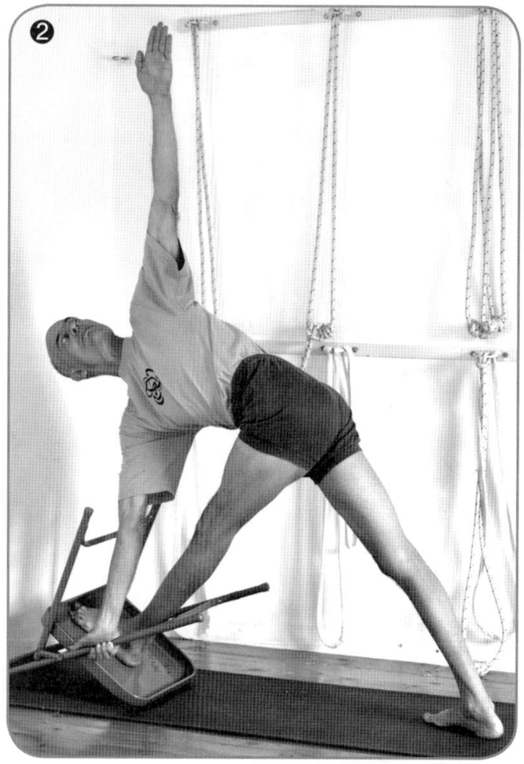

변형 자세 3: 발을 좌석 위에 얹기

앞쪽 다리의 발을 좀 더 높은 곳인 의자 좌석 위에 놓을 수도 있다.

이 변형 자세는 웃띠타 트리코나아사나와 유사하다(16쪽). 여기서는 몸의 무게중심을 뒤쪽 다리의 뒤꿈치로 바꿀 수 있기 때문에(이 자세에서 취하기는 쉽지 않는 동작이다) 훨씬 더 유용하다.

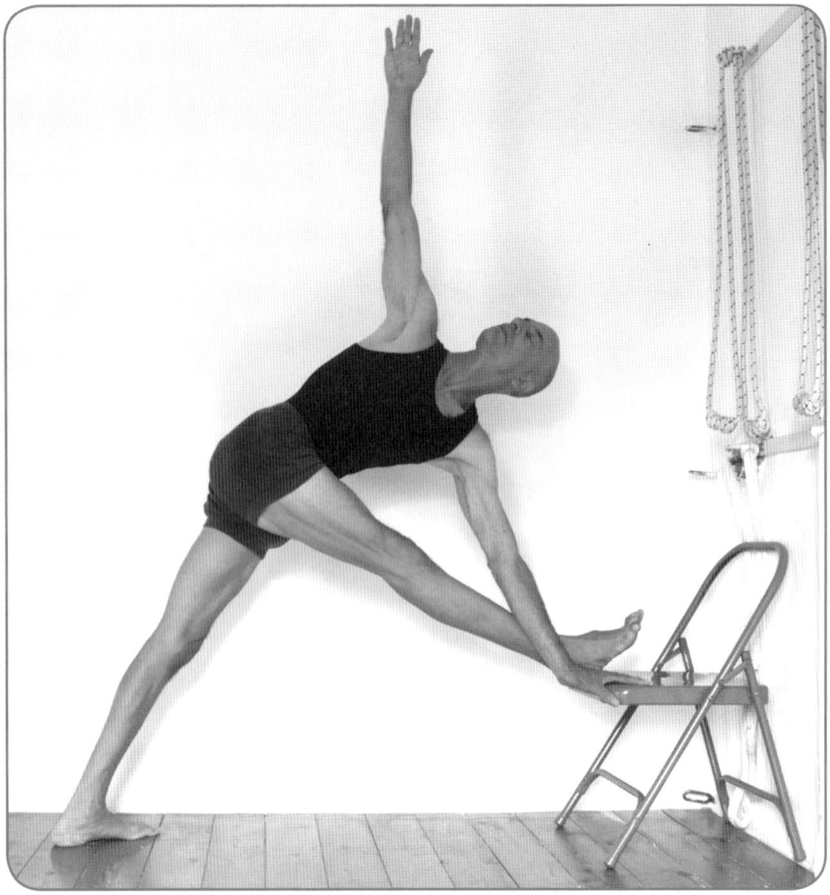

파리브르타 아르다 찬드라아사나(Parivrtta Ardha Chandrasana)

이 자세에서는 의자를 수련자의 앞이나 뒤에 두고 사용할 수 있다.

의자를 뒤에서 사용하려면, 의자를 앞쪽에 두고 시작한다. 그러면 몸을 비틀어 의자를 등 뒤에서 잡게 된다.

왼쪽으로 자세를 수련하기

- 다리를 벌리고 의자 등받이가 왼다리와 일직선을 이루게 하여 몸 앞에 둔다.
- 다리를 돌려 자세를 왼쪽으로 취한다.
- 오른손으로 가로바를 잡고 등 뒤에 있는 등받이를 잡기 위해 왼손과 어깨를 뒤로 돌린다.
- 위에 있는 다리(오른다리)에 대한 저항성을 제공하고 균형감각을 높이기 위해 오른발은 벽에 둘 수 있다.

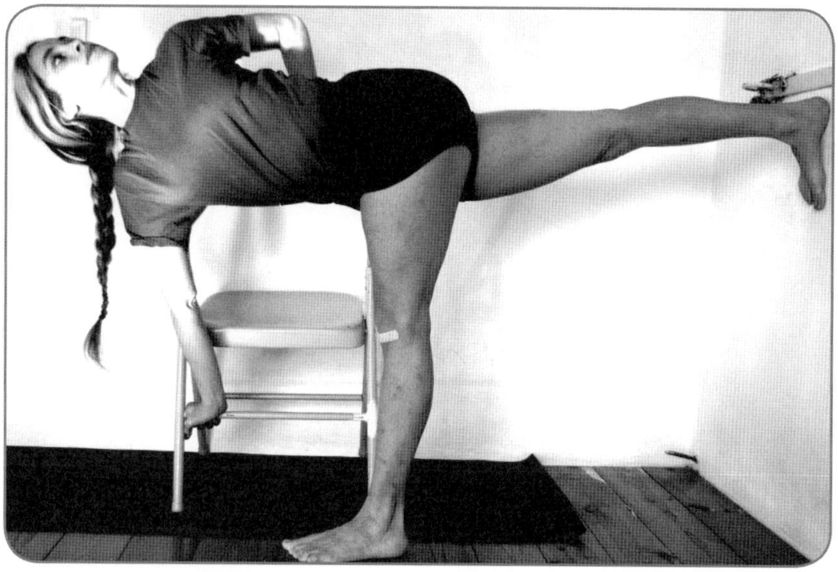

파리브르타 파르스바코나아사나(Parivrtta Parsvakonasana)

이것은 고난도의 비틀기 자세다. 비틀기를 할 때 의자를 안정된 지렛목으로 활용해 완성된 자세를 준비할 수 있다.

변형 자세 1 : 의자를 향해 비틀기

이 변형 자세에서 구부린 다리를 의자 좌석 위에 얹는 것은 자세를 유지하기 위한 노력을 덜어주고 다리를 안정화시킨다.

의자를 왼쪽에 두기

- 오른다리를 벽 가까이 두고 선다. 다리를 벌리고, 등받이를 당신과 멀어지게 하여 (좌석이 몸과 가깝게) 의자를 왼다리 가까이 하여 뒤에 둔다.
- 왼다리를 90도로 구부리고 왼쪽 엉덩이를 좌석 위에 둔다. 만약 키가 크다면 접은 담요나 폼 블록을 사진 ❶과 같이 좌석 위에 둔다.
- 오른다리를 돌려 발뒤꿈치를 벽에 댄다. 가슴이 의자를 향하게 될 때까지 몸통을 오른쪽에서 왼쪽으로 비튼다.
- 오른쪽 겨드랑이를 왼쪽 무릎 바깥쪽에 대고 팔꿈치를 접어 등받이를 잡는다.
- 왼손으로는 위에서부터 등받이를 잡고 밀어준다.
- 내쉬는 숨과 함께 의자를 지렛목으로 하여 몸을 더욱 비튼다 ❶❷.

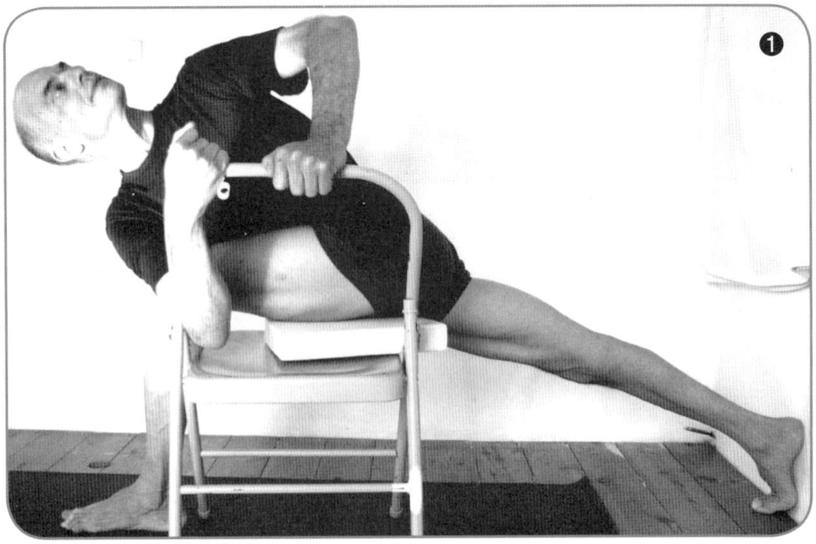
❶

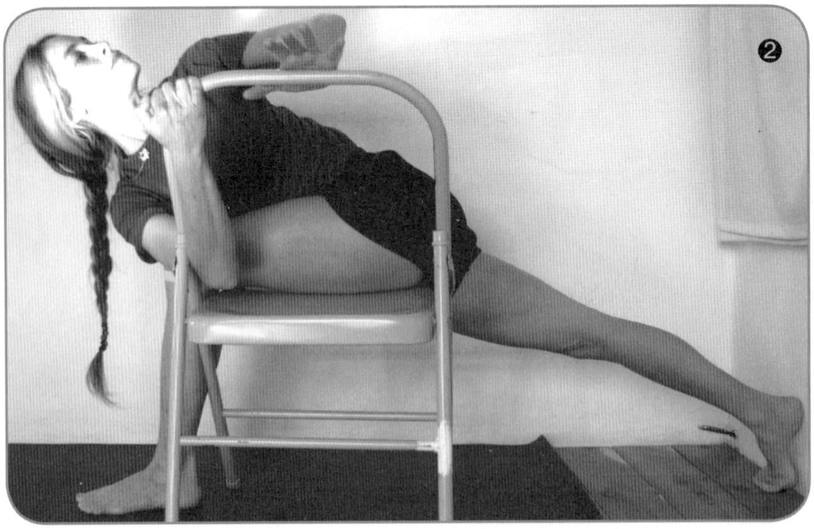
❷

변형 자세 2: 발을 뒤집힌 의자 위에 얹기

이 변형 자세에서는 앞발을 들어올려서 뒤집힌 의자의 경사면에 얹는다. 이 변형 자세에서 의자를 사용하는 방법과 그 효과는 웃띠타 트리코나아사나(15쪽)와 동일하다.

의자 다리를 잡고 의자의 경사진 면을 발로 미는 동작은 몸을 비틀어 팔을 바닥쪽으로 내리는 것을 가능하게 한다. 이를 통해 자세는 더욱 안정되고, 이 어려운 동작을 더 잘 수행할 수 있게 된다.

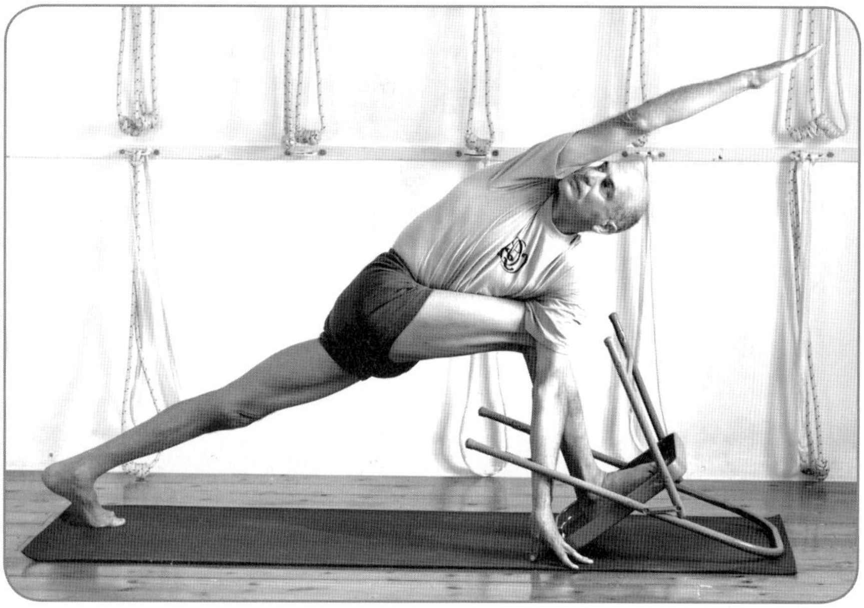

비라바드라아사나 Ⅲ(Virabhadrasana Ⅲ)

이 자세는 아마 강인함과 안정성 면에서 서서 하는 아사나 중에 가장 어려울지도 모른다. 대부분의 초보자들에게 손으로 무언가를 지탱하지 않고 정확한 정렬로 이 자세를 유지하는 것은 꽤 어렵다.

변형 자세 1 : 손목 바깥쪽을 등받이에 얹기

의자를 오른쪽에 두기

➲ 의자의 등받이가 몸 쪽을 향하게 해서 적당히 떨어진 위치에 의자를 놓는다. 몸을 아르다 웃타나아사나로 숙여 손목 바깥쪽을 등받이에 얹는다. 만약 엉덩이가 등받이보다 더 높다면 등받이 위에 접은 담요를 얹거나 의자 밑에 블록을 놓아 의자를 높인다.

➲ 이 단계에서 다리는 수직을 이루고 몸통과 팔은 가로로 곧게 뻗는다.

➲ 몸을 지탱하고 선 다리의 뒤꿈치 앞쪽의 바로 윗부분으로 중력을 유지하면서 왼다리를 들어 뒤쪽으로 곧게 뻗어 수평이 되게 한다(다리를 뻗은 상태를 더 잘 유지하기 위해 왼발을 벽에 둘 수 있다).

➲ 안쪽 팔과 팔꿈치를 들어올리면서 견갑골을 몸으로 내리기 위해 손목으로 등받이를 누른다.

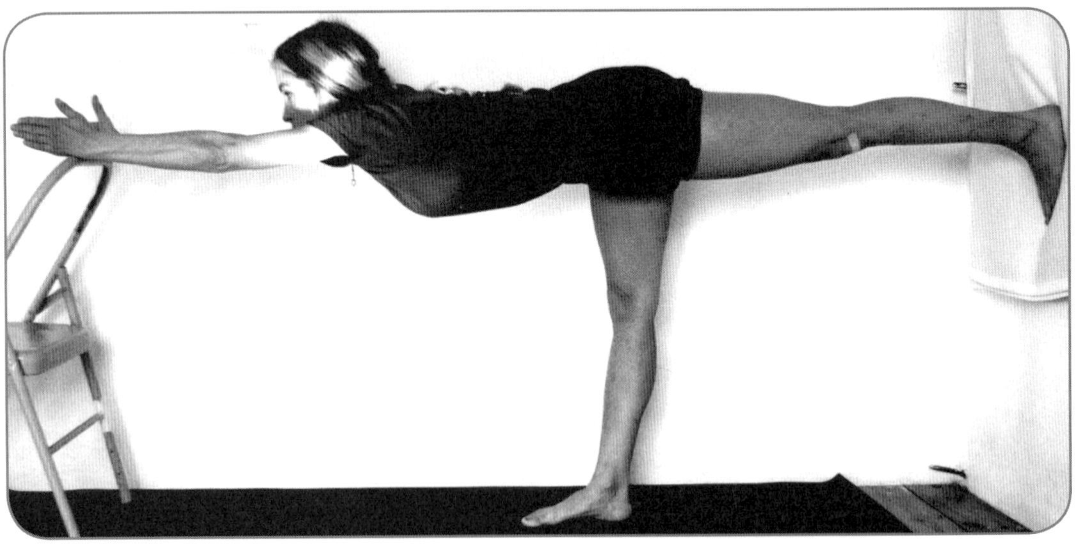

변형 자세 2: 의자 위에 서서 등받이 잡기
등받이에 손을 얹는 또 하나의 흥미로운 방법이 있다.

오른발로 자세 취하기

- 의자 뒤를 바라보며 좌석 위에 선다.
- 반(half) 웃타나아사나로 몸을 숙여 등받이를 잡는다. 손을 사진 ❶과 같이 하여 어깨를 바깥쪽으로 돌린다.
- 허벅지 앞을 뒤로 밀고 몸통은 앞으로 늘인다. 정면을 바라본다.
- 이제 왼다리가 바닥과 평행할 때까지 들어올린다. 다리를 뒤로 뻗고 몸통은 계속 앞으로 늘인다❷.

❶
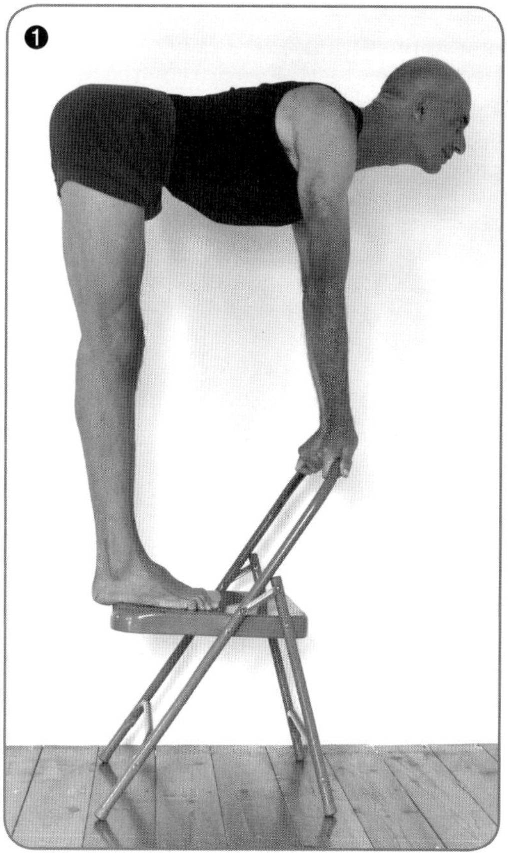

❷
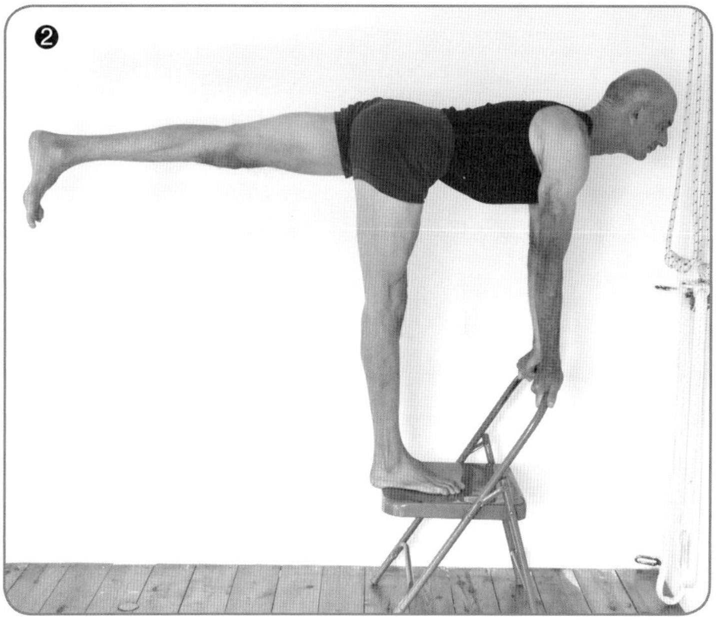

파르스보타나아사나

이 자세에서는 골반의 정렬을 확인하고 몸통을 지탱하기 위해 의자를 사용한다.

변형 자세 1 : 의자를 지지대로 활용하기

다리의 작용과 골반의 움직임을 파악하고 안정된 자세를 취하기 위해 의자를 사용한다. 초보자는 몸을 앞으로 숙여 손바닥을 바닥에 두는 것이 어려울 수 있는데, 의자를 잡는 동작이 이 자세를 유지할 수 있게 도와준다. 손이 바닥에 닿는 수련자는 골반의 회전을 증진시키기 위해 이 변형 자세를 사용할 수 있다.

의자를 오른쪽에 두고 활용하기

- 의자를 당신 앞에 둔다. 왼다리를 뒤로 보낸다.
- 들이쉬는 숨에 팔을 위로 뻗고 내쉬는 숨에 몸을 앞으로 숙인다.
- 손목 바깥쪽을 등받이에 얹는다. 앞을 바라보고 등을 오목하게 한다❶.
- 이제 머리를 앞으로 숙여 이마가 좌석에 닿을 때까지 몸을 내린다.

완충작용과 이완을 위해 볼스터를 좌석에 놓을 수 있다❸.

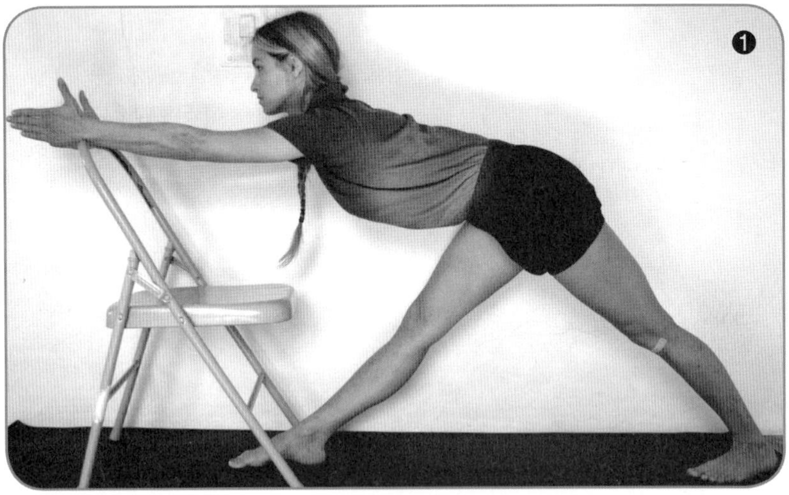
❶

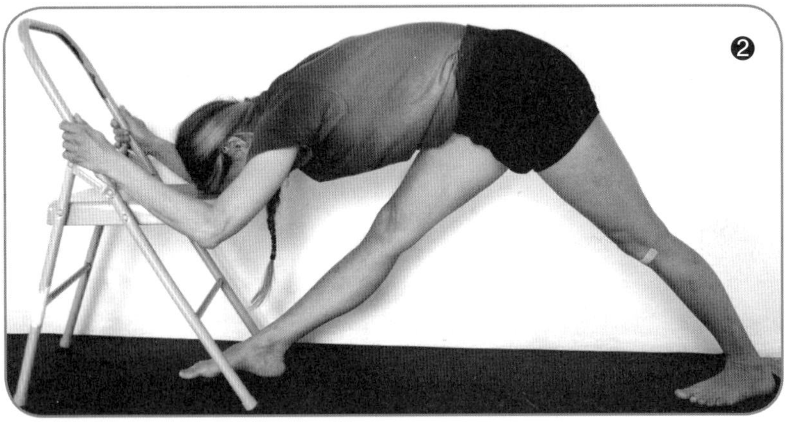
❷

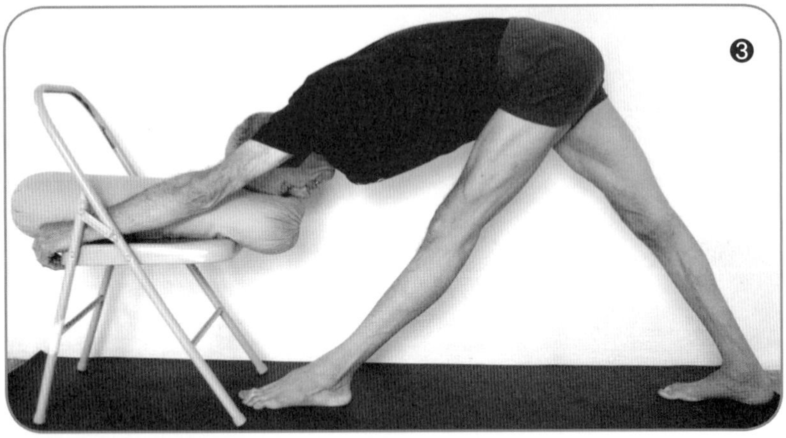
❸

변형 자세 2: 의자로 정렬을 확실히 하기

이 변형 자세에서 의자를 앞쪽 사타구니에 두는 것을 통해 골반이 충분히 회전된 것을 확인할 수 있다. 또한 몸을 앞으로 숙일 때 골반의 높이를 동일하게 유지할 수 있다.

왼다리를 앞에 두고 의자를 활용하기

- 좌석을 위로 향하게 해서 접은 의자를 앞에 두고 잡는다. 오른다리를 뒤로 뻗는다.
- 등받이를 사타구니 앞쪽에 둔다. 오른쪽 사타구니가 왼쪽 사타구니만큼 의자에 닿도록 한다.
- 앞으로 몸을 반 정도 숙여 의자 다리를 잡는다. 등을 오목하게 하고 정면을 응시한다❶.
- 내쉬며 좀 더 몸을 아래로 숙이고 이마를 의자에 둔다. 오른쪽 엉덩이를 계속 앞으로 회전하면서 등받이 오른쪽을 오른쪽 사타구니가 닿게 한다❷.

완충작용과 이완을 위해 볼스터를 좌석에 놓을 수 있다❸.

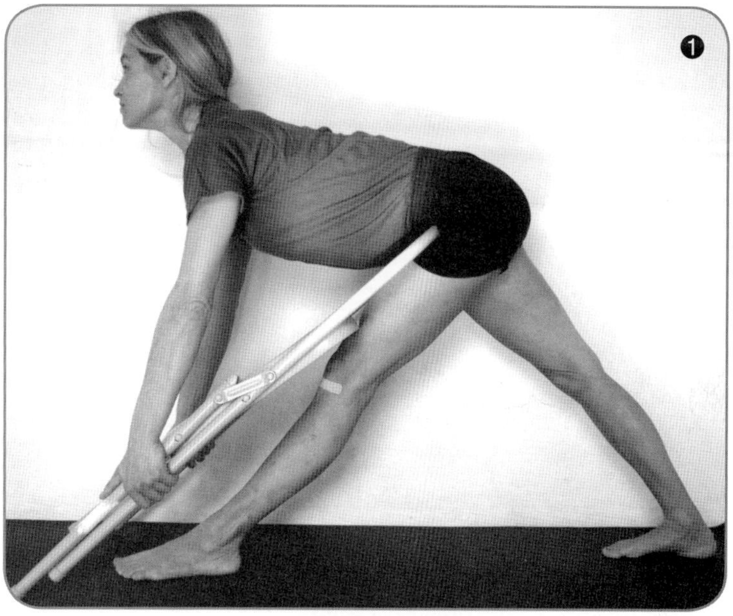
❶

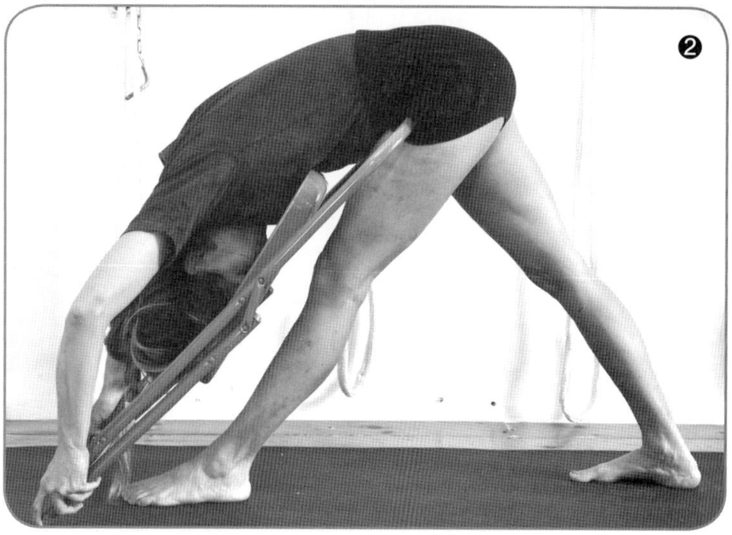
❷

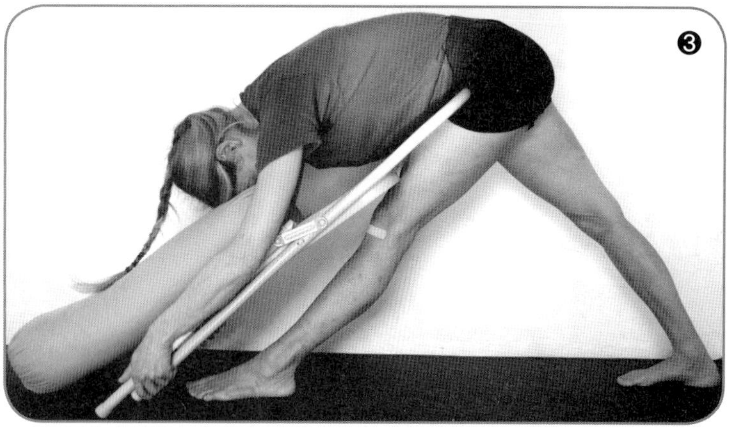
❸

변형 자세 3: 발을 뒤집힌 의자 위에 얹기

이 변형 자세에서는 앞쪽 다리의 발을 들어올려 뒤집힌 의자의 경사면에 놓는다.

뒤집힌 의자를 오른쪽에 두기

- 의자를 뒤집어 등받이가 벽에 닿게 둔다(의자 다리가 위를 향하게 한다).
- 의자 앞에 선다. 오른발을 앞으로 가져가 발을 좌석 위에(좌석의 밑부분) 얹는다. 숨을 들이쉬며 팔을 위로 들어올리고 몸통을 늘려 상체를 앞으로 숙인 후 의자 뒷다리를 잡는다(사진 ❶ 참고).
- 등을 오목하게 하고 정면을 응시한다.
- 숨을 내쉬며 상체를 좀 더 숙여 의자 앞다리를 감싸 잡는다. 정면을 응시하고 척추 앞부분을 늘린다❷.
- 이제 몸을 더욱 늘리면서 앞으로 숙여 이마를 정강이 쪽으로 내린다❸.

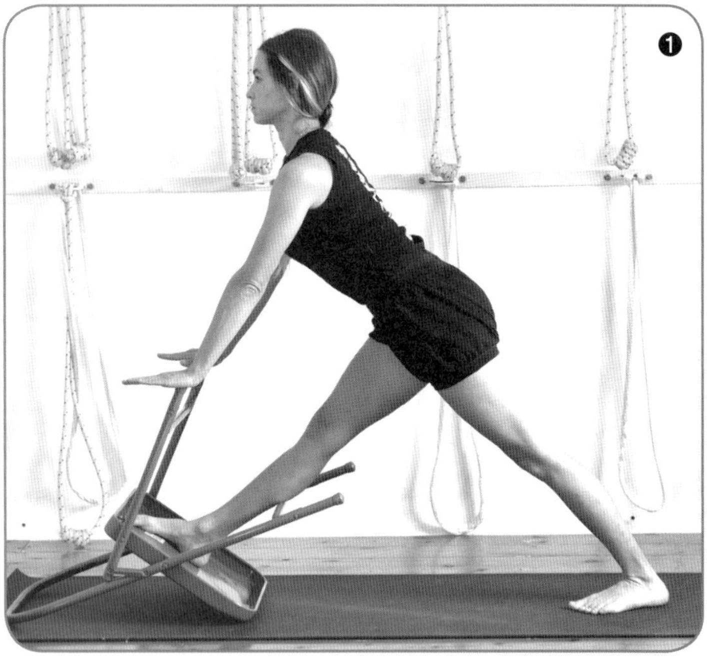

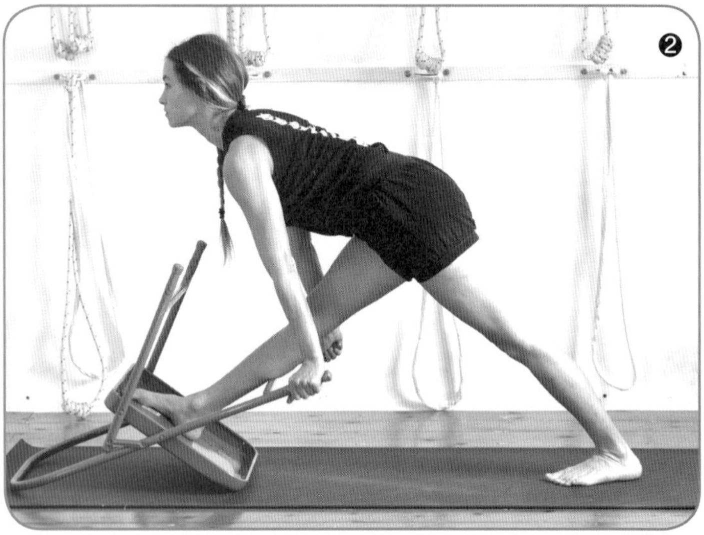

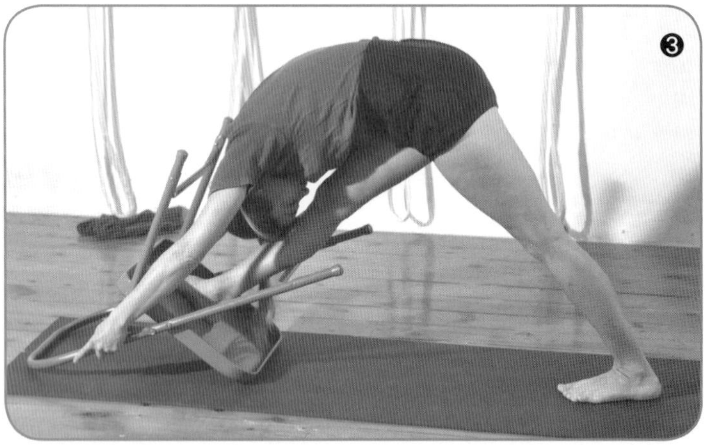

의자를 활용하면 중간 단계(등이 오목하게 된 상태)를 계속 유지할 수 있다❷. 이 단계에서는 척추를 앞으로 늘이는 법을 배우는 것이 중요하다. 임신이나 생리 중인 여성들은 이 단계까지만 수련하고 상체를 끝까지 다 내리지 않도록 한다. 이들은 의자를 지지대로 활용하면서 복부를 길고, 넓고, 부드럽게 유지하면서 이 단계를 지속할 수 있다.

앞에서 설명했듯이, 발을 경사면에 두는 것은 앞쪽 다리의 작용을 증진시킨다.

프라사리타 파도타나아사나 I(Prasarita Padottanasana I)

이 자세에서 좋은 효과를 발휘하는 방법 중 하나는 다리 뒷부분을 벽에 대는 것이다. 이것은 다리의 정렬(엉덩이뼈와 뒤꿈치를 같은 수직면에 두기)과 허벅지 앞쪽을 활성화시키는 것을 도와준다. 벽을 활용할 때 수련자의 몸이 앞으로 기울어지는 경향이 있는데, 이를 막기 위해 손을 의자 위에 둘 수도 있다. 의자는 또한 몸의 앞부분을 길게 하고, 등을 오목하게 하며, 슬개골을 지속적으로 들어올리고 허벅지 앞쪽을 벽과 수평이 될 수 있게 한다.

- 의자 좌석이 벽을 향하게 해서 벽으로부터 1미터(3.5피트) 정도 떨어진 곳에 둔다.
- 등을 벽에 두고 서서 앞으로 숙인다.
- 손바닥을 좌석에 얹는다. 만약 가능하다면, 팔뚝(팔꿈치 아랫부분)이 좌석에 닿을 때까지 좀 더 숙인다.
- 허벅지 앞쪽을 뒤에 있는 벽 쪽으로 민다. 몸통을 앞으로 뻗고 등은 오목하게 하여 정면을 응시한다❶.

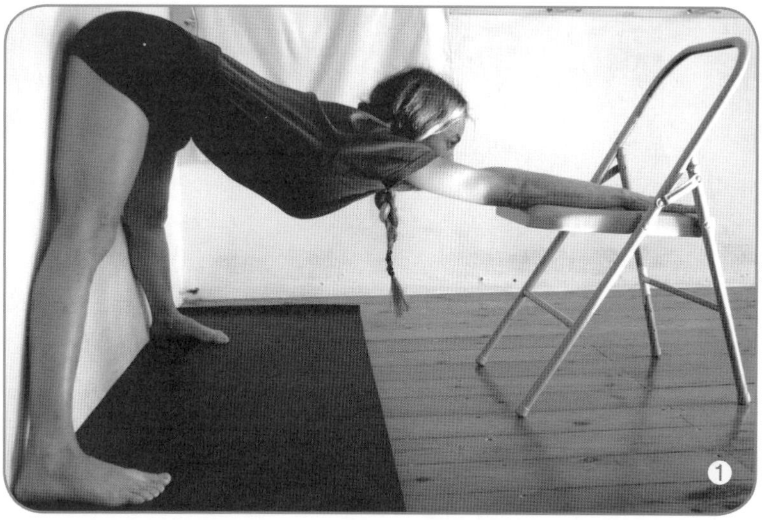

❶

좀 더 이완된 상태에서 자세를 오래 지속하기 위해서, 의자 위에 볼스터를 놓고 이마를 댄다. 이 변형 자세는 생리나 임신 중인 여성에게 매우 유용하다❷.

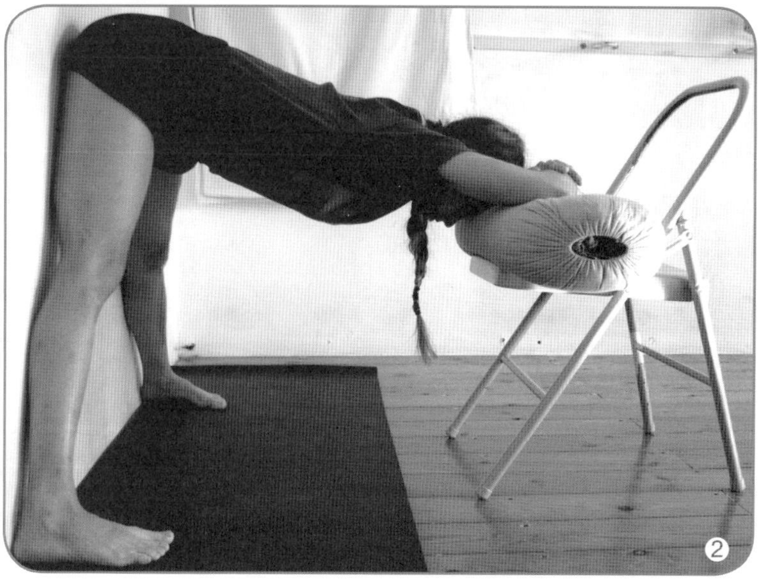

❷

웃띠타 하스타 파당구쉬타아사나 II(Utthitha Hasta Padangusthasana II)

외측으로

등을 벽에 붙이고 의자를 활용한다면 누구나 보다 용이하게 이 고급 자세를 취할 수 있다. 이 자세는 골반을 열고, 복부를 넓게 펴도록 만들어준다. 웃띠타 트리코나아사나와 아르다 찬드라아사나를 위한 준비자세이다.

의자를 왼쪽에 두기

- 의자를 몸의 왼쪽에 두는데, 이때 좌석이 몸을 향하도록 한다. 등을 벽에 대고 선다. 점성이 있는 매트를 의자 등받이 위에 둔다.
- 왼다리를 구부려 발바닥을 좌석에 얹는다. 왼쪽 엉덩이를 (벽과 떨어진 채) 안으로 움직이며 왼쪽 무릎을 바깥쪽으로(벽을 향하도록) 돌린다. 오른쪽 허벅지 앞을 몸 뒤의 벽으로 밀면서 다리를 뻗는다❶.
- 이제 왼발에 벨트를 걸고 다리를 뻗는다. 뒤꿈치는 (매트가 놓인) 등받이 위에 얹는다.

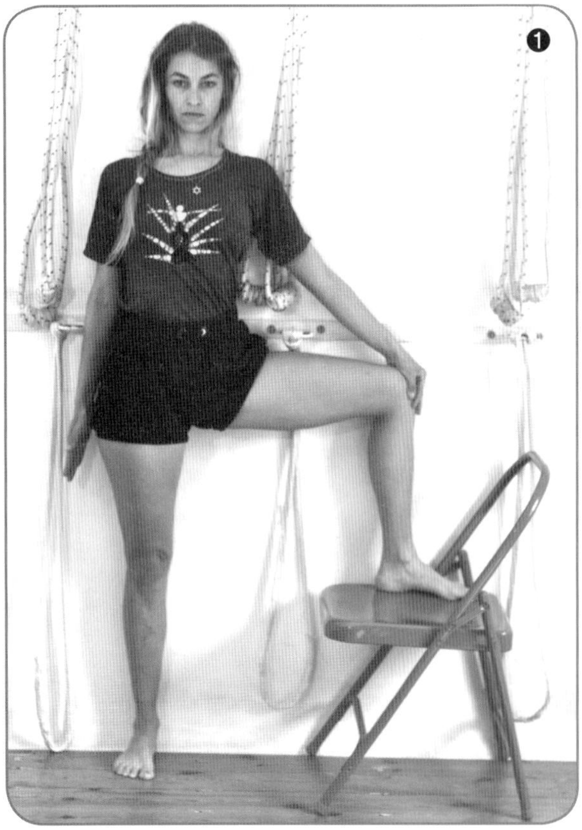
❶

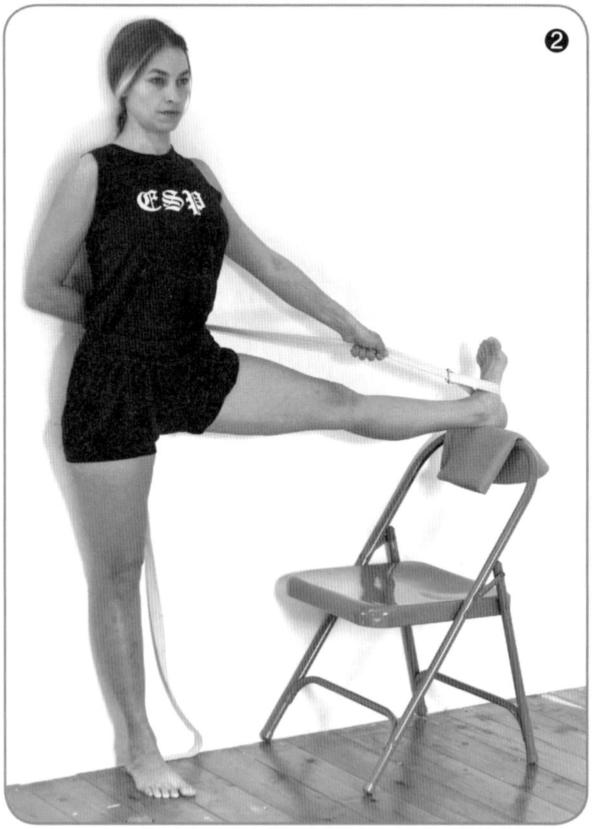

❷

자세를 유지할 때 의자를 활용하면, 이 자세의 정교한 세부 사항(예를 들면 다리 뻗기, 왼쪽 엉덩이 안으로 밀기, 지탱하고 선 다리와 몸통을 타다아사나 동작으로 유지하기)을 수행할 수 있다.

웃띠타 하스타 파당구쉬타아사나 I(Utthitha Hasta Padangusthasana I)

앞으로

이 자세는 의자를 몸 앞에 두고 다리를 들어올려 지탱하는 것이다. 벨트로 발을 감아 잡는다.

골반 양쪽이 나란히 되도록 한다(의자로부터 거리와 높이가 같도록 한다)❶.

가능하다면 상체를 앞으로 뻗어 손으로 등받이를 당기면서 들어올린 다리 위로 숙일 수도 있다❷(완성된 자세는 『LOY』, 사진 23번 참고).

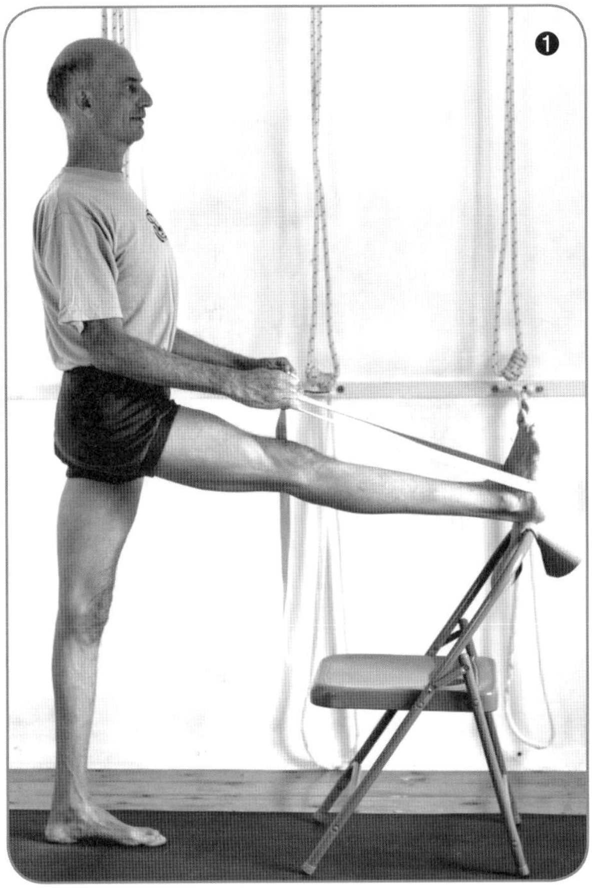

❶

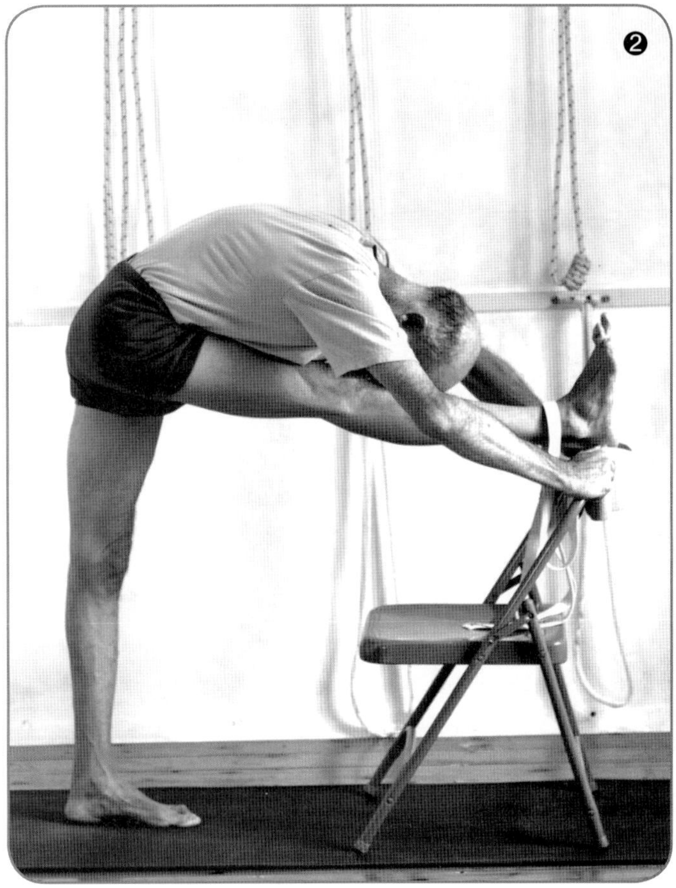

❷

웃카타아사나(Utkatasana)

B. K. S. Iyengar는 『요가디피카(Light on Yoga)』에서 '웃카타(Utkata)는 강력한, 격렬한, 평평하지 않음을 의미한다. 이 아사나는 상상의 의자에 앉는 것과 같다'라고 서술한다. 그러나 몸을 깊이 구부리고 이 자세를 좀 더 오래 유지하기 위해 의자를 실제로 사용할 수도 있다.

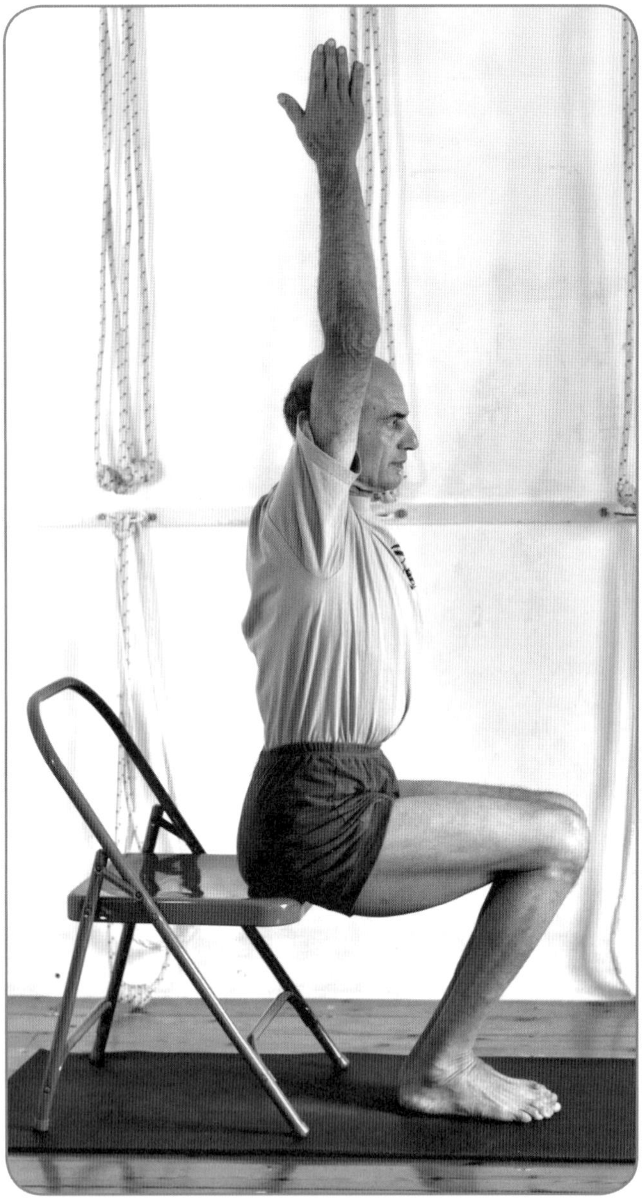

- 의자를 몸 뒤에 놓고 타다아사나로 선다.
- 팔을 우르드바 하스타아사나나 우르드바 나마스카라아사나(Urdhva Namaskarasana)로 들어 올린다.
- 다리를 살짝 접고, 엉덩이 살을 안으로 말면서 아래로 내린다. 의자에 사뿐히 앉을 때까지 서서히 다리를 더 구부린다.
- 팔과 몸통을 곧게 뻗은 채로 몇 번의 호흡을 하고 나서 천천히 무릎을 우르드바 하스타아사나로 곧게 뻗는다.
- 몇 번 더 반복한다.

이 자세는 대퇴사두근을 강화시켜주기 때문에 무릎 건강에 도움이 된다. 의자를 활용하면 자세를 유지하면서도 자세에서 나오는 정확한 움직임에 대해 공부할 수 있다. 이 자세를 좀 더 오래 유지할 수도 있다.

가루다아사나(Garudasana)

이 자세에서 어려운 부분은 균형을 잃지 않고 두 다리를 서로 휘감는 것이다. 의자에 앉아서 이 자세를 배울 수 있다.

- 의자에 앉아서 다리와 팔을 휘감는다.
- 앉아서 자세를 할 수 있게 되면, 엉덩이를 좌석에 붙이지 않고 일어나서 자세를 유지한다.

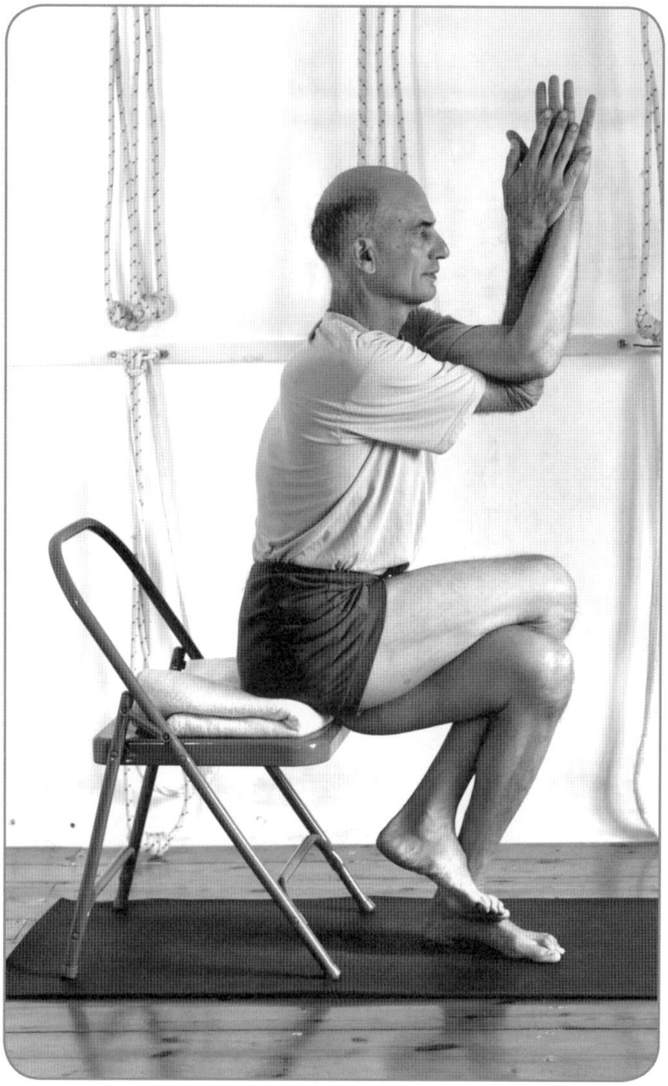

바시스타아사나(Vasisthasana)

이것은 균형잡기 자세이다(『LOY』, 그림 398). 의자를 활용해 자세를 유지하는 법을 배울 수 있다. 또 들어올린 다리를 뻗고 열 수 있다.

왼다리를 들고 자세 취하기

- 좌석이 당신을 향하도록 의자를 놓고 오른쪽 엉덩이를 좌석의 가장자리에 붙여 몸을 지지하게 하며 눕는다.
- 오른쪽 손바닥을 바닥에 대고 왼팔은 위로 뻗어 첫 단계 자세를 취한다❶.
- 이제 왼다리를 수직으로 위로 뻗으면서 왼손으로 왼쪽 엄지발가락을 쥔다❷.

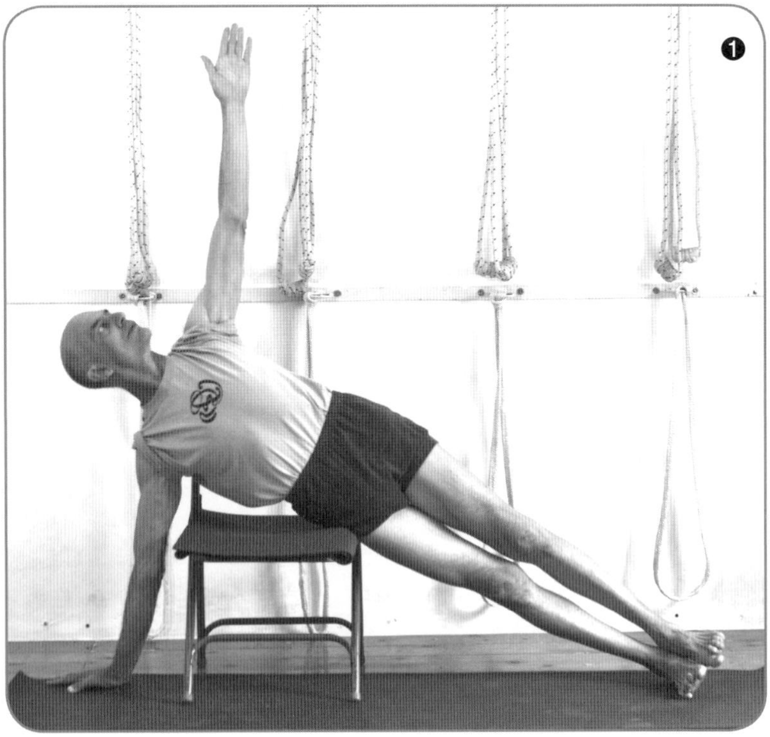
❶

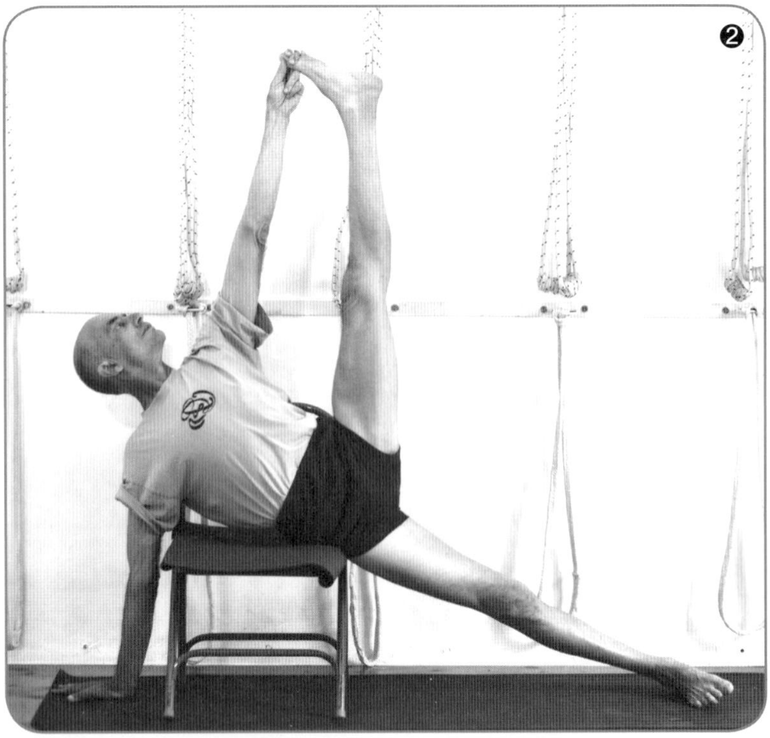
❷

제2장: 앉아서 하는 아사나–우파비스타 스티티(Upavistha Sthiti)

앉아서 하는 아사나 중 많은 동작에서 의자를 활용해 등을 지지할 수 있다. 의자를 활용하면 등을 곧고 길며, 안정되게 하고, 가슴을 들고 열리게 한다. 그리고 오랜 시간 동안 이 아사나를 편안하게 유지할 수 있다.

반다 코나아사나(Baddha Konasana)

변형 자세 1 : 등을 지지하기

의자에 앉은 상태로 시작한다. 이 자세는 척추를 위로 늘리고 가슴을 좀 더 쉽게 열 수 있게 한다.

➲ 의자에 앉아서 양쪽 발바닥을 붙인다. 만약 필요하다면, 몸을 아래로 내릴 때 엉덩이를 지지하기 위해 접은 담요를 준비해 의자 아래에 둔다. 담요는 약간 앞쪽에 두어야 한다❶.

➲ 엉덩이를 살짝 앞으로 움직여 바닥으로 미끄러지게 한다. 몸통을 길게 유지하기 위해 손바닥으로 좌석을 서서히 밀면서 등을 지지한다❷.

❶
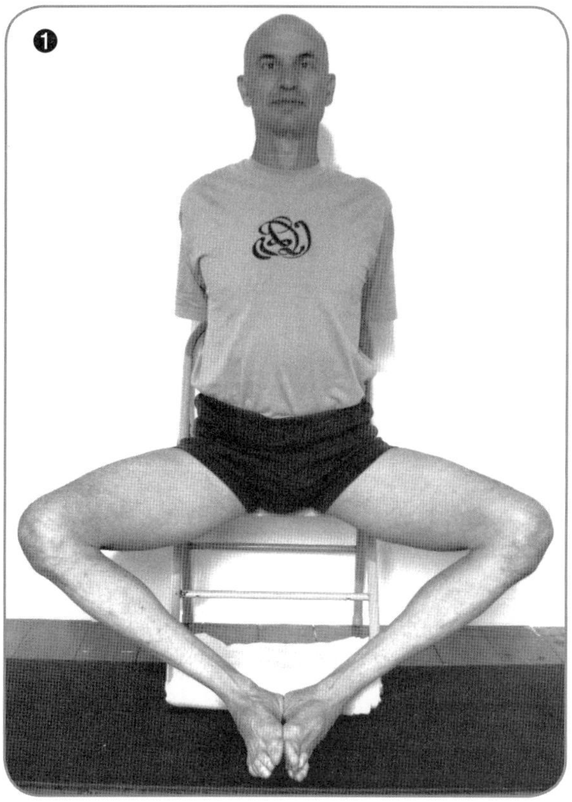

❷
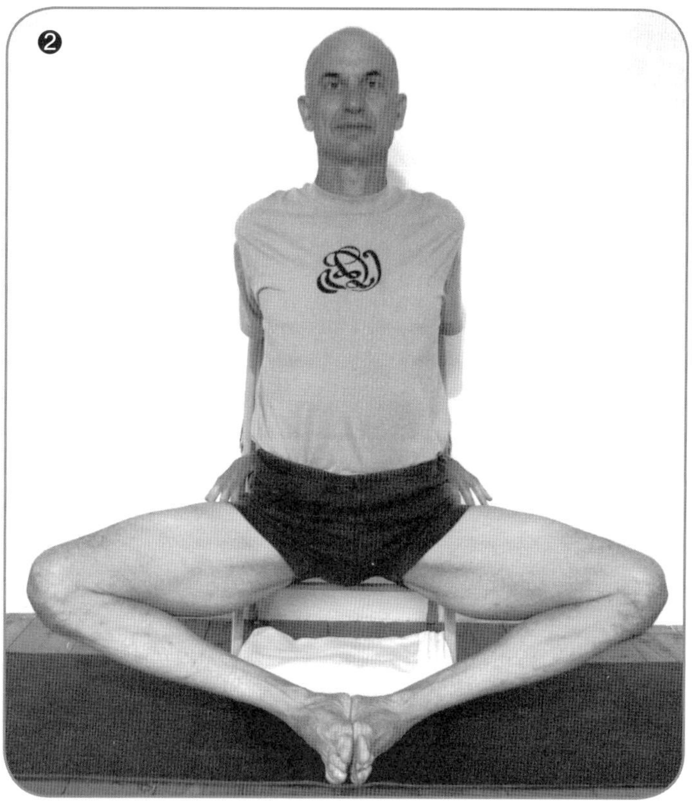

➲ 마지막으로 엉덩이를 약간 뒤로 움직이고 등은 좌석 가장자리에 지탱하면서 담요 위에 앉는다❸❹.

❸
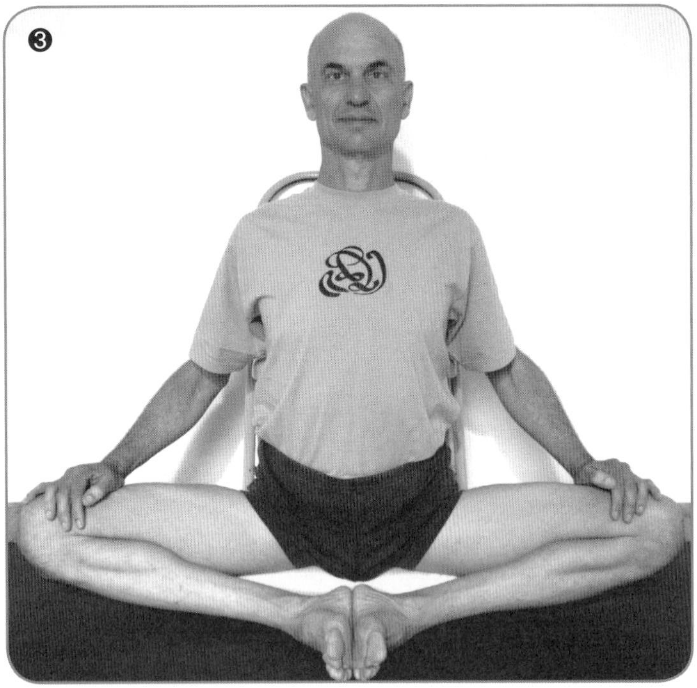

❹
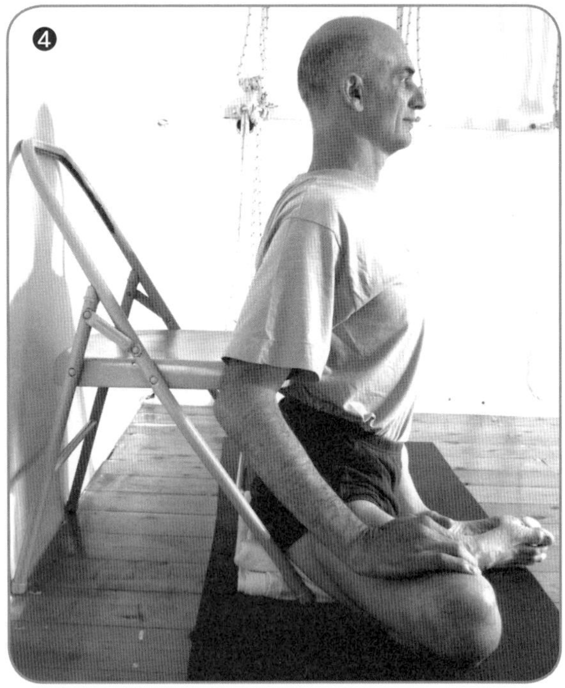

앉아서 하는 자세 중 많은 자세에서 위의 사진처럼 지지대를 활용해서 똑바로 앉을 수 있다(산스크리트어로는 사마쉬라이(Samaashrayi)라고 부른다). 가슴을 뒤로 젖히며 아치(arch) 형태를 만드는데, 가슴을 더 들어올리거나 열 수도 있다(이를 우파쉬라이[Upaashrayi])라고 부른다).

➲ 몸통을 약간 들어올려 등받이를 잡고 등을 아치 형태로 한다. 1~2개의 볼스터를 좌석에 얹어서 뒤통수를 받친다.

➲ 만약 손이 등받이에 닿지 않는다면, 등받이에 벨트를 걸고 그것을 잡도록 한다❺.

❺
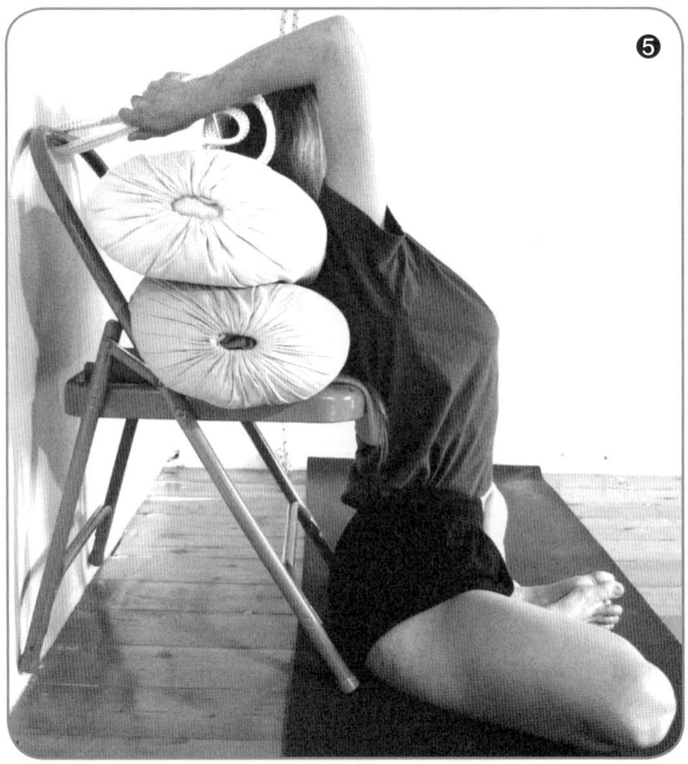

받다 코나아사나(BaddhaKonasana)의 보조 활동

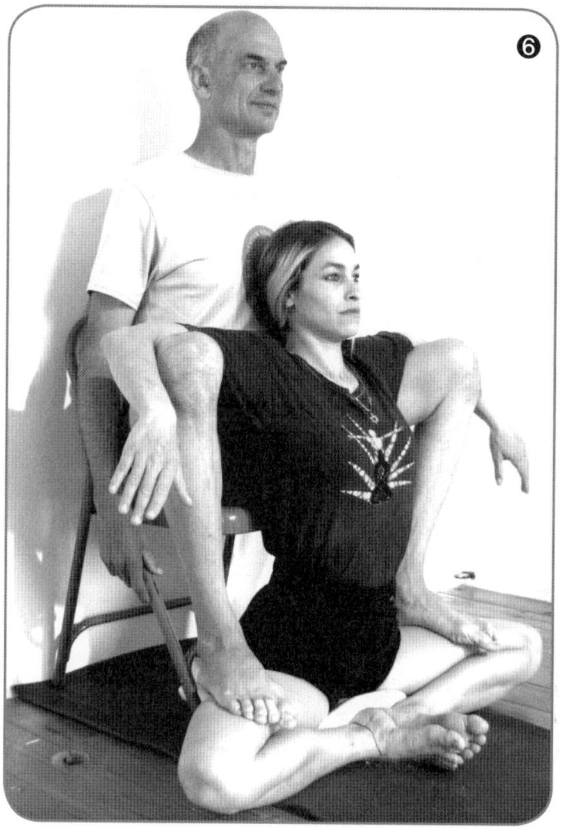

사타구니와 허벅지 안쪽이 유연한 사람들은 선생님이나 다른 사람의 도움을 받아 (그 부위를) 더 많이 열 수 있다. 보조자는 의자 위에 앉아서 수련자의 허벅지 위에 발을 올려 부드럽게 누르면서 다리를 바깥쪽으로 돌린다. 수련자는 팔을 보조자의 허벅지 위에 올려 몸통을 들어올린다❻.

주의: 사타구니 근육은 약하기 때문에 보조자가 특히 섬세해야 하는데, 수련자의 허벅지 위에 무게가 지나치게 많이 실리지 않게 주의를 기울여야 한다. 이 변형 자세는 수련자가 이 자세와 자신의 한계에 대해 잘 알고 있을 때 수련한다.

의자를 등받이로 사용하는 것은 우파비스타 코나아사나(UpavisthaKonasana), 단다아사나(Dandasana), 비라아사나(Virasana), 수카아사나(Sukasana) 또는 스와스티카아사나(Swastikasana), 파드마아사나(Padmasana)와 같이 앉아서 하는 다른 자세에도 유용하다. 그러나 이 자세들 중 일부는 받다 코나아사나와 같이 의자 위에서 내려오는 것이 불가능하기도 하다.

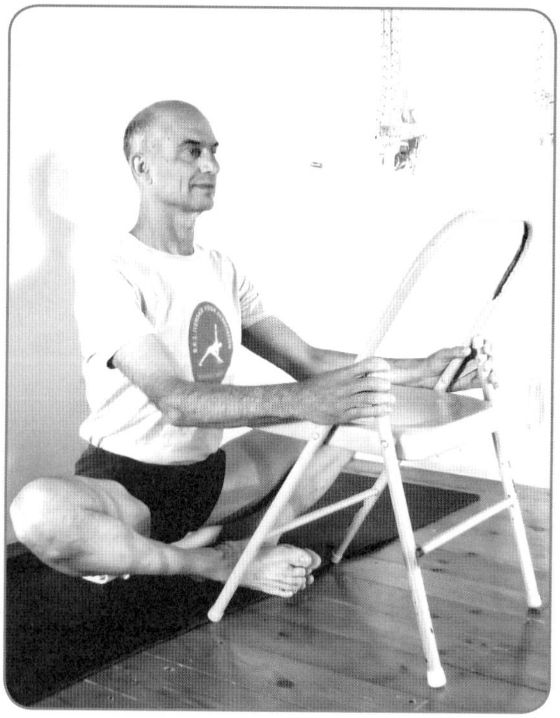

변형 자세 2: 의자 잡기

이 자세에서는 의자를 활용해 가슴을 들어올리고, 자세의 안정과 고요함을 유지한다.

변형 자세 3: 벨트를 가슴에 두르고 블록을 정강이에 두기

벨트를 의자 등받이에 걸어서 자세를 취하면 사타구니를 열 수 있을 뿐만 아니라 가슴을 더 열 수 있게 한다.

- 의자 뒤를 바라보며 받다 코나아사나로 앉는다. 의자 좌석에 무거운 물체를 두거나 누군가를 앉게 해서 의자를 고정시킨다.
- 정강이와 의자 다리 사이에 2개의 블록을 놓는다.
- 등 중간 부위 뒤로 벨트를 둘러 벨트가 등을 지지할 수 있게 조절하고 가슴을 앞쪽 위로 움직인다.
- 가능하다면 골반을 앞으로(의자와 가깝게) 밀어 사타구니와 허벅지를 더 열어준다.

여기서 의자는 2가지의 중요한 목적으로 쓰인다.

첫째, 벨트를 당겨 가슴을 확장하고 복부와 흉강 사이의 공간을 만든다.

둘째, 블록에 압력을 가하면서 접은 다리를 더 펼치며 뒤로 밀어낸다. 이런 움직임이 이 자세의 기본적인 동작이다.

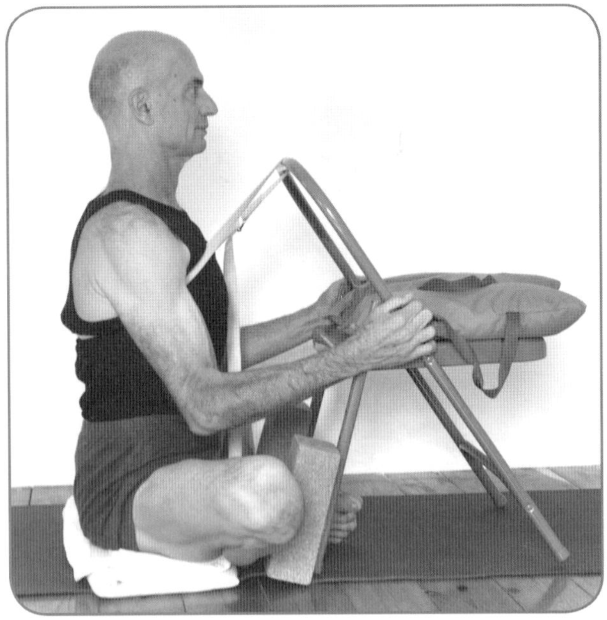

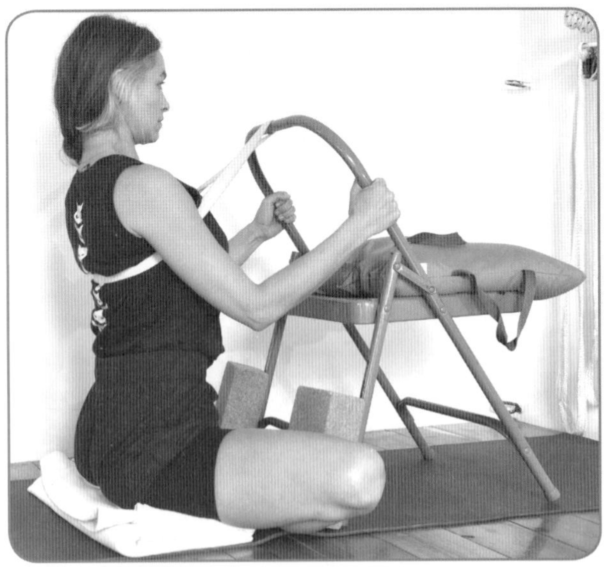

우파비스타 코나아사나(Upavistha Konasana)

변형 자세 1: 등을 지지하기

- 의자를 벽에 붙이고 좌석 위에 앉아 두 다리를 넓게 벌린다.
- 엉덩이를 약간 앞으로 움직이며 미끄러져 내려온다❶. 자세한 사항은 41쪽을 참고한다.
- 마지막으로 바닥(또는 접은 담요 위)에 앉아서 좌석에 기댄다❷.
- 일단 앉으면, 몸을 약간 들어올리고 등을 아치 형태로 해서 (벨트를 잡거나 혹은 없이) 등받이를 잡는다❸. 자세를 좀 더 오래 유지하기 위해 2개의 볼스터로 뒤통수를 받친다.

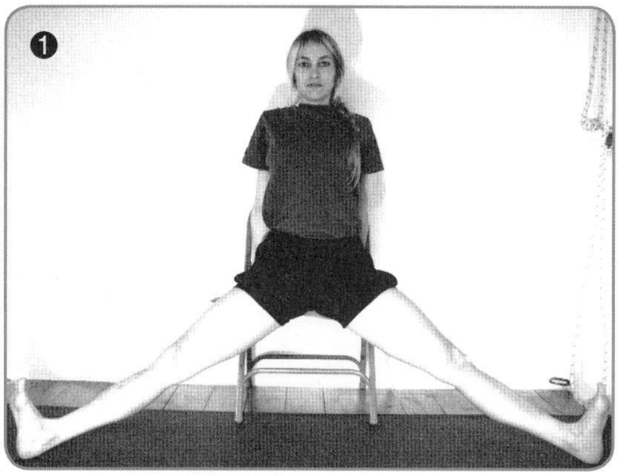

❶

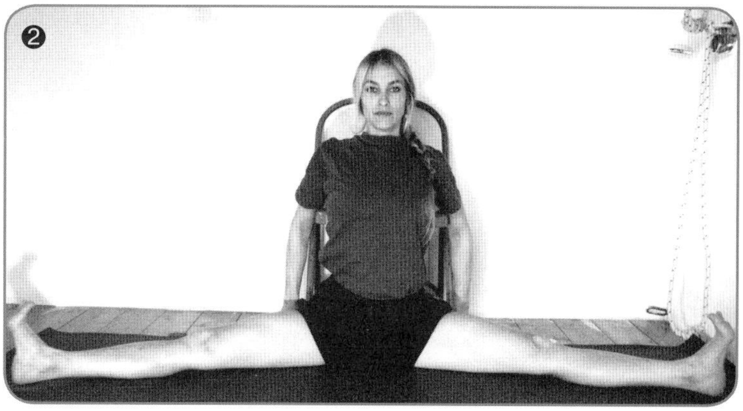

❷

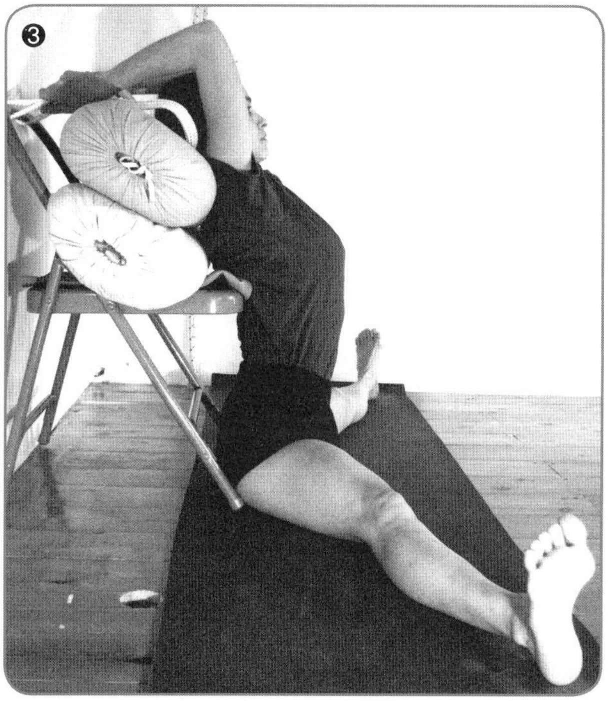

❸

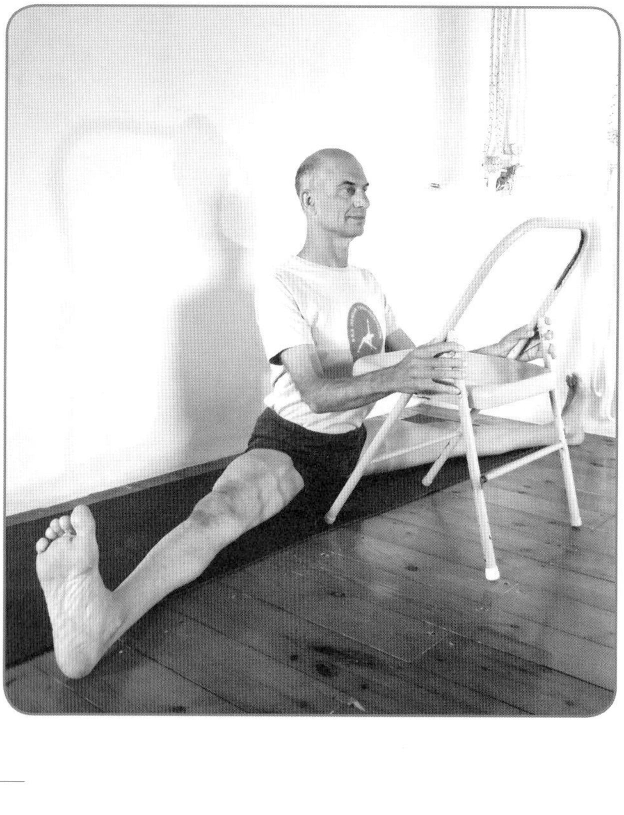

변형 자세 2: 의자 잡기

의자를 앞에 두면 가슴을 들어올리고 자세를 안정화시킬 수 있다.

단다아사나

이 자세에서는 손을 사용해 가슴을 들어올리게 한다. 필요하다면 2개의 블록을 손바닥 아래에 둔다.

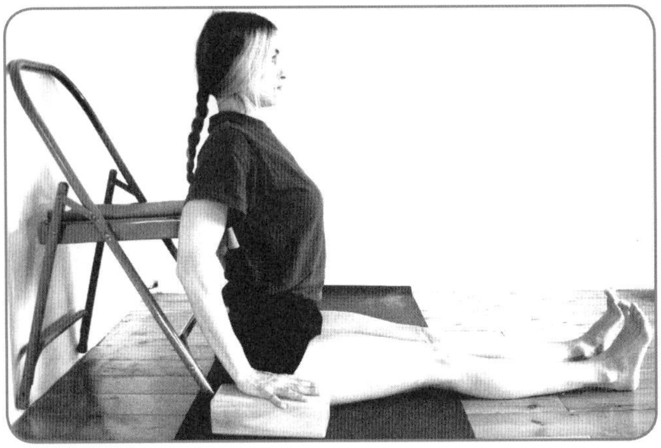

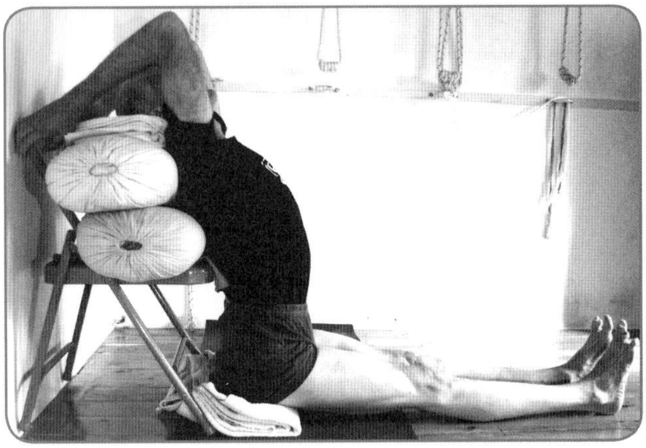

비라아사나

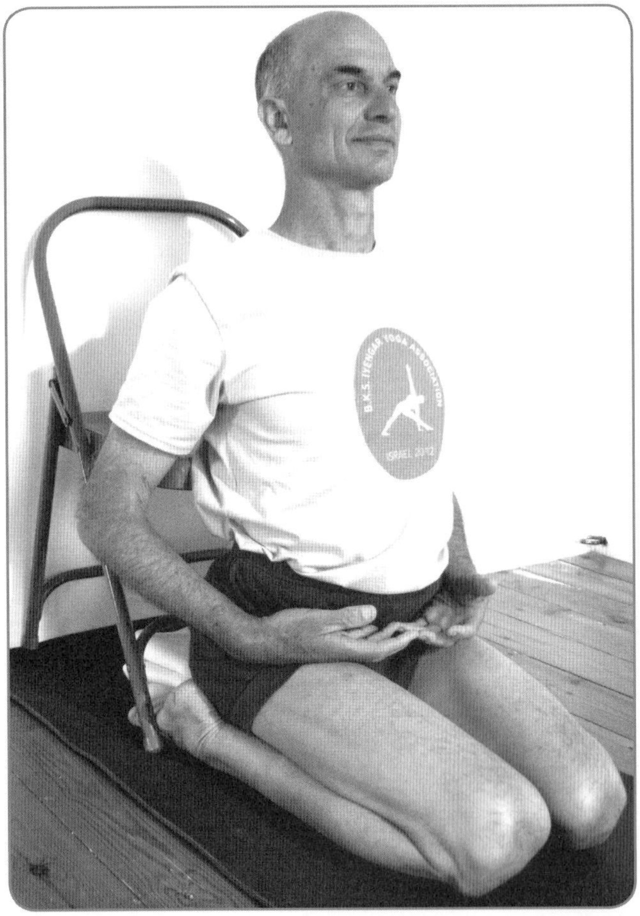

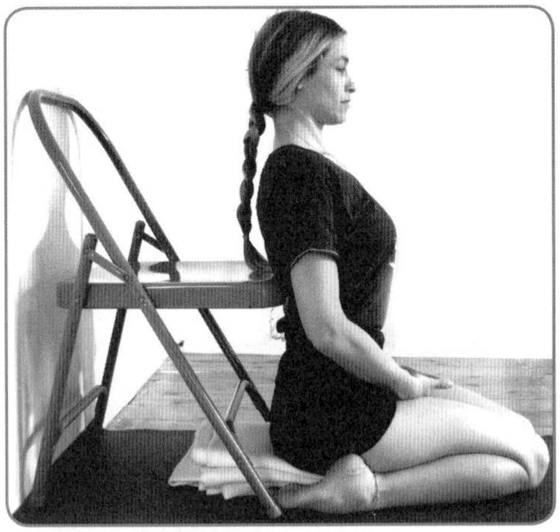

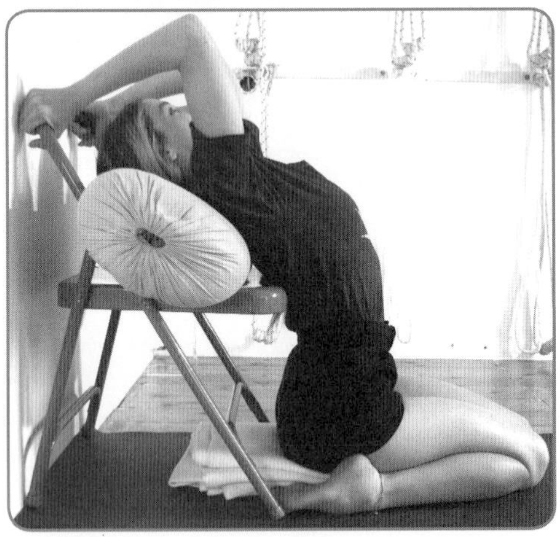

의자 위에서 하는 타다아사나

의자에 앉은 채로, 타다아사나 자세를 취하면 상체를 들어올리는 움직임을 배우고 수련할 수 있다. 이 자세는 특히 일어서지 못하는 사람뿐만 아니라 모든 학생들이 척추를 늘리고, 가슴을 열고, 호흡에 좀 더 집중하는 수련을 하는 데 유용하다.

- 다리를 의자 등받이 안에 넣고 뒤를 보고 앉는다. 허벅지를 바닥과 평행하게 두고, 정강이와 무릎을 90도 수직 형태를 유지한다❶. 만약 키가 크다면 사진 ❷와 같이 접은 담요를 좌석 위에 얹는다. 만약 발이 바닥에 닿지 않는다면, 발 아래에 받칠 만한 것을 놓는다(여기에서는 보여주지 않는다).
- 팔은 아래로 뻗는다.
- 가능한 낮은 위치의 의자 다리를 잡는다. 이를 통해 팔을 사용하고, 견갑골과 등 상부의 움직임을 자각할 수 있다.

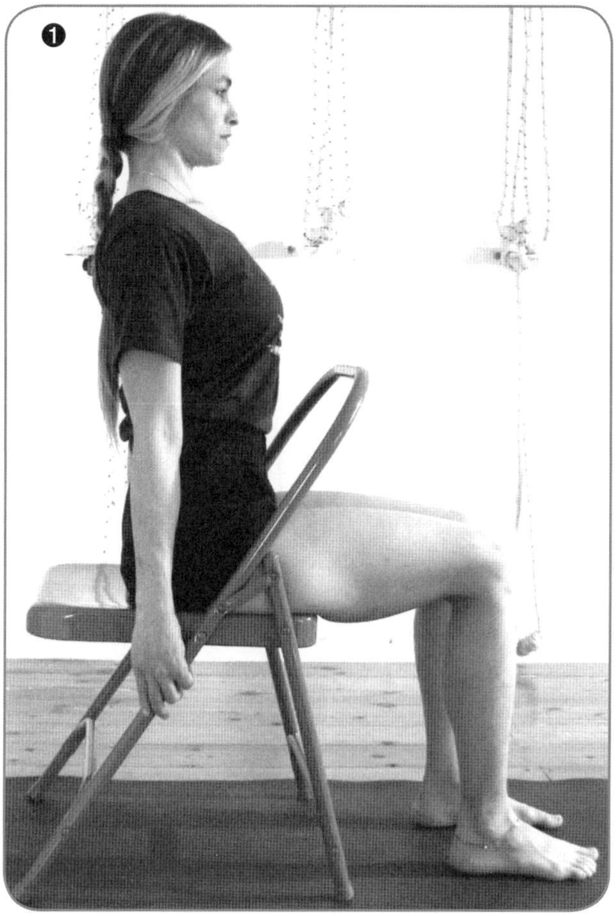
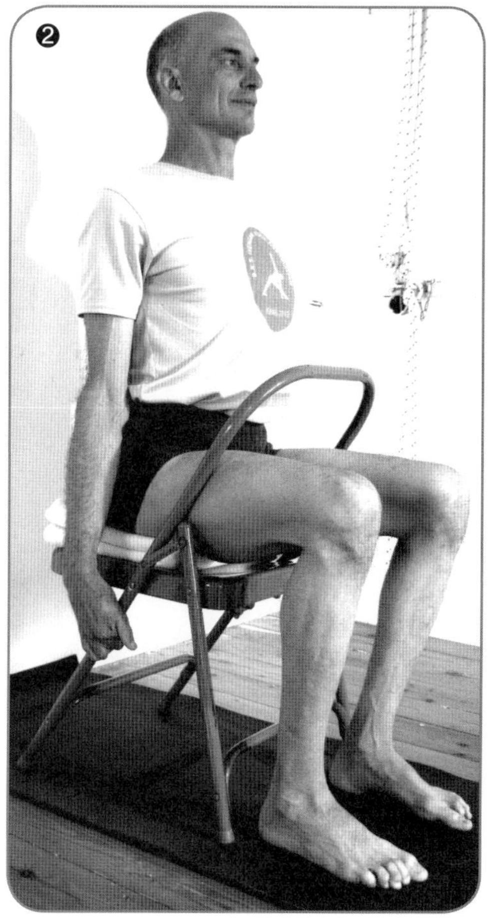

➲ 이제 손가락으로 깍지를 끼고 팔을 위로 뻗어 우르드바 받당굴리야아사나(Urdhva Baddhanguliyasana)를 한다❸.
➲ 그 다음 손을 아래로 내려 등받이를 잡는다. 의자를 당겨 팔꿈치와 어깨를 뒤로 밀면서 가슴은 앞으로 민다.
➲ 이 자세는 프라나야마(Pranayama, 호흡법)를 수련하는 데 좋은 방법이다. 의자에 앉으면 척추는 들어올려지고 안정된다. 게다가 등받이를 잡는 것은 가슴을 확장시킨다. 깊은 호흡을 위해 항상 머리는 가슴 쪽으로 내려 잘란드라 반다(Jalandhra Bandha)를 한다❹.

앉은 채로 타다아사나를 하는 것이 상체에 좀 더 집중하게 한다. 의자를 잡음으로써 팔을 활성화시키고, 어깨는 뒤로, 견갑골은 안으로, 그리고 가슴은 확장된다. 일단 이것을 익히면 서서 하는 타다아사나를 하면서 이러한 행위들을 적용할 수 있다.

❸
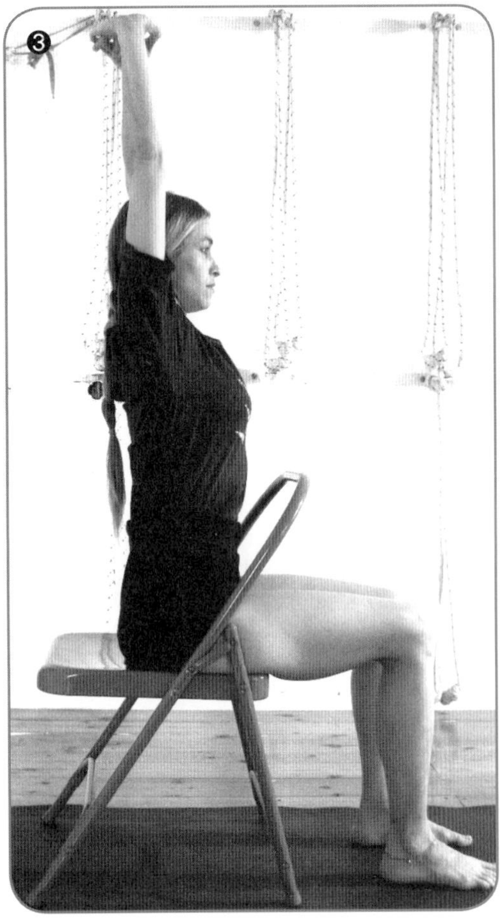

❹
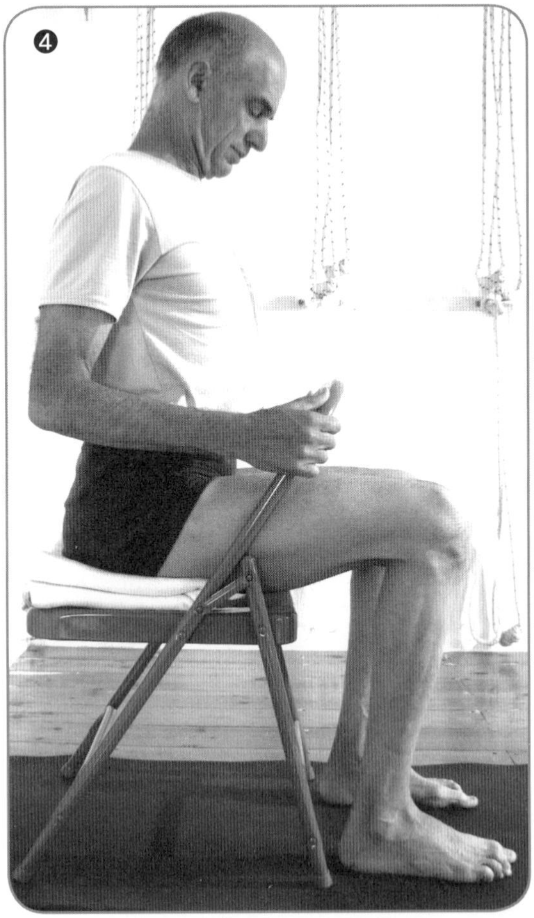

제3장: 전굴—파스치마 프라타나 스티티(Paschima Pratana Sthiti)

많은 수련자들이 바닥에 앉아서 상체를 앞으로 구부리는 것을 어려워한다. 몸을 앞으로 숙여 척추를 늘이는 자세는 익히는 데 시간이 걸린다. 이 자세에서는 척추의 신장이 필수적이다. 척추골 사이의 디스크가 압착되고 그것으로 인한 부상을 예방하기 때문이다.

뒤에 나오는 예시들에서는 의자를 활용해 척추를 안전하게 늘이는 방법을 익힌다. 우리는 파스치모타나아사나(Paschimottanasana)로 시작하고 나서, 다른 전굴자세들의 변형동작을 보여줄 것이다.

파스치모타나아사나

변형 자세 1 : 의자 위에 앉기

➲ 벽 앞에 점성이 있는 매트를 깔고 그 위에 의자를 놓는다. 또 하나의 점성이 있는 매트는 좌석 위에 놓는다.

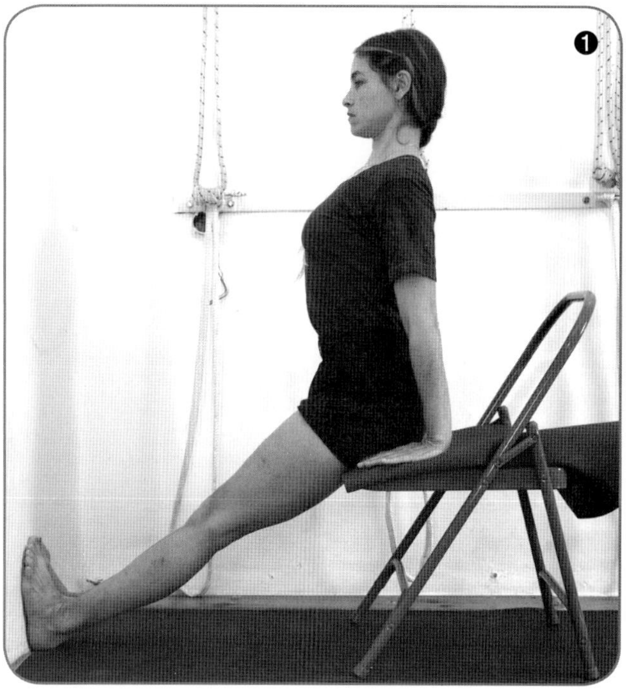

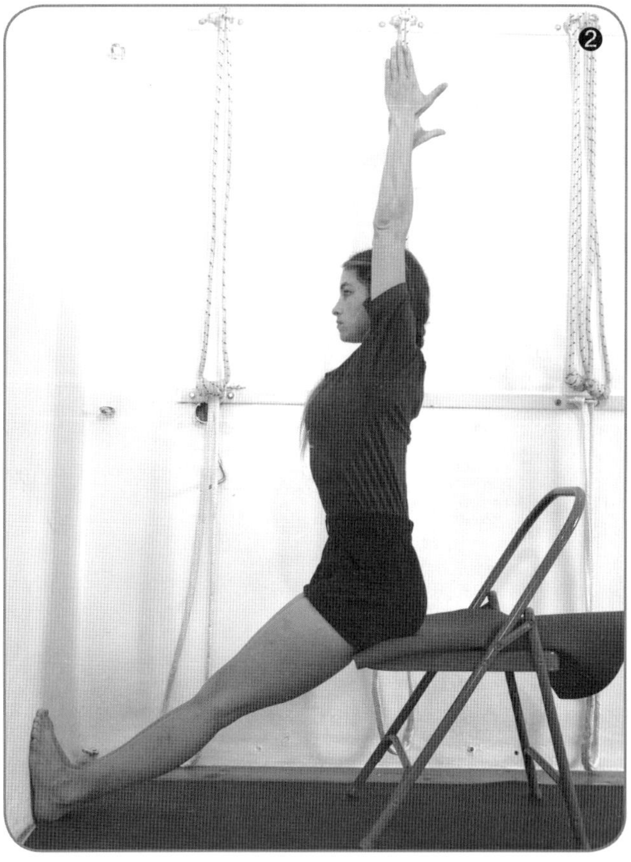

➲ 꼬리뼈가 좌석 가장자리에 위치하도록 앉고 발은 벽 앞에 둔다❶. 이는 의자에서 미끄러지는 것을 막기 위해서이다. 또 다른 방법은 의자 뒷면이 벽에 닿게 고정시키고, 발은 블록에 닿는 것이다❹.

➲ 손바닥을 좌석 위에 얹어 밀면서 가슴을 들어올린다(이는 의자 위에서 하는 단다아사나이다)❶.

➲ 팔을 들어 위쪽으로 뻗으면서 척추를 더욱 늘이고 가슴을 들어올린다❷.

- 가슴을 앞으로 움직이면서, 등을 오목하게 유지하고 손을 뒤로 뻗어 등받이를 잡는다 (만약 손이 등받이에 닿지 않으면, 등받이에 벨트를 묶어서 양손으로 벨트를 쥔다). 이 자세를 유지하면서 척추의 앞 부위가 길어지는 것을 느낀다❸.
- 이제 등을 오목하게 유지하면서 팔을 앞으로 움직여 엄지발가락을 잡는다. 만약 엄지발가락을 잡지 못한다면 발에 벨트를 걸어 잡는다❹.
- 다리 위로 몸을 숙이고 상체를 늘인다. 팔을 뒤쪽으로 보내면 의자 다리를 잡을 수 있다❺.

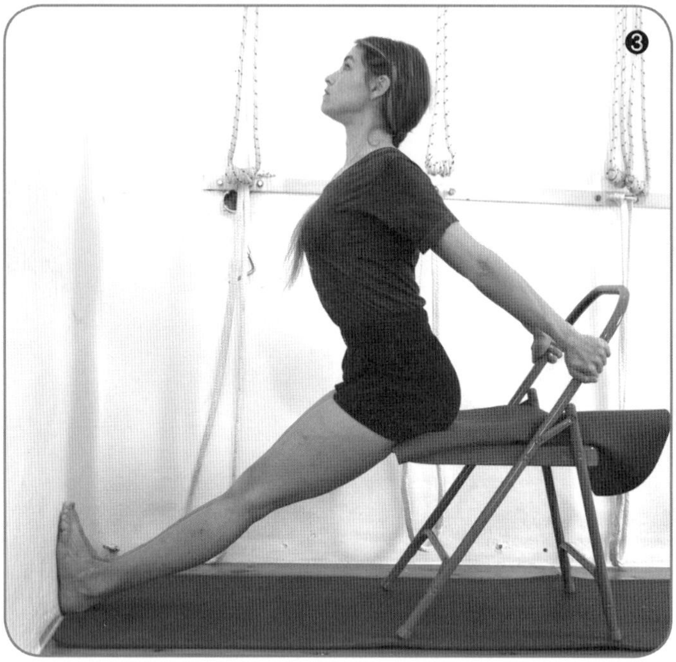
❸

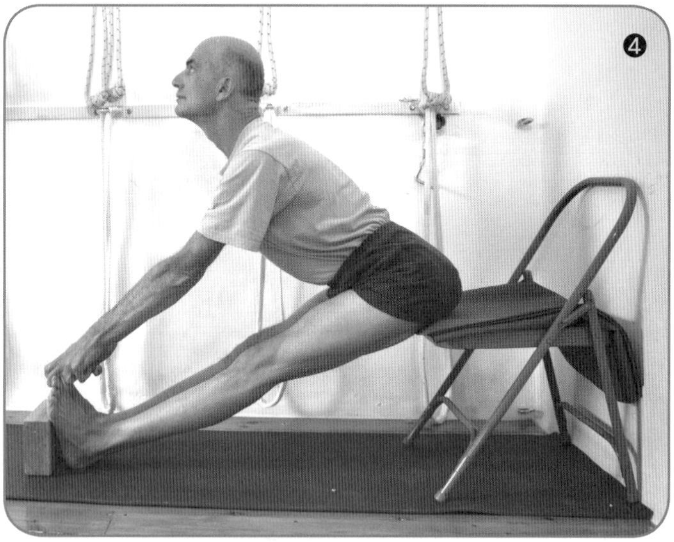
❹

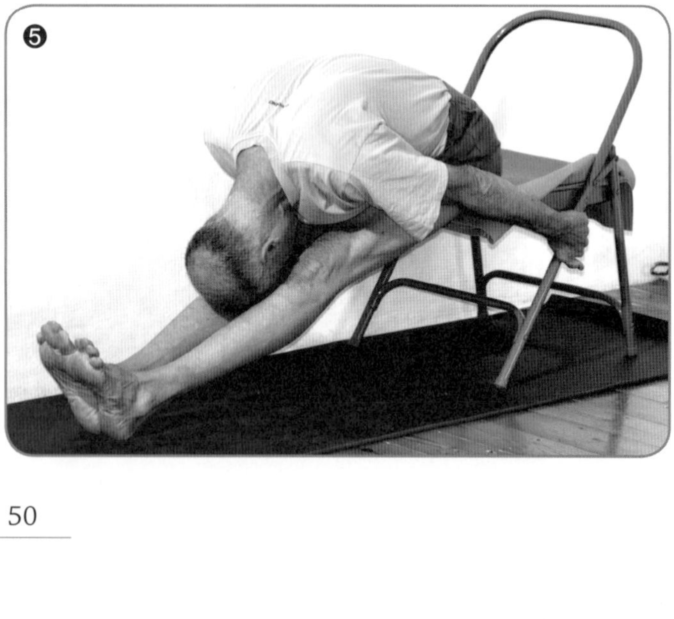
❺

- 팔을 앞으로 가져와 발을 잡고 이마를 다리 위에 둔다❻.
- 이마를 지지하기 위해 접은 담요나 볼스터를 다리 위에 두고, 이 자세를 취하면서 좀 더 이완한다❼.

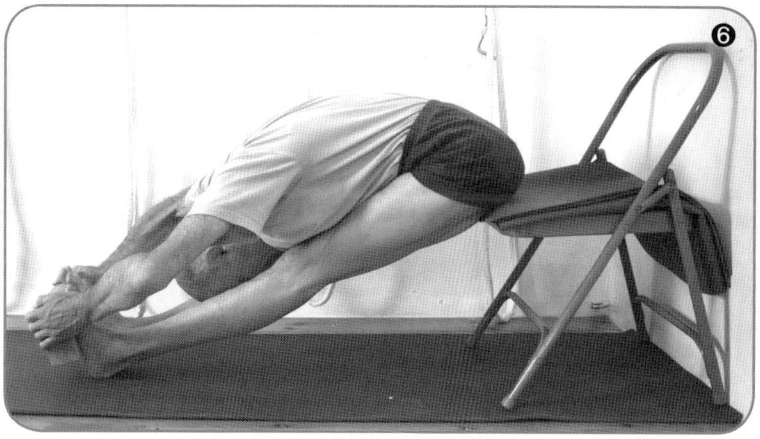

❻

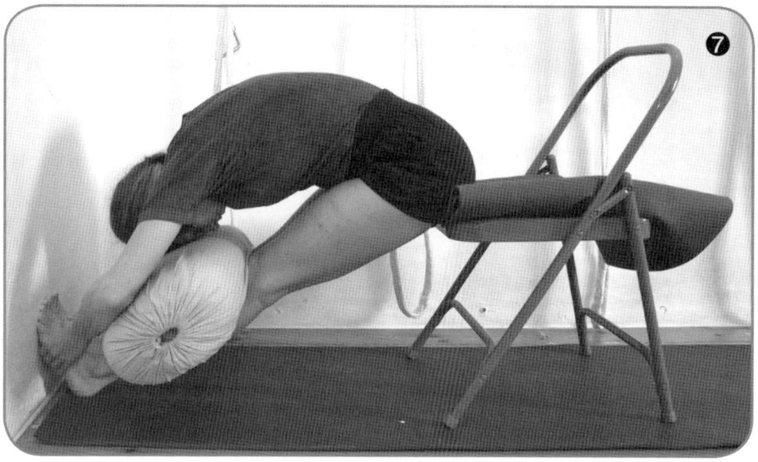

❼

대부분의 초보자들은 이 변형 자세가 매우 유용하다는 것을 알게 될 것이다. 아래쪽으로 다리를 경사지게 하면 척추에 가해지는 중력이 약해지기 때문에 전굴 자세가 쉬워진다.

변형 자세 2: 두 의자 사이에서

이 변형 자세는 다리의 뒷부분을 열고 전굴을 하는, 좀 더 고난도의 자세이다. 이것은 고급 수련자들에게 적합하다. 몸을 지탱하는 것은 엉덩이와 뒤꿈치 뼈 뿐이다. 이 4개의 뼈를 아래로 누름으로써 내부 장기를 부드럽게 하고 몸통을 늘릴 수 있다.

- 의자 2개 중 하나에 앉고 또 다른 의자는 적당한 거리(당신의 다리 길이에 맞는)에 둔다. 점성이 있는 매트를 두 의자 위에 놓는다.
- 앉아 있는 의자의 등받이를 잡으면서 등을 오목하게 한다❶.
- 팔을 들어 위로 늘이고 나서 몸을 앞으로 숙여 반대쪽 의자의 등받이를 잡는다.
- 뒤꿈치를 아래로 누르면서 팔을 몸통 측면과 나란하게 뻗어 의자를 당긴다❷. 이것은 몸의 측면을 열고 늘어나게 할 것이다. 측면을 들면 척추는 좀 더 다리 쪽으로 내려간다. 만약 반대쪽에 있는 의자 등받이에 손이 닿지 않으면 좌석을 잡거나 벨트를 사용한다.

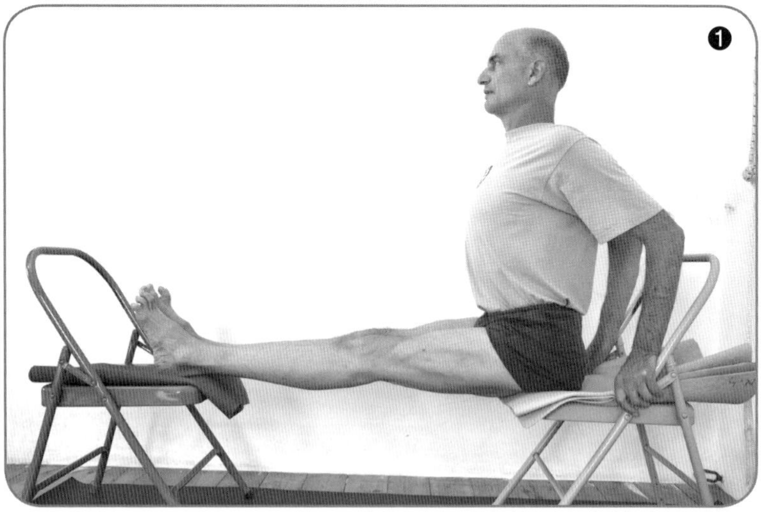

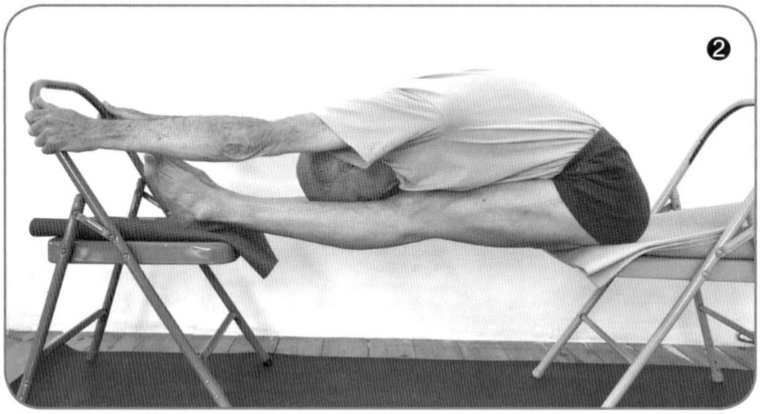

변형 자세 3: 의자 위에 이마 얹기

이 변형 자세는 몸이 상대적으로 유연하지 않은 사람들이 이 자세를 좀 더 오래 유지하고, 고요함과 이완을 즐길 수 있게 한다. 만약 이마를 지지대 위에 올리지 못하면 전굴에서 차분하고 이완된 효과를 느낄 수 없다. 이 변형 자세는 이마를 다리 위에 두는 것을 어려워하는 수련자가 원했던 효과에 도달할 수 있도록 도와줄 것이다.

- 의자를 몸 앞에 두고, 접은 담요 위에 앉는다.
- 의자를 다리 위에 두고 발바닥 앞쪽의 불룩한 부분(toe mounds)으로 의자 뒷다리의 가로바를 민다. 발바닥 앞쪽의 불룩한 부분이 모두 동일하게 닿아야 한다는 것을 명심해야 한다(엄지발가락 부분에 특히 주의를 기울인다).
- 상체를 약간 앞으로 숙여 의자 등받이를 잡는다. 가슴을 들고 등을 오목하게 한다❶.
- 앞으로 숙여 팔을 몸의 측면과 나란히 하면서 이마를 좌석 위에 얹는다❷.
- 만약 가로바가 발보다 너무 높다면 뒤꿈치를 블록 위에 올린다❸.

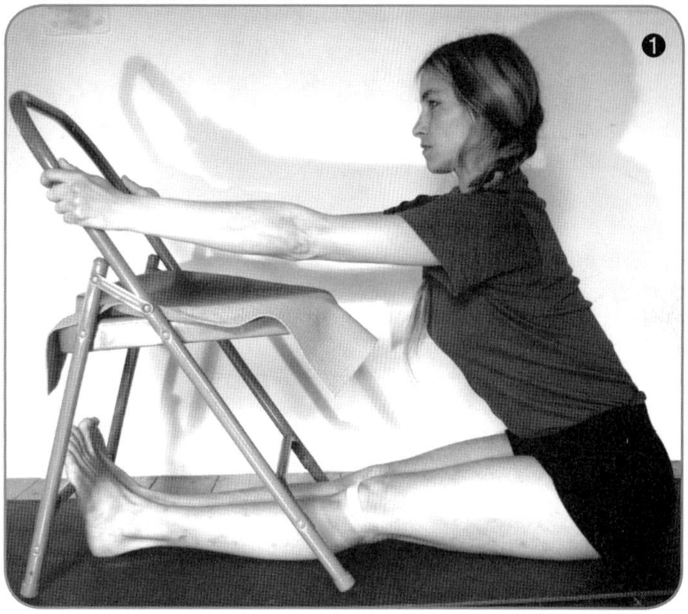

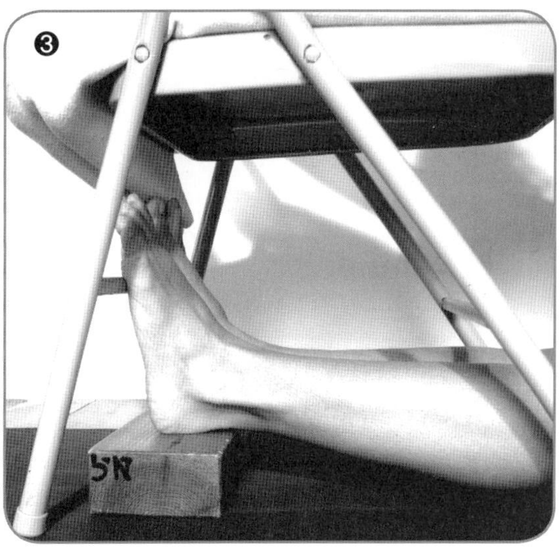

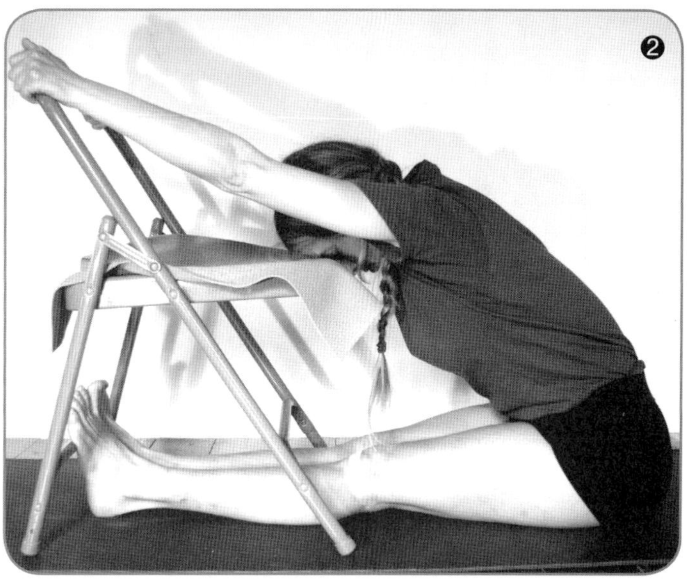

이 변형 자세에서 수련자는 발을 열고 다리를 늘일 수 있다. 다리는 상체에 긴장을 유발하지 않으면서도 활성화된다.

변형 자세 4: 의자 다리를 당기기

이 변형 자세는 전굴을 증가시키기 원하는 고급 수련자에게 적합하다. 이전의 변형 자세와 비교해 이 변형 자세는 의자 앞쪽의 가로바에 발을 지탱하기 때문에 더 격렬한 신장을 요구한다.

- 발을 사용해 의자 앞쪽 다리의 가로바를 밀면서 팔로 의자를 당긴다. 흉골을 위로 들어올리고 등을 오목하게 하면서 위를 바라본다❶.
- 이제 팔꿈치를 들어 옆으로 구부리고, 몸통을 앞으로 뻗어 머리를 정강이 위에 둔다❷.

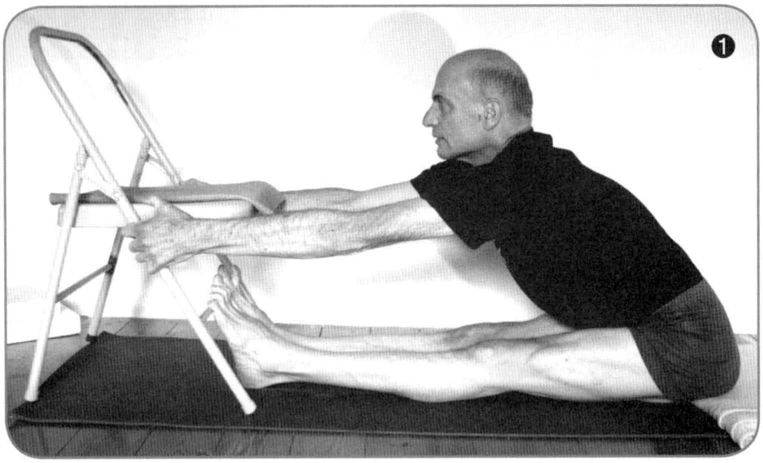

여기에서는 이마를 좌석에 지탱하지 않고 다리 위에 닿도록 주의한다(만약 필요하다면 정강이 위에 접은 담요를 놓는다).

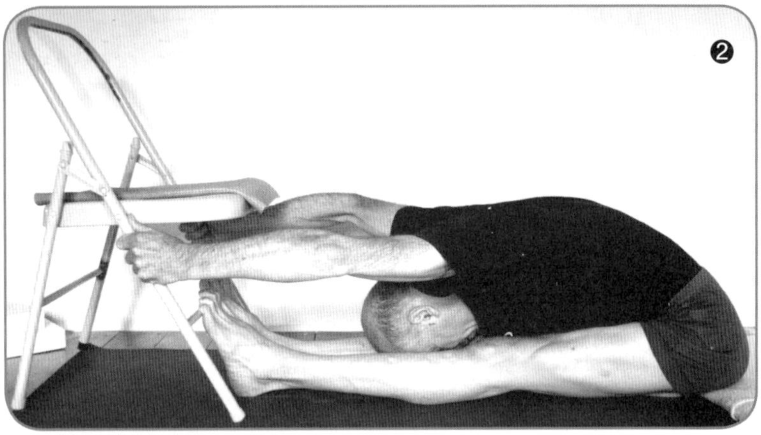

변형 자세 5: 의자를 뒤집어 좌석을 밀기

여기에서는 의자를 뒤집어 좌석 아래쪽 바닥면을 사용해 발을 지지한다.

- 접은 담요 위에 앉아 좌석 바닥면이 위쪽으로, 의자 다리가 당신을 향하도록 의자를 몸 앞에 놓는다.
- 접은 의자를 약간 푼다. 발을 좌석 바닥에 둔다. 의자 앞다리를 잡고 몸 쪽으로 당긴다. 뒤꿈치는 약간 들어 좌석 바닥 테두리 부분에 놓는다(완충작용을 위해 점성이 있는 블록을 받친다).
- 가슴을 들어올리면서 등을 오목하게 한다❶.
- 상체를 앞으로 숙여 좌석의 측면을 잡는다. 팔이 편안한 거리에 도달할 때까지 의자의 접은 정도를 조절한다.
- 위쪽 팔을 의자 앞다리에 둔다.
- 발로 의자를 밀고 팔로 의자를 당긴다. 이마를 정강이에 얹는다(필요하면 접은 담요를 다리 위에 놓는다)❷.

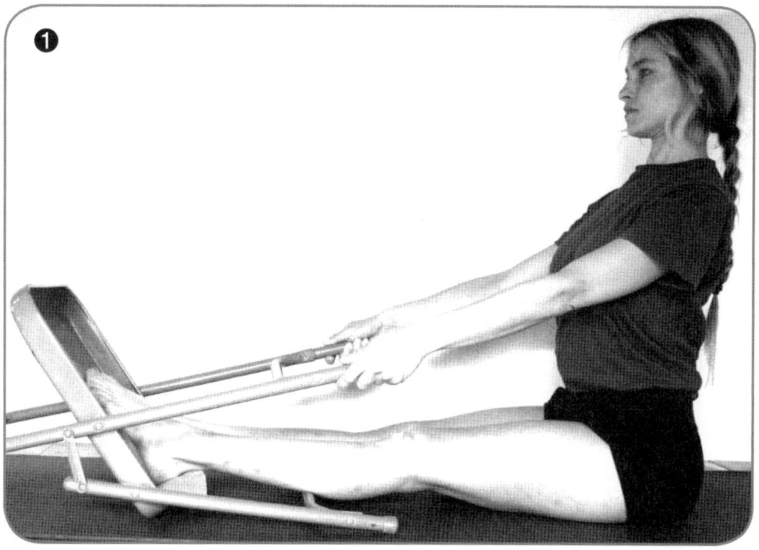
❶

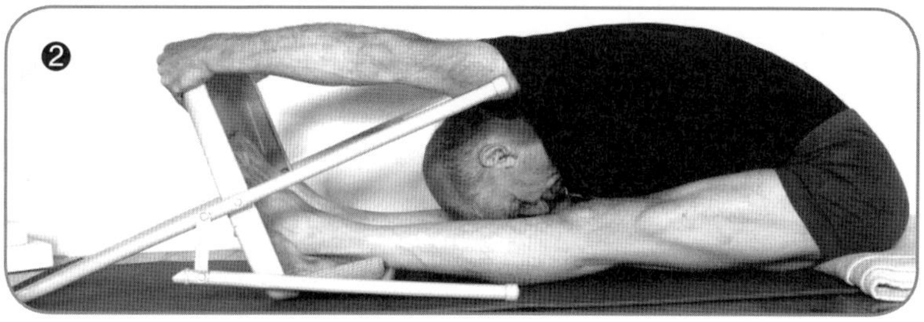
❷

이런 식으로 의자를 사용하면 여러 가지 이점이 있다.

1. 좌석 바닥면을 발로 완전히 누른다. 좌석 아랫부분은 뒤꿈치와 발바닥 앞쪽의 불룩한 부분 둘 다에 딱딱한 지지대 역할을 한다.
2. 뒤꿈치는 좌석 테두리 부분 위에 놓여 있어서 약간 들린 상태이기 때문에 무릎 뒤를 더욱 열 수 있다.
3. 의자 다리는 팔을 지탱해서 몸을 계속 들어올려지게 한다. 팔과 팔꿈치를 들어올리는 것은 중요하다. 그렇게 하지 않으면 몸의 측면이 닫히고 짧아지는 경향이 있기 때문이다. 팔꿈치가 떨어지면 등이 평평해지는 대신에 척추골은 튀어나오고 등은 둥글게 (바깥쪽으로) 된다.

다음은 한쪽 다리를 접은 채로 전굴자세를 할 때와 비슷한 의자의 응용 방법이다.
의자는 두 가지 주된 방법에 활용된다.

- 이마를 좌석에 두기: 이것은 상체가 뻗은 다리 위에 닿지 못하는 수련자에게 유용하다.
- 손을 고정시키기: 이것은 앞쪽으로의 견인을 증대시킨다. 의자 다리를 잡거나 의자를 거꾸로 뒤집어 좌석을 잡고서 이 변형 자세를 취할 수 있다.

우리는 이 책에 모든 변형 자세를 소개하지는 못한다. 대신에 몇 가지의 활용 방법을 선택적으로 보여주고자 한다.

자누 시르사아사나(Janu Sirsasana)

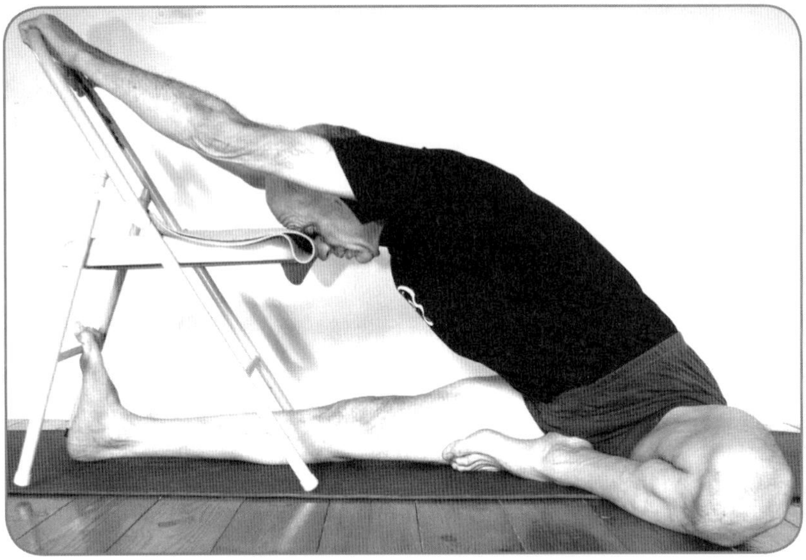

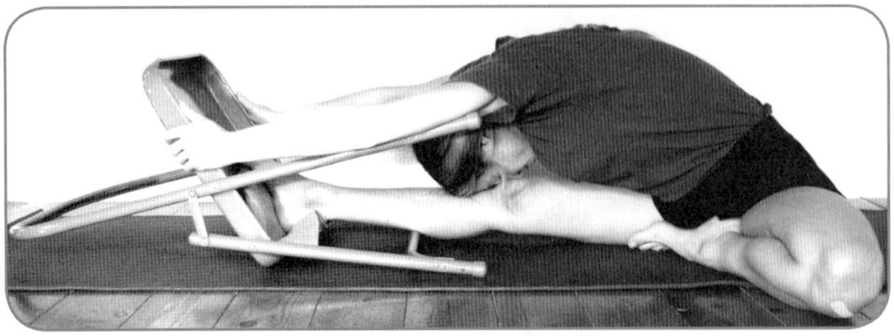

트리앙가 무카에카파다 파스치모타나아사나 (Trianga Mukhaikapada Paschimottanasana)

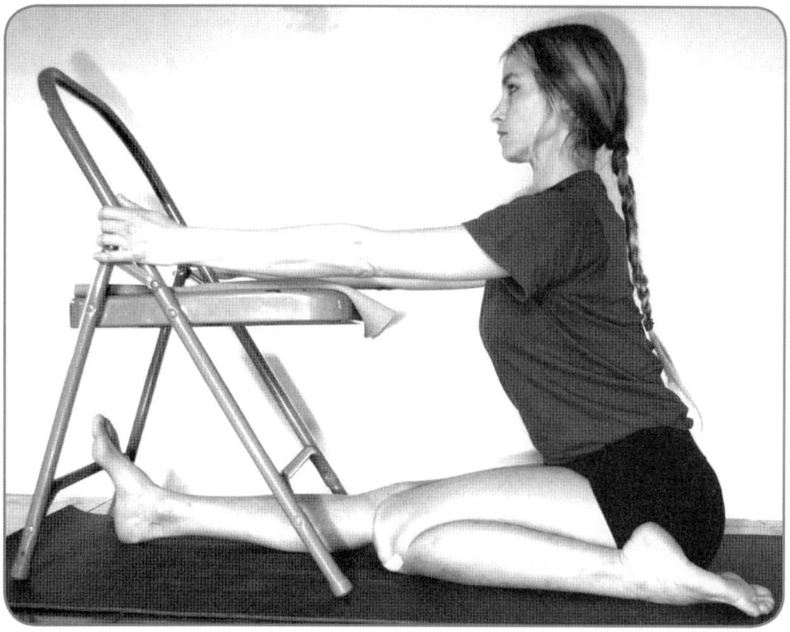

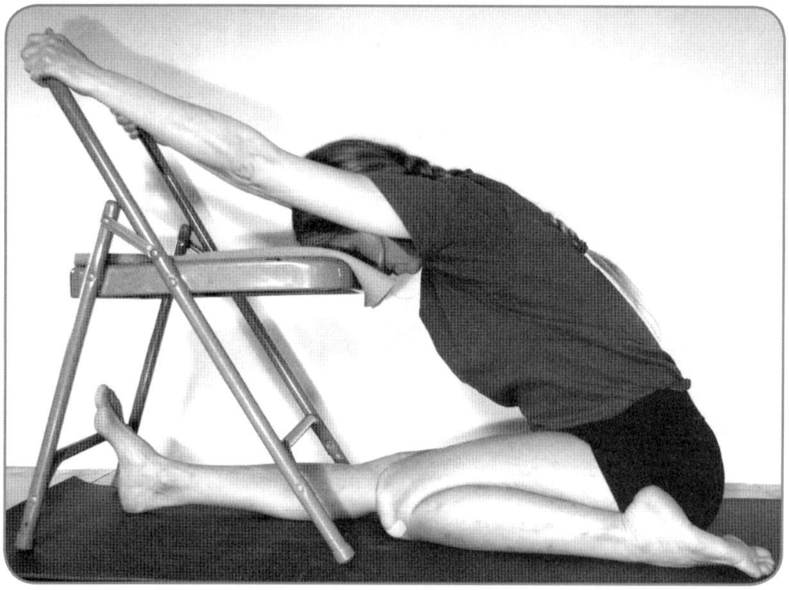

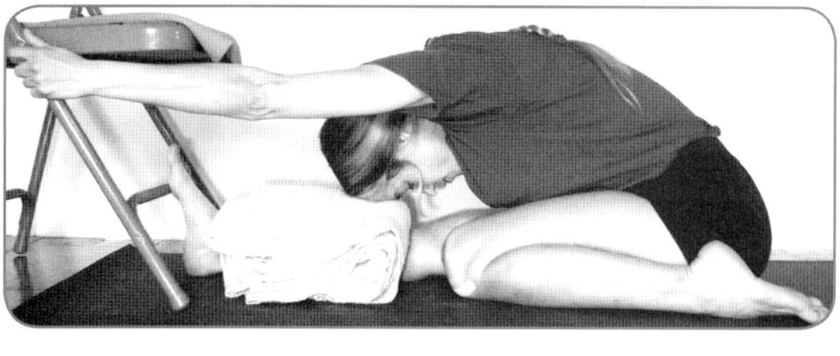

아르다 파드마 파스치모타나아사나(Ardha Padma Paschimottanasana)

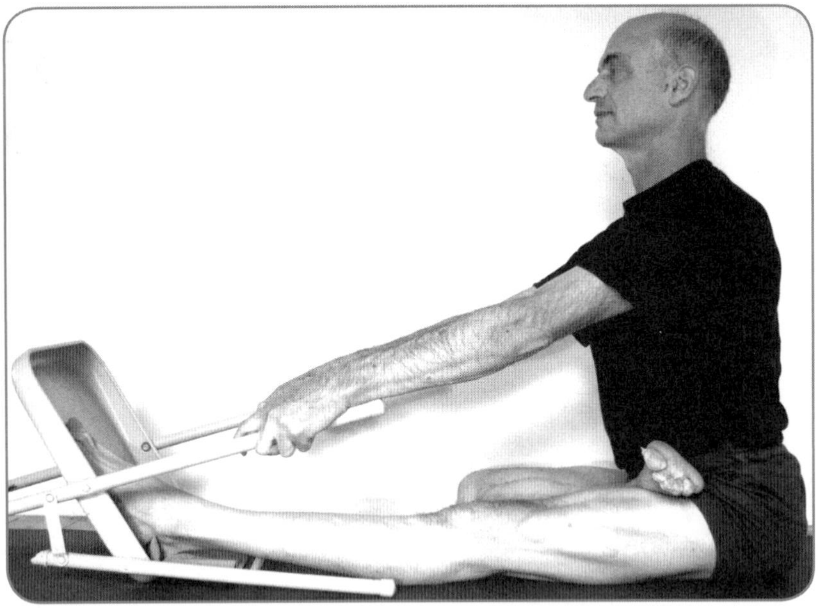

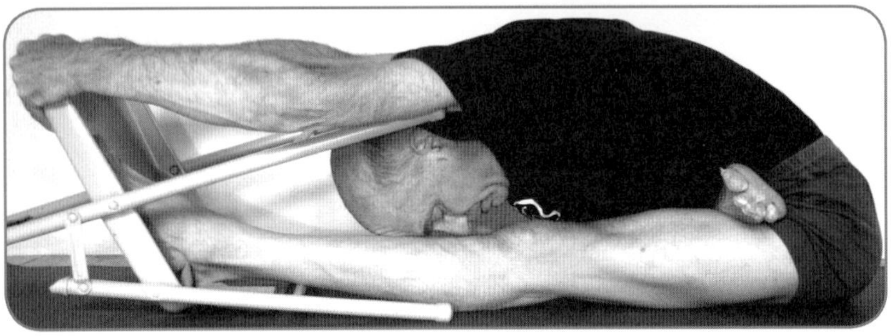

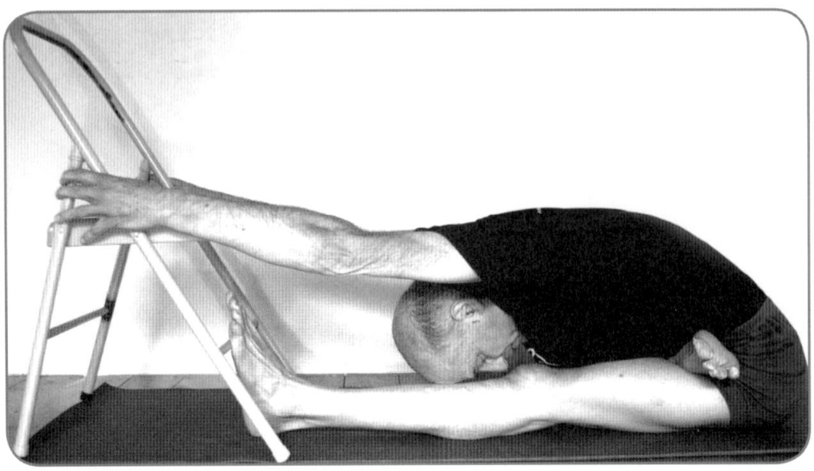

아르다 파드마 파스치모타나아사나에서는 접은 다리를 뻗은 다리의 허벅지 위쪽에 끼워넣는다. 이 자세를 통해 의자에 앉아서 몸을 앞으로 구부릴 수 있다. 이것은 파스치모타나아사나 변형 자세 1과 매우 유사하다(49쪽).

의자에 앉으면 지지대가 높아지기 때문에 다리를 반(half) 연꽃자세로❶ 접어서 몸통을 앞으로 더 자유롭게 움직일 수 있다❷. 이 자세에서 받다(Baddha)로 변형한 자세는(접은 다리의 엄지발가락 잡기) 사진 ❸과 같다.

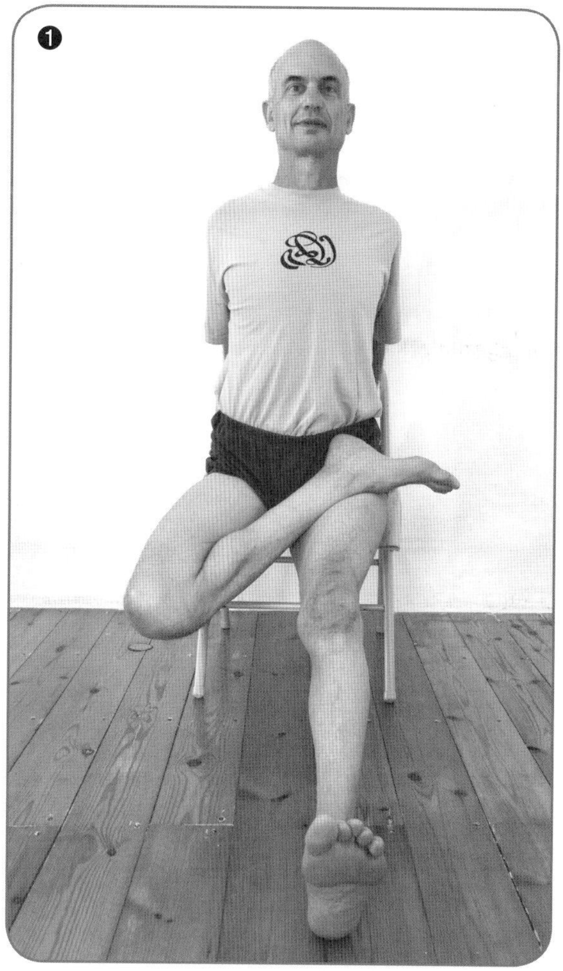

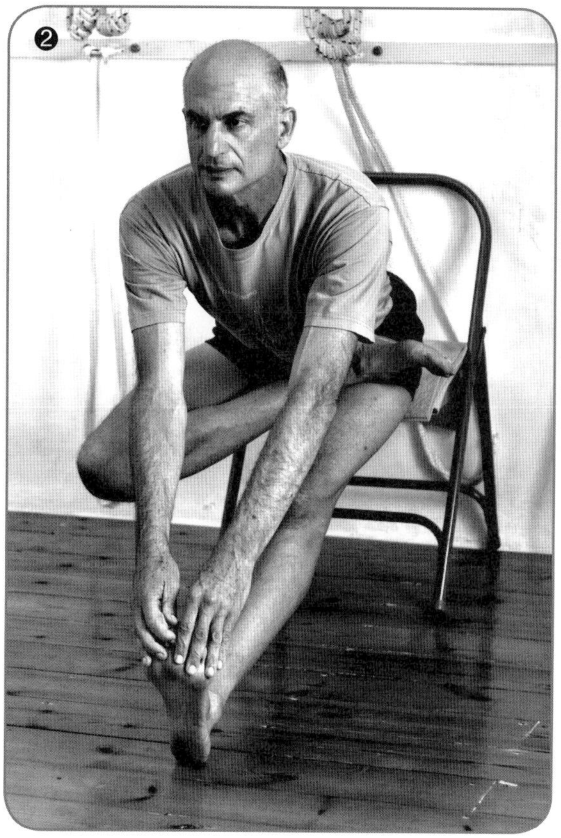

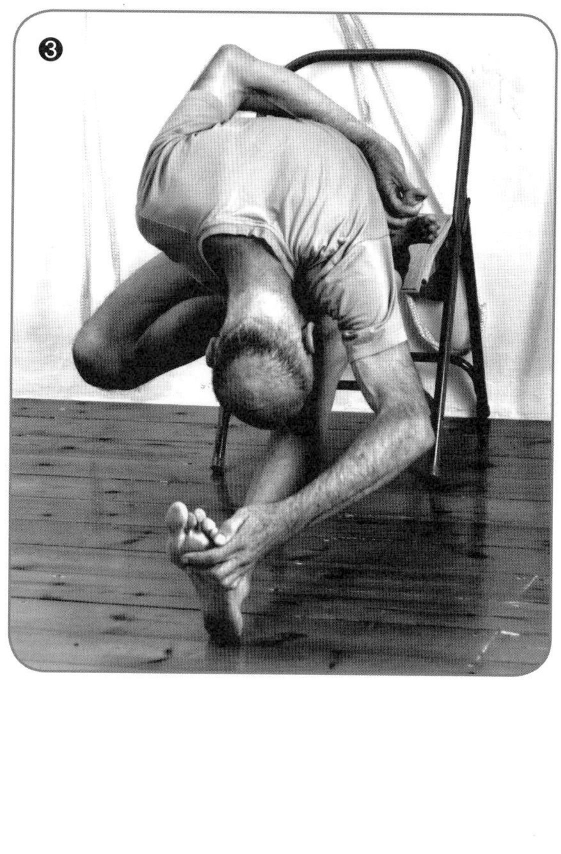

마리치아사나 I(Marichyasana I)

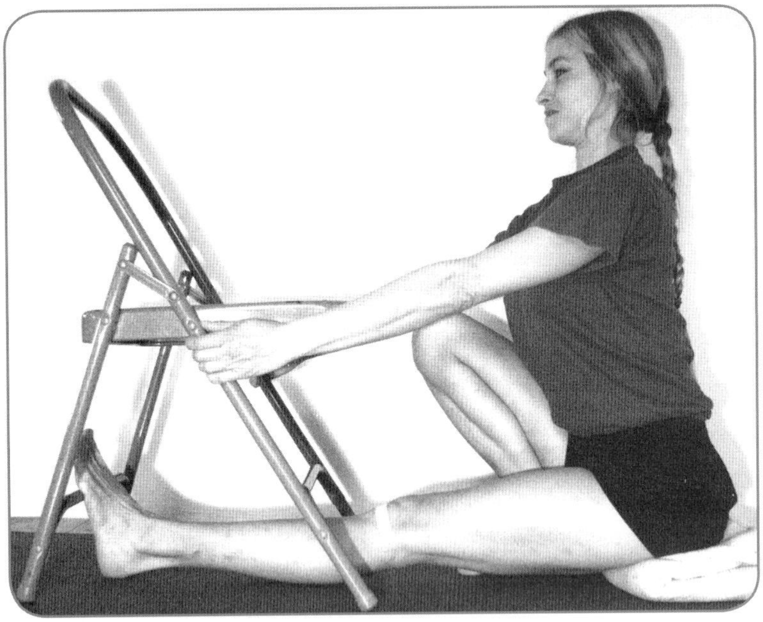

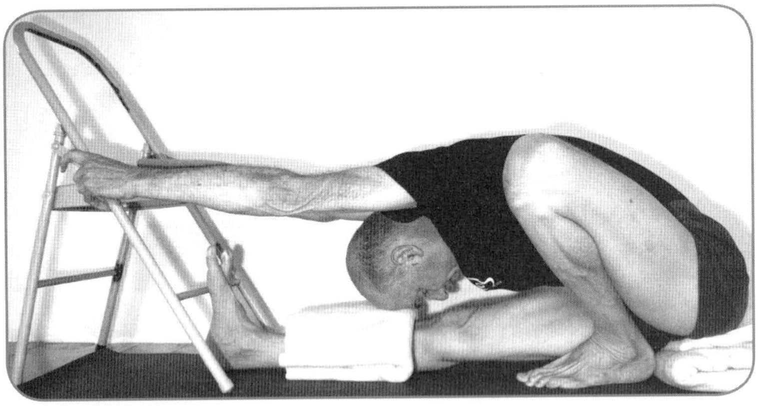

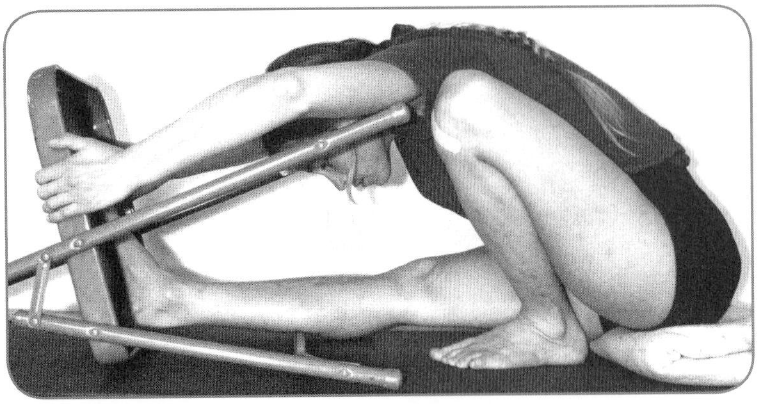

다음에 나오는 두 아사나에서는 의자를 사용해 이마를 지탱한다. 이 변형 자세로 몸을 앞으로 구부리기 어려운 사람들도 더 오랫동안 이완하면서 이 자세를 유지할 수 있다. 게다가 의자는 손을 고정시키는 데 사용되며 수련자가 척추의 앞면을 좀 더 앞으로 확장할 수 있게 도와준다.

아도무카 받다코나아사나(Adho Mukha BaddhaKonasana)

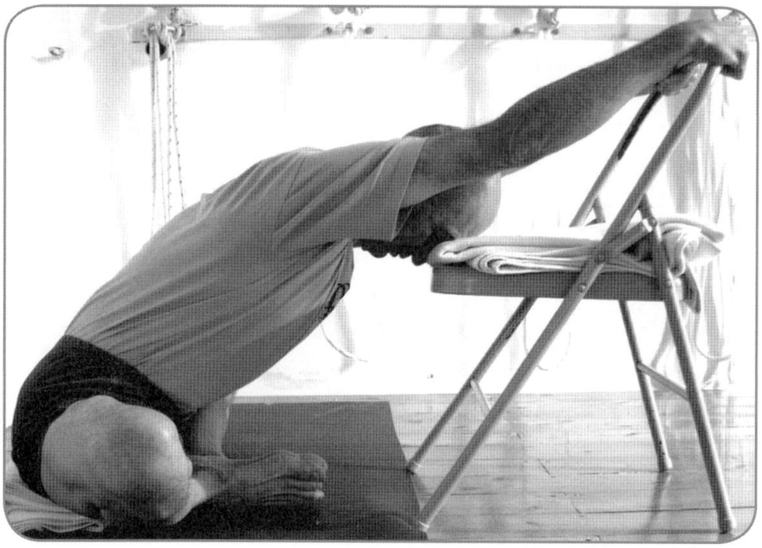

아도무카 우파비스타 코나아사나(Adho Mukha UpavisthaKonasana)

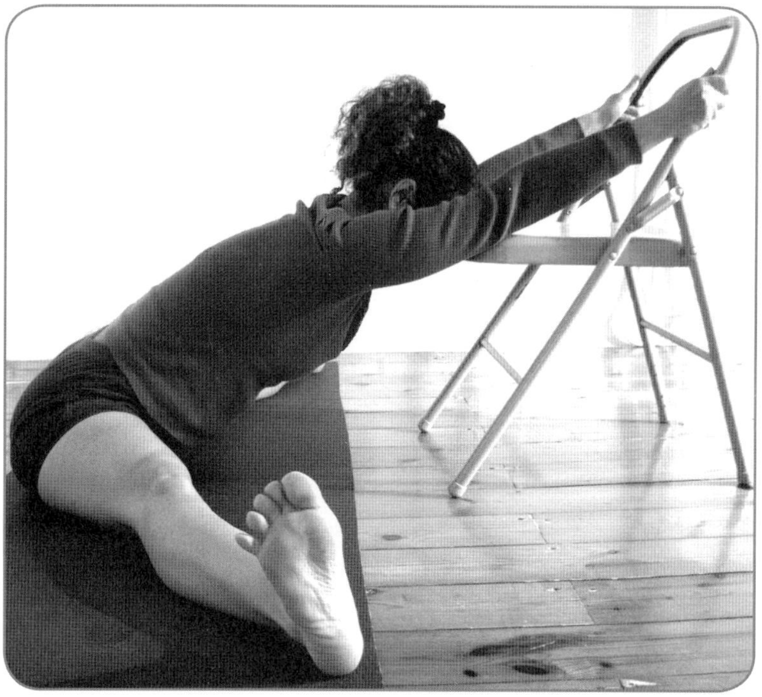

우르드바 무카 파스치모타나아사나 I(Urdhva Mukha Paschimottanasana I)

다음은 이 자세를 위해 의자를 활용한 두 가지 방법이다.

변형 자세 1 : 다리를 좌석에 얹기

- 바닥에 앉아 의자를 50cm(20인치) 정도 앞에 둔다.
- 다리를 들어올려 종아리를 좌석 가장자리에 둔다.
- 몸을 위쪽 앞으로 뻗는다. 상체를 다리 위로 내린다. 팔을 앞으로 뻗어 등받이를 잡는다.

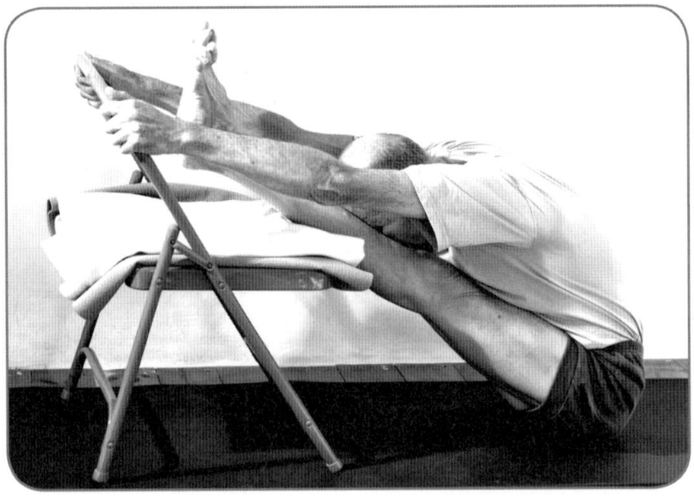

변형 자세 2: 의자 위에 앉기

- 의자의 뒷부분이 벽에 가깝게 둔다. 등받이를 바라보고 의자 위에 앉는다.
- 다리를 들어올려 정강이나 무릎 뒤는 등받이 위에, 발은 벽에 댄다.
- 몸을 위쪽 앞으로 뻗는다. 상체를 다리 위로 내린다. 팔을 앞으로 움직여 발을 잡는다.

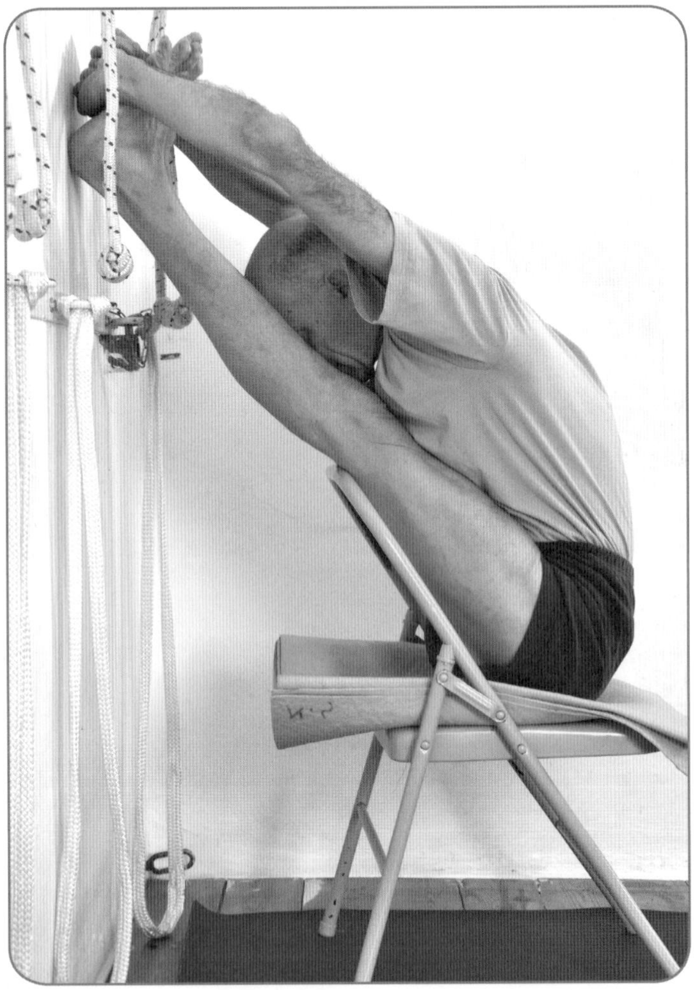

말라아사나(Malasana)

다음은 이 자세를 위해 의자를 활용한 두 가지 방법이다.

변형 자세 1: 의자 위에 앉기

- 등받이를 바라보고 의자 위에 앉는다.
- 다리를 들어올려 무릎 뒤를 등받이 위에 얹는다.
- 앞으로 기대어 다리를 껴안는다.

이 변형 자세는 몸을 크게 이완시킨다. 등을 이완하고 압축되었을지도 모르는 척추 주변을 늘여주기 때문에 후굴자세를 수련한 후에 활용할 수 있다. 또한 이 자세는 무릎도 부드럽게 해준다.

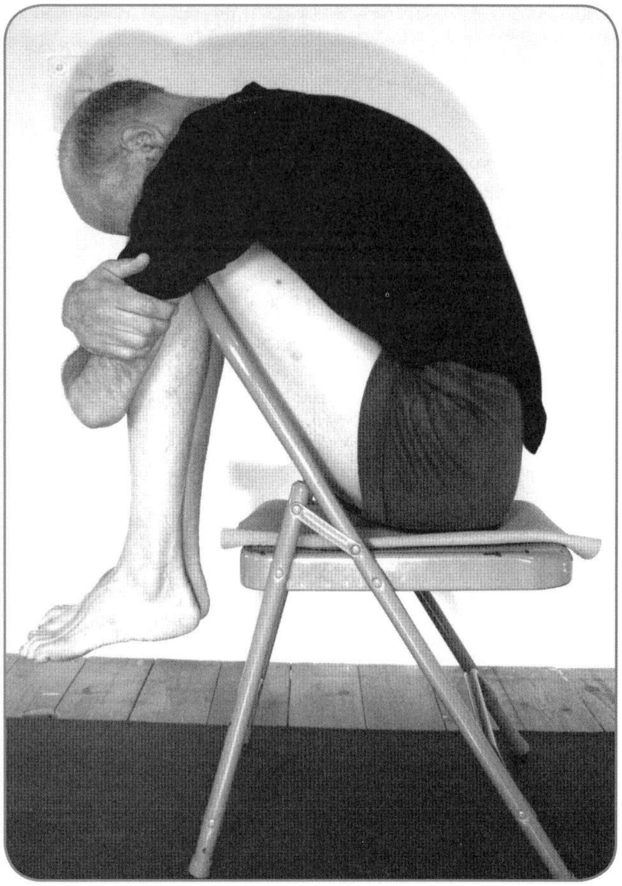

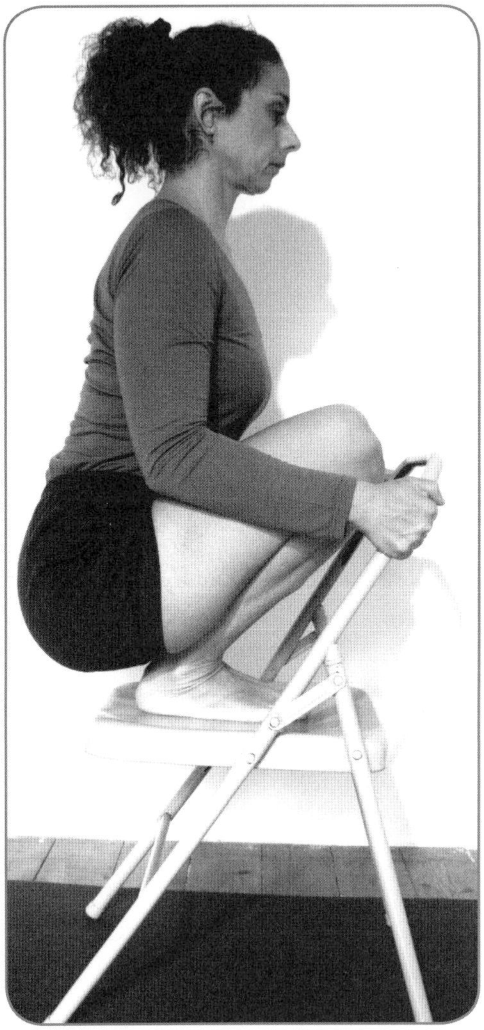

변형 자세 2: 의자 위에 서기

- 등받이를 바라보고 의자 위에 쪼그려 앉는다.
- 뒤로 떨어지는 것을 방지하기 위해 등받이를 잡는다.

이 자세를 바닥에서 수련할 때, 수련자는 뒤쪽으로 구르는 경향을 보인다. 이에 대한 하나의 해결책은 뒤꿈치를 들어주는 것이지만, 뒤꿈치를 들면 종아리 근육을 늘이지 못한다. 이 변형 자세에서는 의자를 사용해 정강이는 앞으로 움직이고, 종아리 근육은 늘어나게 한다. 이것은 또한 발목의 유연성을 증진시킬 것이다.

쿠르마아사나(Kurmasana)

쿠르마아사나는 많은 유연성을 요하는 고난도의 전굴 자세이다. 그러나 의자를 활용하면 모두가 이 자세를 즐길 수 있다.

- 정면을 바라보고 의자의 가장자리에 앉는다.
- 몸과 팔을 앞으로 뻗고, 몸과 멀리 떨어진 바닥에 손바닥을 놓는다❶.
- 몸통을 다리 사이로 서서히 내린다. 등을 볼록하게 만들고 손을 의자 뒤쪽으로 움직여 의자의 뒷다리를 잡는다❷.

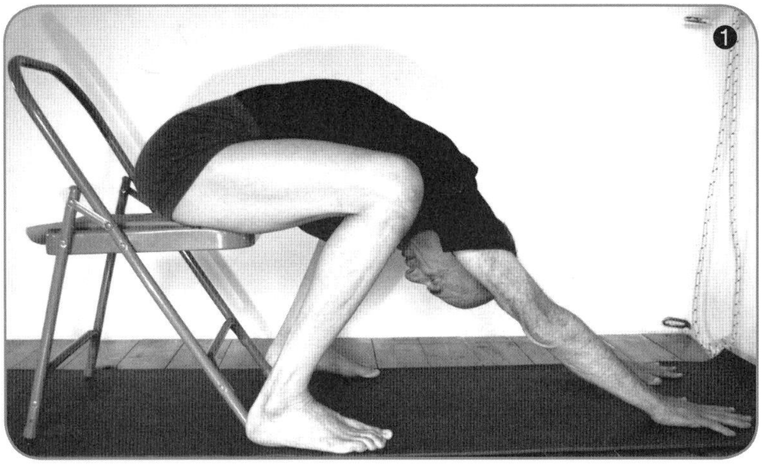

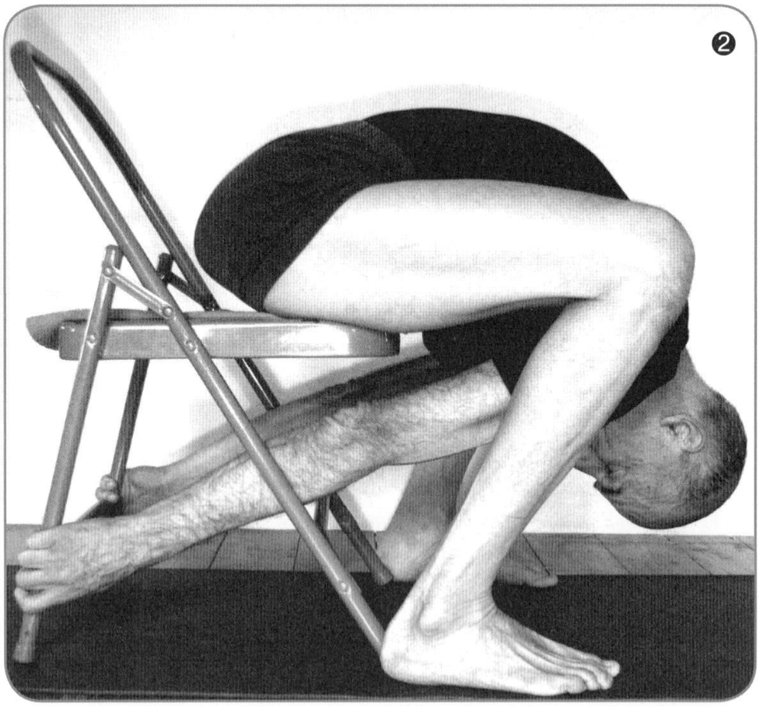

파바나 묵타아사나(Pavana Muktasana)

이 변형 자세는 의자 2개를 사용해서 몸을 크게 이완시키고, 복부 장기와 등 하부에 깊은 휴식을 제공한다. 등 하부 통증(요통), 두통, 고혈압과 같은 증상들을 완화시키는 데 활용할 수 있다.

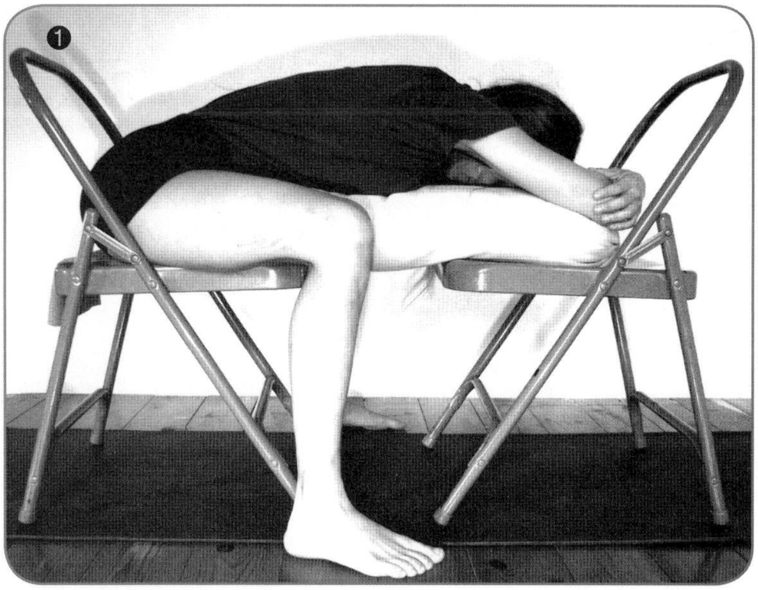

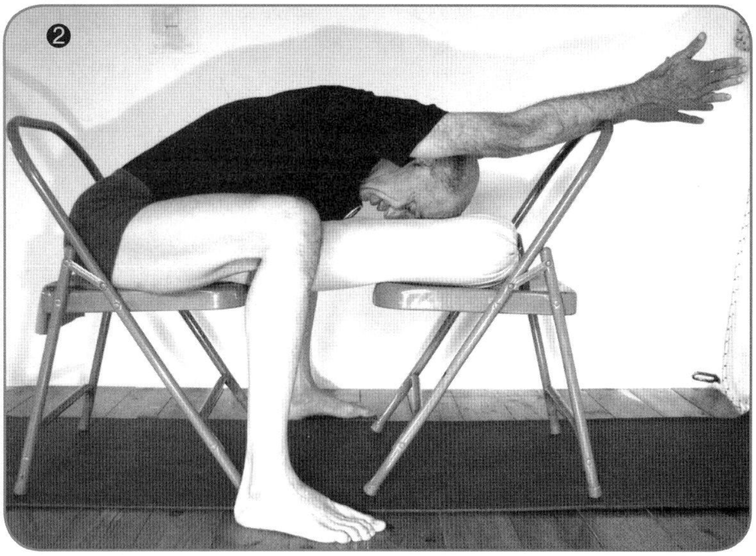

- 2개의 의자를 서로 마주보게 놓는다. 접은 매트를 하나의 의자 위에 두고 나머지 의자 위에는 볼스터를 (세로로) 놓는다.
- 매트 위에 앉아 몸을 앞으로 뻗는다. 반대편 의자의 위치를 조절하여 복부와 가슴을 볼스터 위에 놓는다.
- 사진 ❶과 같이 볼스터 위에서 팔꿈치를 맞잡거나, 사진 ❷와 같이 팔을 앞으로 뻗어 등받이 위에 둘 수 있다.
- 필요하다면 또 다른 볼스터나 접은 담요를 얹은 후 높이를 높여서 이마를 지지할 수도 있다.

파르스바 파바나 묵타아사나(Parsva Pavana Muktasana)

파바나 묵타아사나의 이 변형 자세는 측면(Parsva)을 늘리는 것이다.

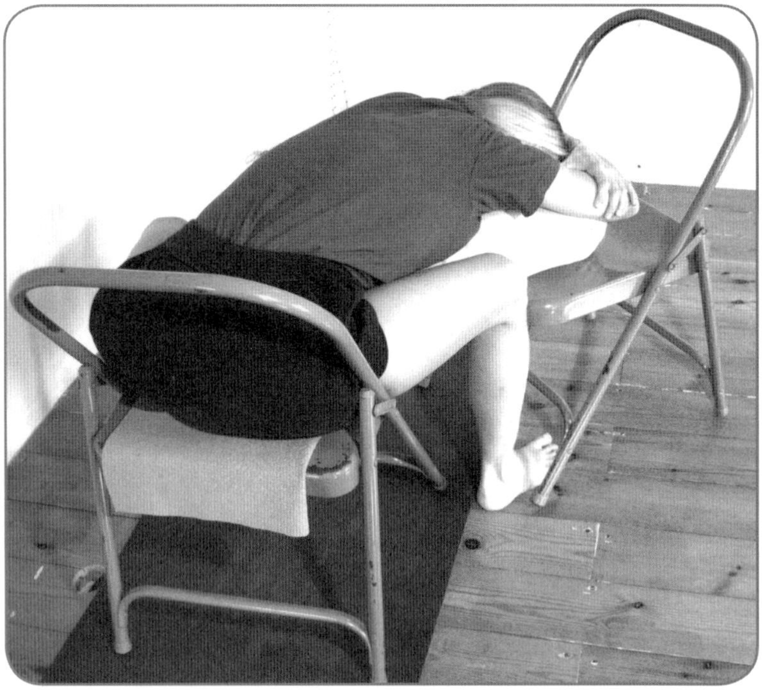

오른쪽으로 늘이기 위해

- 앞에 나온 변형 자세에 이어서, 몸 앞에 있는 의자를 약간 오른쪽으로 움직인다.
- 전체 몸통을 오른쪽으로 돌리고 나서 몸을 앞으로 뻗어 볼스터 위에 기댄다.
- 이마나 왼쪽 뺨을 볼스터 위에 둘 수 있다.

제4장: 비틀기 – 파리브리타 스티티(Parivritta Sthiti)

비틀기를 할 때 다음의 두 가지 방법으로 의자를 활용할 수 있다.

- 의자에 앉기: 이 동작으로 척추를 그 토대에서부터 늘일 수 있다.
- 의자를 옆에 두고 바닥에 앉기: 비틀기 동작의 효과를 증대시킨다.

몇몇 비틀기 자세들에서 두 가지 방법 모두 적용 가능하다.

파르스바 수카아사나(Parsva Sukhasana)

변형 자세 1 : 의자 위에 앉기

오른쪽으로 비틀기

- 점성이 있는 매트를 의자에 놓고 그 위에 접은 담요를 놓는다. 점성이 있는 매트는 담요가 미끄러지는 것을 막아준다.
- 다리를 교차해서 엉덩이뼈는 담요 위에, 발은 좌석에 놓고 앉는다.
- 상체를 오른쪽으로 돌리고, 오른쪽 어깨를 뒤로 돌려 오른손으로 좌석을 잡거나 의자 다리를 쥔다. 왼손은 오른쪽 무릎을 잡는다.
- 숨을 들이쉬면서 척추를 늘이고, 내쉬면서 팔을 사용해 몸을 비튼다.

의자를 사용하면 비틀기 효과를 높이면서, 손을 잘 지탱할 수 있다.

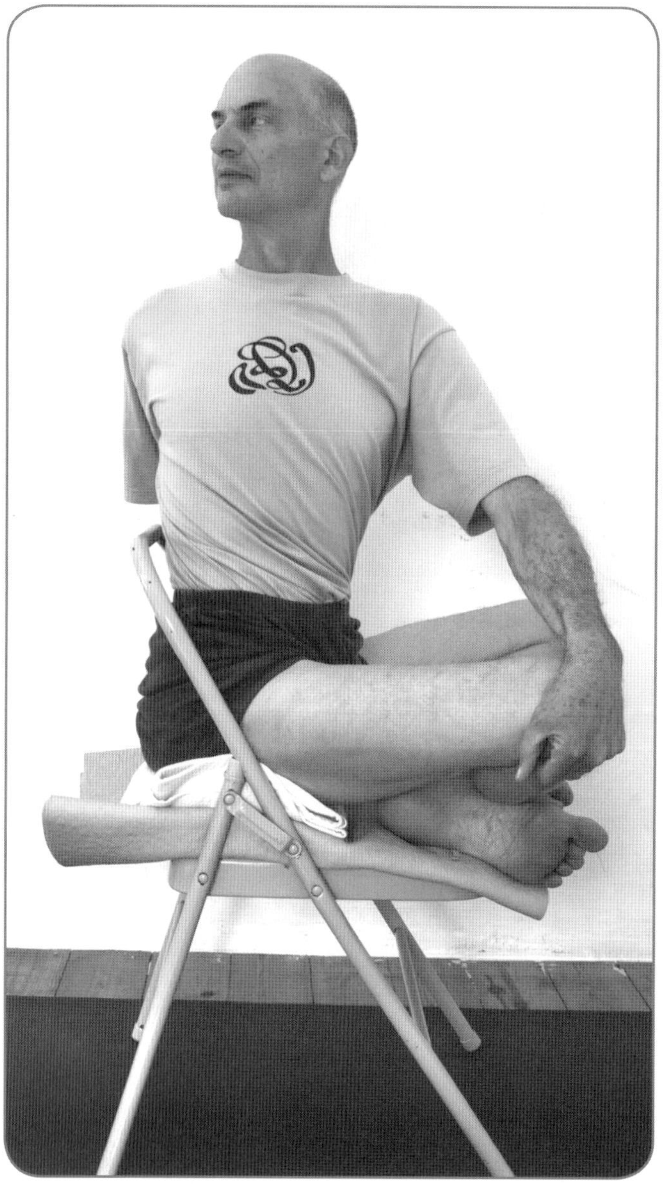

변형 자세 2: 바닥에 앉기

여기에서는 바닥에 앉아서 의자를 사용한다.

오른쪽으로 비틀기

- 접은 담요 위에서 다리를 교차해 앉는다. 몸의 오른쪽 대각선 앞에 의자를 둔다.
- 오른쪽으로 돈다. 왼손은 좌석에 두고 오른손은 뒤에 있는 벽(또는 블록)에 얹는다.
- 의자를 지탱하면서 몸을 왼쪽으로 뻗고 왼쪽 겨드랑이를 들어올린다.
- 숨을 들이쉬며 척추를 늘이고 내쉬면서 팔을 사용해 몸을 비튼다❶.
- 이제 대각선 앞으로 몸을 숙인다. 등받이를 잡고 이마를 좌석에 기댄다(완충작용을 위해 담요나 볼스터를 좌석 위에 올린다)❷.

의자를 몸 뒤에 두고 오른손으로 의자를 지탱할 수도 있다❸.

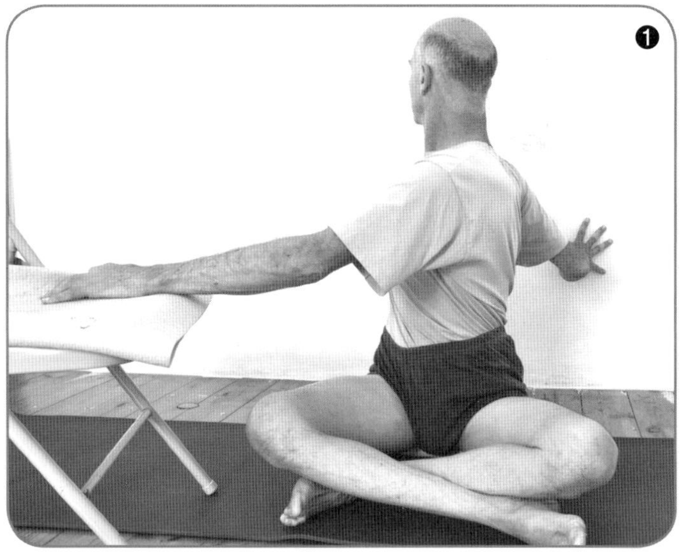

❶

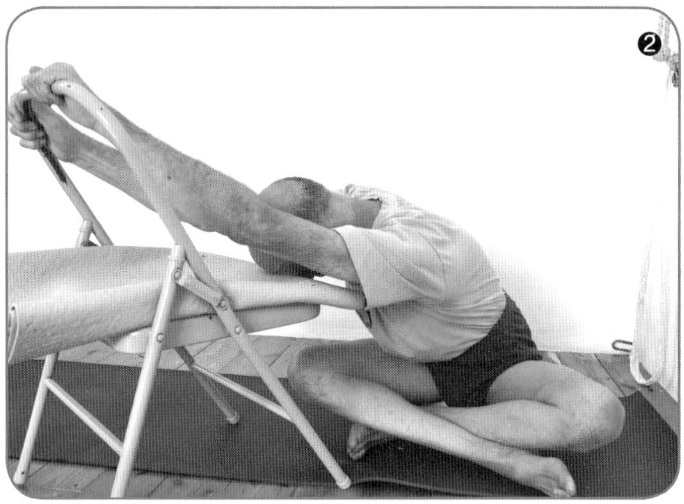

❷

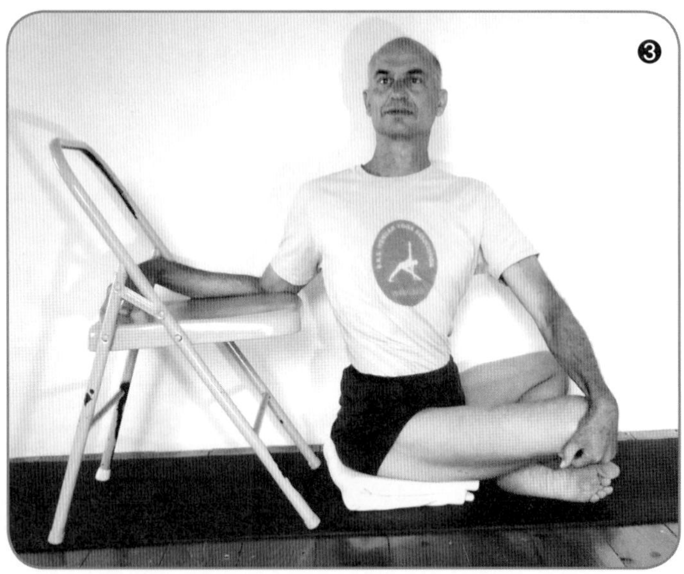

❸

의자 위에서 바라드바자아사나I(BharadvajasanaI)

바라드바자아사나는 비틀기의 기본적인 자세이다. 척추를 위로 곧게 뻗어 비틀기를 하는 것은 등에 매우 좋다. 수련자가 의자에 앉으면 척추를 길게 늘여 그 축을 따라 비틀기가 가능해진다. 이 유명한 변형 자세는 척추 정렬에 압박을 가하지 않고 비틀기를 할 수 있게 한다. 요통을 완화시키며 생리나 임신 중인 여성에게 적합하다.

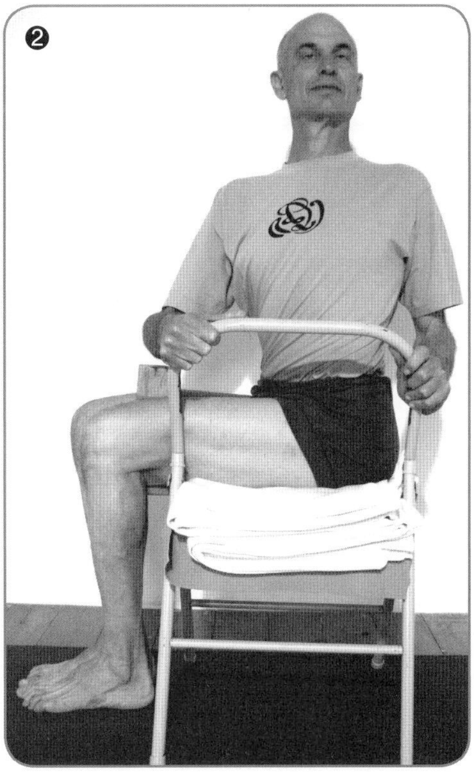
❷

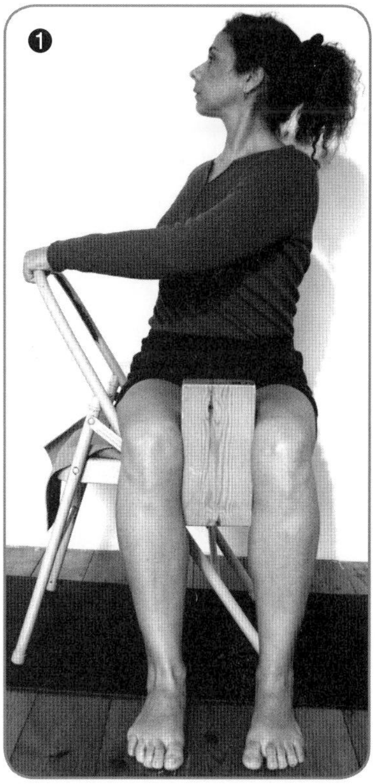
❶

오른쪽으로 비틀기

- 점성이 있는 매트를 좌석에 얹는다. 몸통의 오른쪽이 의자 등받이를 향하게 해서 앉는다❶.
- 허벅지는 바닥과 평행하게 하고, 정강이는 수직으로 90도 형태를 만든다. 키가 큰 수련자는 1~2장의 담요를 좌석에 얹고 의자 높이를 높게 해야 할 수도 있다❷. 반면에 키가 작은 수련자는 발 아래 지지대를 놓아야 할 수도 있다(여기에서 따로 보여주지는 않을 것이다).
- 척추를 위로 뻗은 채 몸을 오른쪽으로 비튼다.
- 등받이를 잡는다. 내쉬는 숨과 함께 왼손은 등받이를 당기고 오른손으로는 등받이를 밀어 비틀기를 더욱 증가시킨다.
- 두 무릎을 나란하게 한다. 허벅지나 무릎 사이에 블록을 하나 끼우면 다리를 안정시킬 수 있다❶.
- 왼쪽으로 몸을 비틀기 위해서는 몸통 왼쪽이 등받이를 향하게 해서 앉은 다음 비튼다❷.

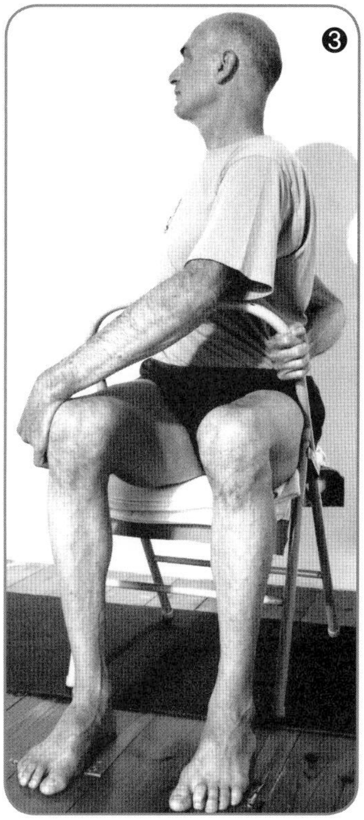
❸

또 다른 방법은 등받이를 향해 앉는 것이다.

오른쪽으로 비틀 때

- 등받이 밑으로 다리를 넣어 의자 뒤를 향해 앉는다.
- 몸을 오른쪽으로 비틀어 오른손을 뒤에 있는 좌석에 얹는다. 왼손으로 오른쪽 무릎의 바깥을 당긴다.
- 이제 몸을 더 많이 비튼다. 가능하다면 오른팔로 의자 등받이의 왼쪽을 잡는다❸. 이 동작은 몸을 더욱 비틀게 하고, 오른쪽 어깨를 더 열게 해준다.

이 자세에서는 골반을 안정된 상태로 유지하는 것이 어렵다. 만약 골반이 움직인다면, 우리는 비틀기 동작 대신에 몸 돌리는 동작을 한 셈이 된다. 왜냐하면 몸 전체가 돌아가기 때문이다. 다음에 나오는 방법은 골반이 미끄러지거나 돌아가는 것을 막는 또 다른 방법이다.

- 등받이 밑으로 다리를 넣어 의자 뒤를 향하게 앉는다.
- 의자와 다리의 넓이에 따라 나무블록이나 폼블록을 오른쪽 엉덩이와 등받이 사이에 둔다. 블록은 약간의 압박을 받으면서도 제자리에 유지되어야 한다❹.
- 몸을 오른쪽으로 비튼다.

블록은 골반을 고정시키는 동시에 고관절을 조이며, 척추를 신장하고, 비틀기 동작의 효과를 증대시킨다.

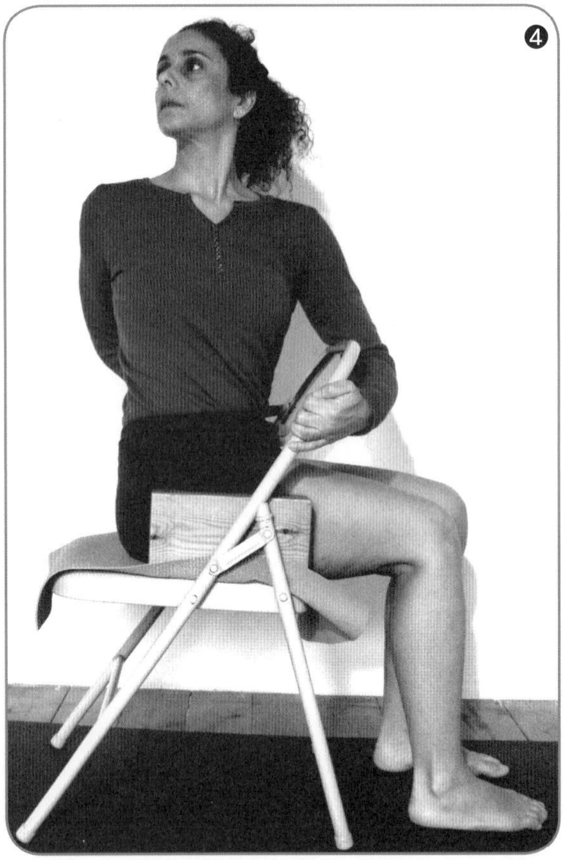

다음 변형 자세는 골반 회전이 있는지 없는지에 대한 즉각적인 반영(Feedback)을 가능하게 할 것이다.

- 벽 앞에 의자를 둔다.
- 등받이 아래로 다리를 넣어 무릎이 벽을 향하게 해서 앉는다.
- 폼블록(혹은 부드러운 것)을 무릎과 벽 사이에 둔다(허벅지와 정강이는 바른 각도인 90도를 유지한다).
- 몸을 오른쪽으로 비틀고 폼블록 위의 무릎에 가해지는 압력을 느낀다. 이 동작에서 오른쪽 무릎은 블록과의 접촉이 약해지기 쉽다. 그러므로 오른쪽 허벅지를 앞으로 늘여서 오른쪽 무릎으로 블록을 계속적으로 누른다.

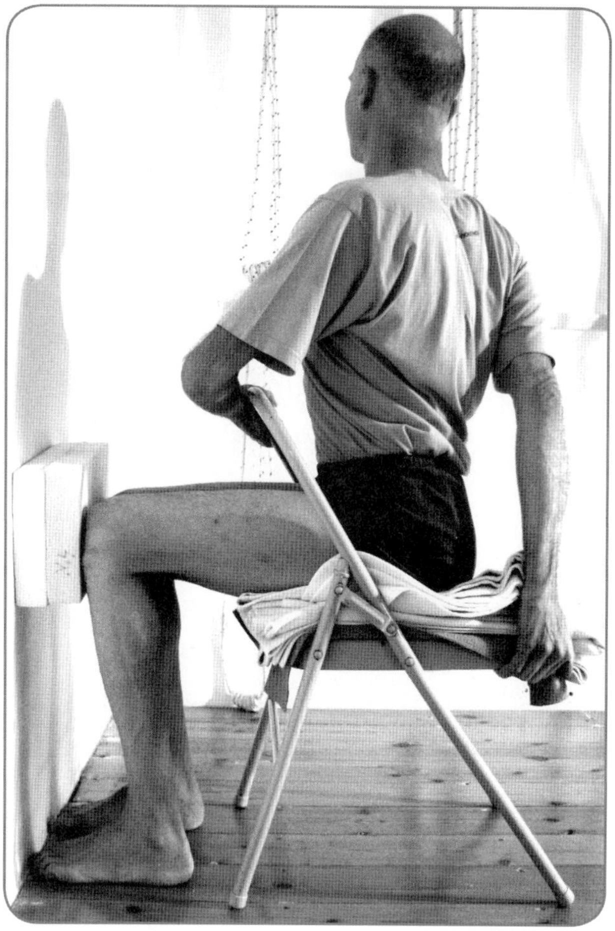

바라드바자아사나 I(Bharadvajasana I): 바닥에서

여기에서의 바라드바자아사나는 평소처럼 (바닥에 앉아서) 수행하는데, 의자를 활용해 비틀기 동작을 심화시킬 수 있다.

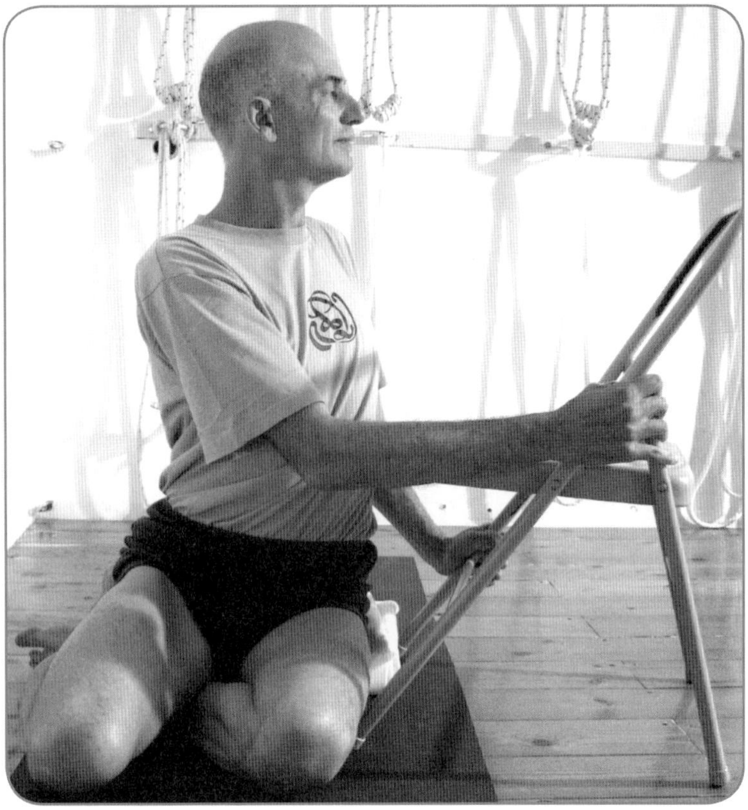

왼쪽으로 비틀기

- 의자를 몸의 왼쪽에 두고 단다아사나로 앉는다.
- 다리를 오른쪽으로 접어 오른쪽 발목 앞부분을 왼발의 아치 부분에 놓는다.
- 왼쪽 엉덩이 밑에 담요를 접어서 받침으로써 몸이 왼쪽으로 기우는 것을 막는다.
- 몸을 왼쪽으로 비틀면서 오른쪽 손바닥이 왼쪽 손바닥보다 위로 가게 해서 의자를 잡는다.
- 숨을 내쉬며, 오른손으로는 의자를 몸쪽으로 당기고 왼손으로는 의자를 민다. 이 방법은 비틀기 동작의 효과를 증대시킨다.

비틀기를 할 때 (비트는 방향과 반대쪽) 몸의 측면은 자세가 무너지고 짧아지는 경향이 발생할 수 있다. 예를 들어 왼쪽으로 비틀면 오른쪽이 짧아지고, 척추는 왼쪽으로 구부러지는 것이다. 의자를 사용하면 몸통의 양쪽 측면이 평형을 유지할 수 있다.

마리치아사나 III(Marichyasana III)

바닥에서 마리치아사나를 할 때, 척추를 아래에서부터 들어올리는 것이 어렵다. 다음에 제시된 3가지 방법은 척추를 들어올리는 자세를 완성하기 위한 의자 활용의 예시이다.

변형 자세 1 : 의자에 앉기

바닥에서 이 아사나(자세)를 수련할 때, 엉덩이를 들어올리기 위해서 접은 담요를 사용한다. 이 방법으로 뒤쪽에 위치한 천골과 앞쪽에 위치한 치골을 평행하게 들어올릴 수 있다. 그러나 담요 하나로는 충분하지 않을 수도 있으므로, 어떤 수련자는 좌석의 위치가 좀 더 높은 의자에 앉음으로써 효과를 얻을 수 있다.

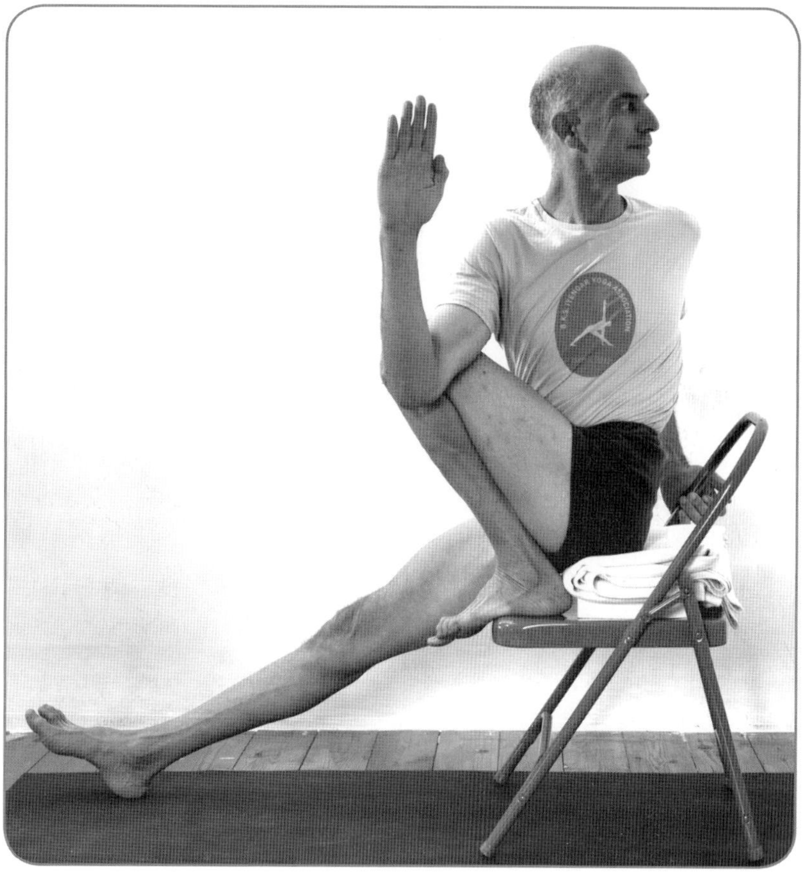

왼쪽으로 비틀기

- 좌석 위에 엉덩이를 지탱하기 위한 지지대(접은 담요 2개나 그와 유사한 것)를 깔고 그 위에 앉는다.
- 왼다리를 구부려서 뒤꿈치를 좌석 위에 놓는다.
- 몸을 왼쪽으로 비틀면서 오른쪽 팔을 위로 올리며 왼쪽 무릎 바깥쪽에 놓는다. 왼손으로는 의자의 등받이를 잡는다.

이 변형 자세가 어떻게 해서 더욱 자유로운 움직임을 가능하게 하는지, 또 몸통을 들어올리고 골반에서 복부 하부를 분리시키는지 관찰한다. 의자의 등받이는 비틀기를 심화시키며 뒤쪽에 있는 팔(사진에서는 왼팔)을 고정시키는 역할을 한다.

변형 자세 2: 바닥에 앉기 – 의자는 몸의 측면에 두기

오른쪽으로 비틀기

- 바닥에 접은 담요를 놓고 그 위에 앉아 단다아사나를 취한다. 의자는 오른쪽에 둔다.
- 오른다리를 접어 뒤꿈치를 엉덩이 뼈 근처에 놓는다.
- 오른다리로 의자를 누르면서 몸을 오른쪽으로 비튼다. 왼쪽 팔꿈치는 좌석에 놓고 왼손으로 등받이를 잡는다. 오른손은 몸 뒤쪽에 둔다. 만약 필요하다면 블록으로 받친다❶.
- 또 다른 방법으로는 두 손으로 의자를 잡는 것이 있다❷.

의자를 사용하면 접은 다리를 안정시키고 반대편 팔(오른쪽으로 비틀 때 왼쪽 팔)을 고정시킬 수 있다.

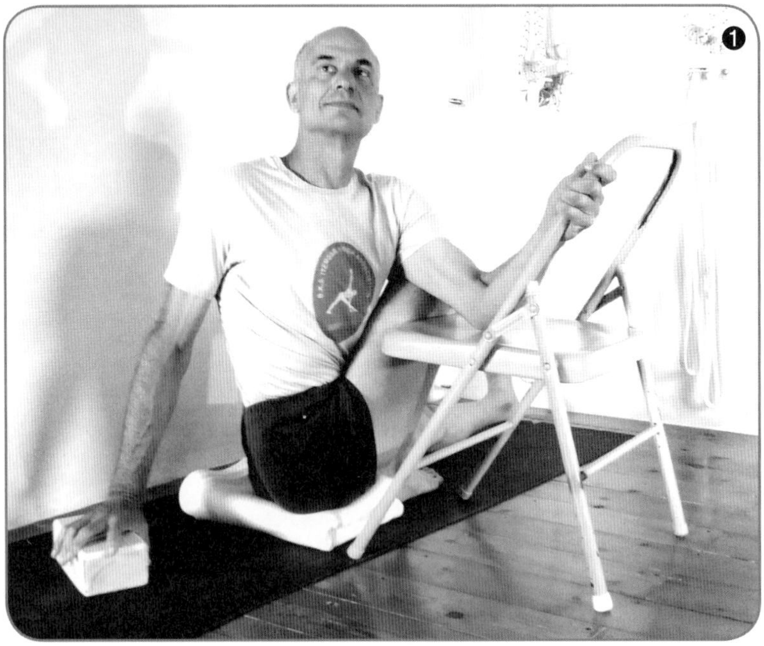
❶

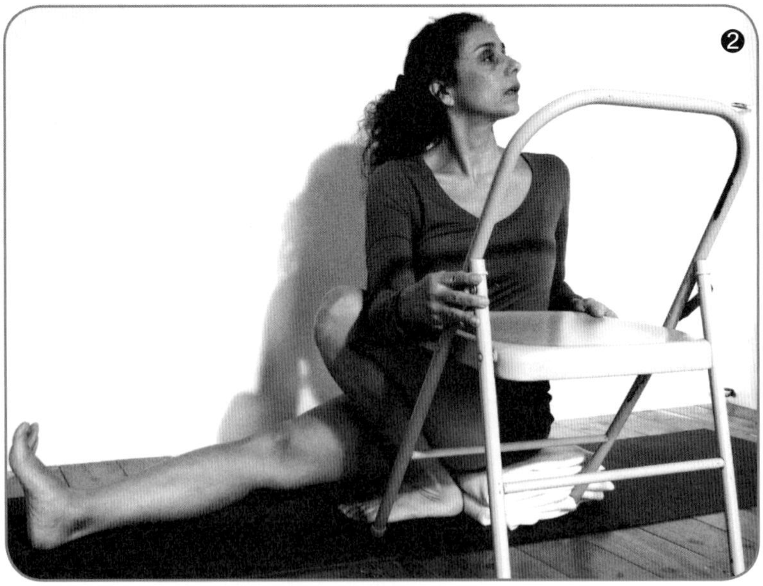
❷

변형 자세 3: 바닥에 앉기 – 의자를 수련자의 뒤에 두기

오른쪽으로 비틀기

- 바닥에 접은 담요를 깔고 그 위에 앉아 단다아사나를 취한다. 의자는 뒤에 둔다.
- 오른다리를 접어 뒤꿈치를 엉덩이뼈 근처에 놓는다.
- 오른쪽 팔꿈치를 좌석에 얹고 몸을 오른쪽으로 비튼다. 평소와 같이 왼팔로 오른쪽 무릎 바깥쪽을 민다.

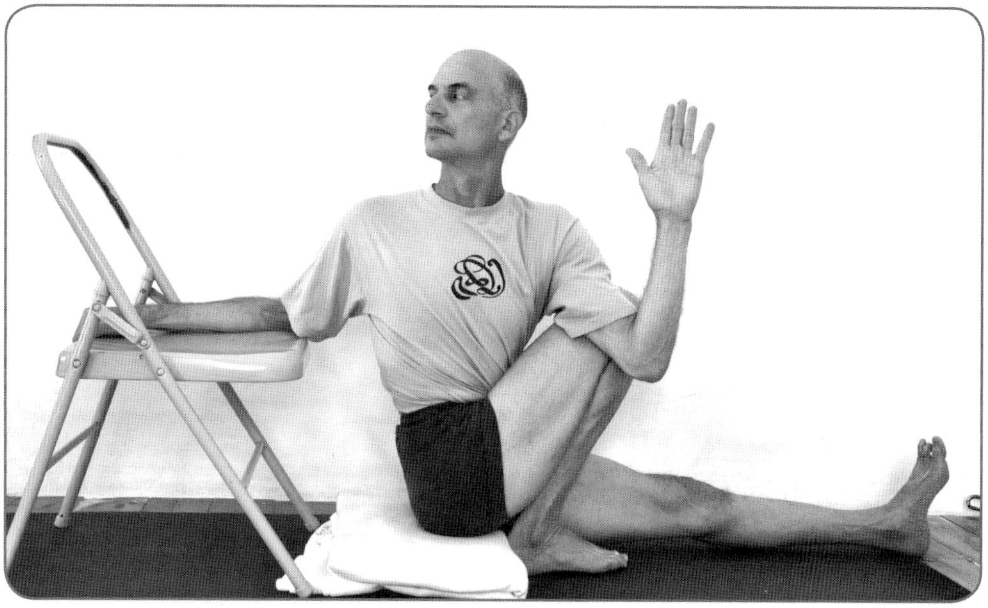

마리치아사나 I(Marichyasana I): 비틀기만

마리치아사나 I은 전굴자세지만 1단계로 비틀기 동작을 해야 한다. 앞에서 소개한 마리치아사나 III(73쪽 참고)처럼 의자에 앉아서도 이 단계를 수련할 수 있다. 그러나 여기서는 바닥에 앉아서 의자를 옆에 두고 할 수 있는 변형 자세만 보여줄 것이다.

왼쪽으로 비틀기

- 바닥에 접은 담요를 놓고 단다아사나를 해서 그 위에 앉는다. 의자는 왼쪽에 둔다.
- 오른다리를 접어 뒤꿈치를 엉덩이뼈 근처에 둔다.
- 몸을 왼쪽으로 비틀면서 오른팔로 좌석을 쥔다. 왼손은 블록 위에 두거나 의자를 미는 데 사용할 수 있다.

생리중인 여성은 이 변형 자세를 마리치아사나 III의 대체 동작으로 활용함으로써 더욱 안전하게 수련할 수 있다.

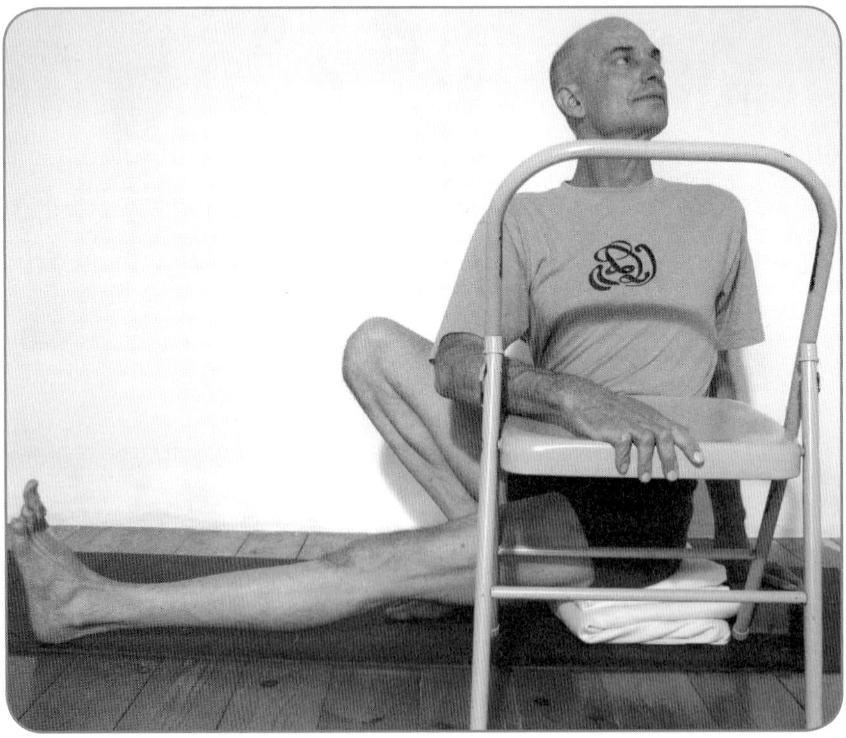

아르다 마첸드라아사나 I(Ardha Matsyendrasana I)

이 아사나에서는 다리를 꼬는 것이 특히 어렵다. 의자를 활용하면 자세를 안정시키고, 비트는 동작을 증대시킬 수 있다.

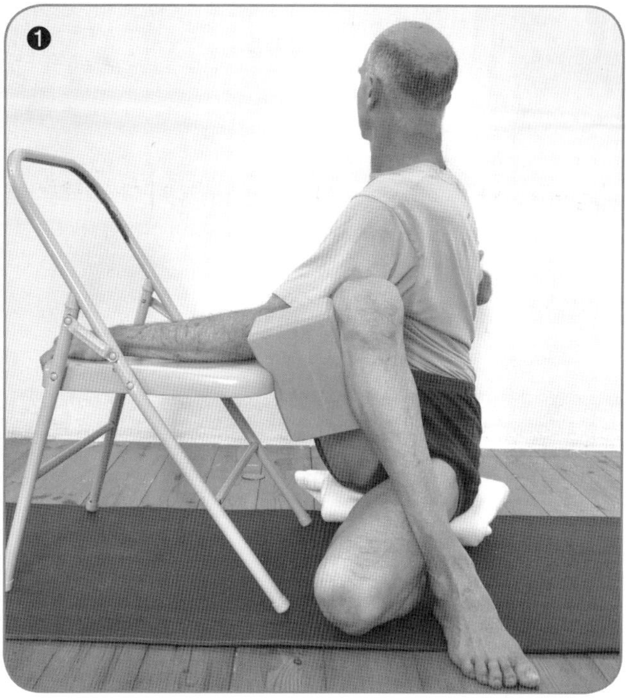

오른쪽으로 비틀기

- 단다아사나로 앉고 의자를 오른쪽에 둔다.
- 왼다리를 접어 왼쪽 발바닥 안쪽 아치 부분에 엉덩이를 둔다. 담요를 접어서 발과 엉덩이 사이에 놓음으로써 엉덩이를 높인다.
- 오른다리를 접어 왼쪽 허벅지 바깥쪽에 놓는다. 오른쪽 발목은 왼쪽 무릎 바깥쪽에 단단히 맞닿아야 한다. 오른쪽 무릎의 바깥쪽과 의자 좌석 사이에 폼블록을 놓아서 오른쪽 정강이를 수직으로 유지한다.
- 몸을 오른쪽으로 비틀면서 왼손으로 좌석을 잡는다. 오른손으로 벽을 짚거나 블록 위에 둘 수도 있다❶.

의자를 활용하면 왼팔로 몸의 왼쪽을 더 효과적으로 들어올릴 수 있고, 오른다리를 지탱할 수 있어서 비틀기 동작을 더욱 증대시킬 수 있다.

수련자는 의자를 두 손으로 잡고 몸을 왼쪽으로 비틀 수 있다❷.

또 다른 방법은 의자를 뒤에 두고 오른손으로 지탱하는 것이다 ❸.

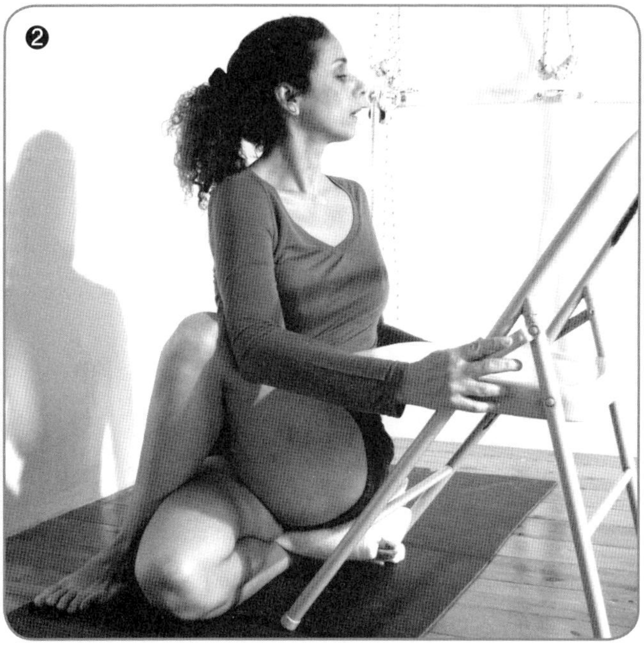

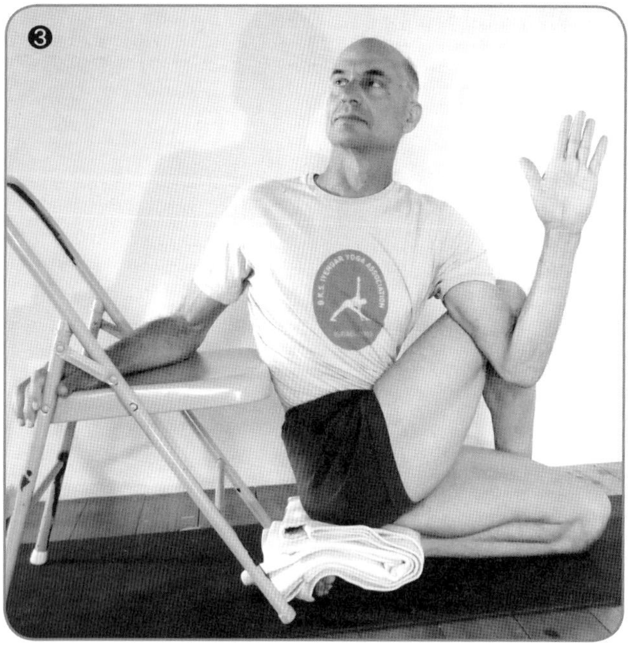

아르다 마첸드라아사나 II(Ardha Matsyendrasana II)

이 동작은 아르다 마첸드라아사나 I의 고급 변형 자세이다(『LOY』, 사진 330-1 참고). 척추 측면의 더 많은 비틀기를 요하는 동작이다.

오른다리를 접고 왼쪽으로 비틀기

➲ 점성이 있는 매트를 접어서 의자 위에 놓고, 그 위에 앉는다.

➲ 오른다리를 접어 아르다 파드마(반연꽃) 자세로 앉아서, 몸을 왼쪽으로 비틀면서 왼손으로 등받이를 잡는다. 오른손으로는 좌석의 왼쪽을 움켜잡는다❶.

➲ 이제 몸을 앞으로 구부리고 왼팔을 등 뒤로 돌린다. 왼손으로 오른쪽 발목이나 정강이를 움켜잡는다❷.

동일한 방식으로 의자 위에 앉아서 오른쪽으로도 몸을 비틀 수 있다.

➲ 오른팔로 등받이를 잡고 몸을 오른쪽으로 비튼다.

➲ 이 상태에서 오른팔을 등 뒤로 돌려 오른발을 잡는다❸.

❶

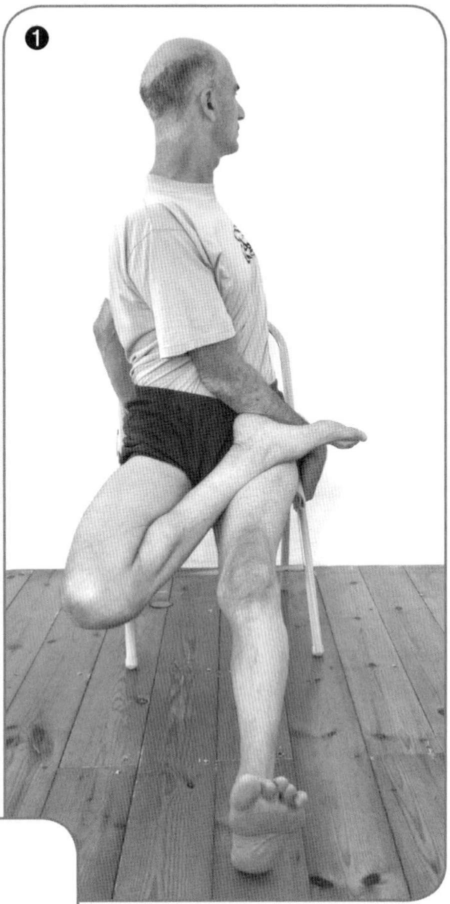

❷

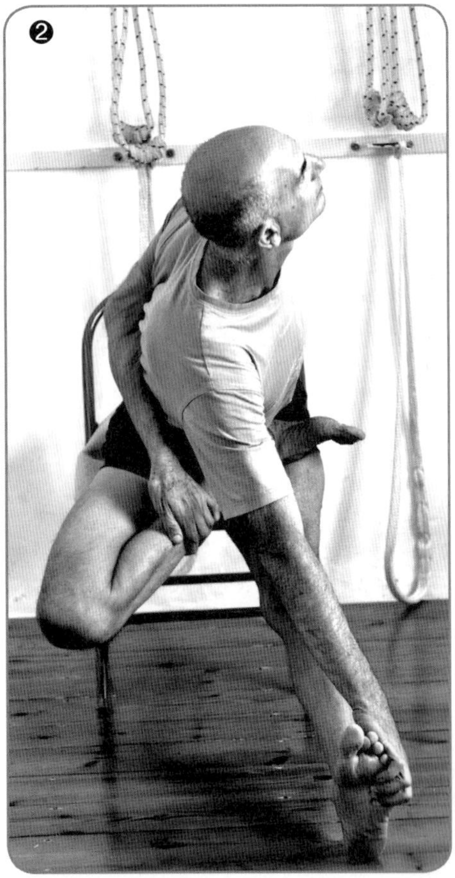

❸

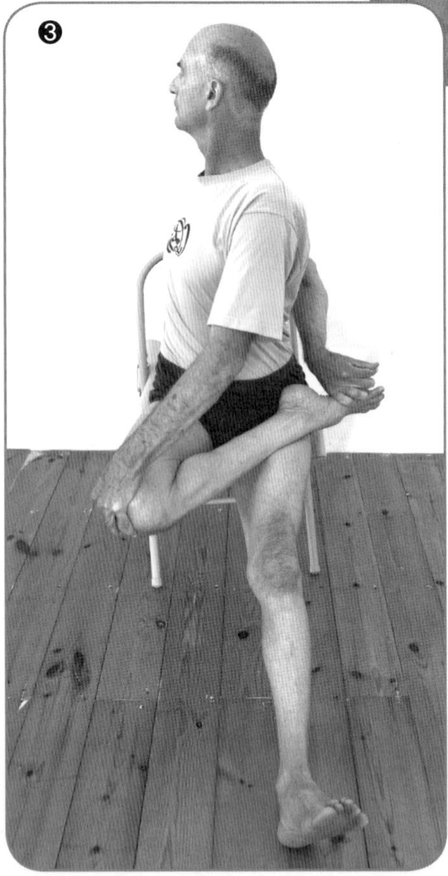

파샤아사나(Pashasana)

파샤아사나는 고난도의 비틀기 자세이다(『LOY』, 사진 328과 329 참고). 의자를 사용하면 보다 완성된 자세를 위한 몸 상태를 만들 수 있다.

변형 자세 1 : 의자 위에 앉기－발을 바닥에

이 동작은 비틀기를 배우는 쉬운 방법 중 하나이다.

왼쪽으로 비틀기

- 두 다리를 모아 의자 위에 앉는다. 몸을 약간 앞으로 구부리면서 왼쪽으로 비튼다.
- 오른쪽 팔꿈치를 왼쪽 무릎 바깥에 대고 왼손으로 등받이를 움켜잡는다.
- 숨을 내쉬면서 팔을 사용해 서서히 더 많이 비튼다❶.
- 그러고 나서 오른팔을 아래로 내리면서 의자 다리를 움켜잡는다.
- 오른쪽 등을 오목하게 만들고 왼쪽 어깨는 뒤로 돌리면서 몸을 왼쪽으로 더 많이 비튼다❷.

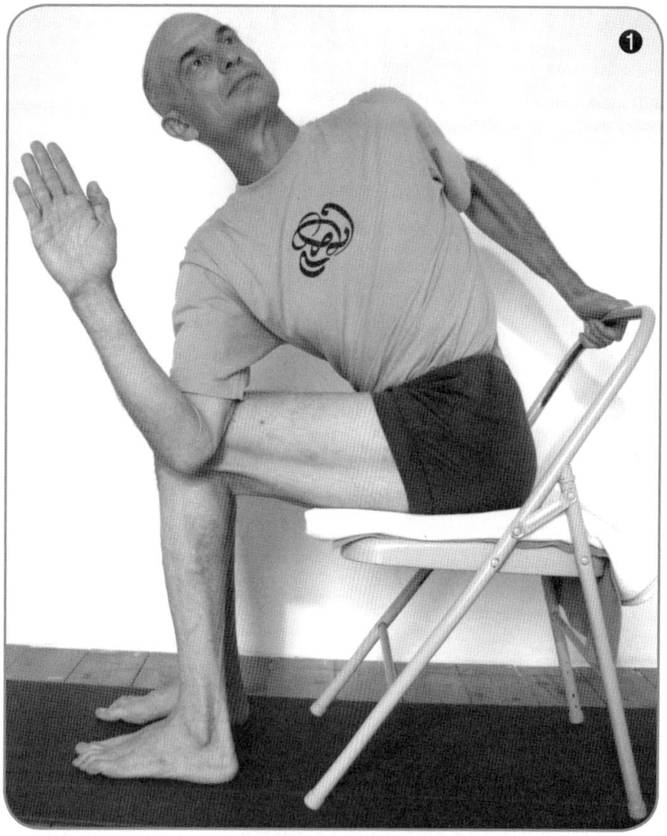
❶

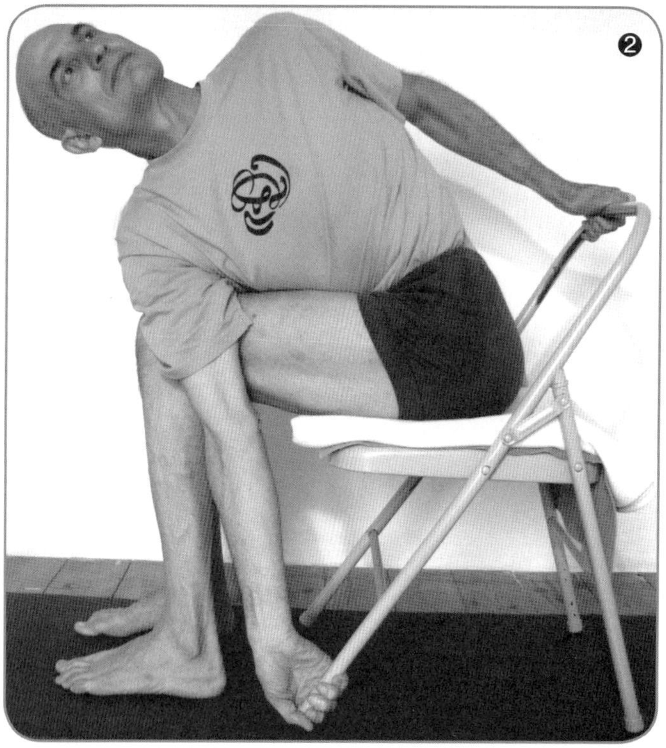
❷

변형 자세 2: 의자에 앉기 - 다리는 등받이 위에

왼쪽으로 비틀기

- 의자 뒤를 보고 앉아서 무릎 뒤쪽을 등받이 위에 놓는다.
- 몸을 왼쪽으로 비틀어 오른쪽 팔꿈치는 왼쪽 무릎 바깥쪽에, 왼손은 의자 좌석 위에 놓는다.

이 동작에서 의자 좌석은 비틀기를 위한 지렛목 역할을 하고, 의자의 등받이는 동작을 할 때 다리를 제자리에 유지시키는 역할을 한다. 등받이를 지지하면 무릎의 통증을 크게 줄일 수 있다.

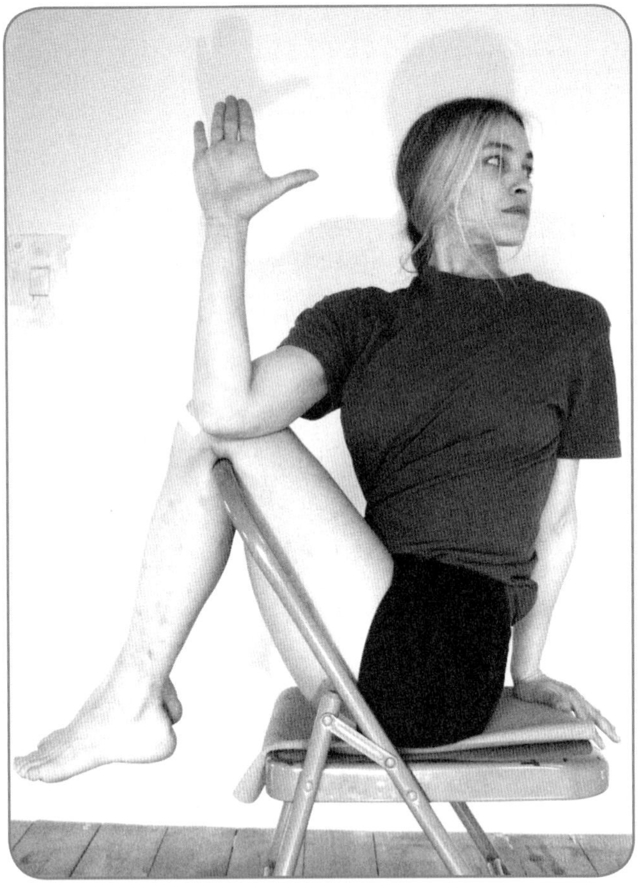

변형 자세 3: 쪼그려 앉기 – 의자는 수련자의 뒤에 두기

이 변형 자세는 쪼그려 앉아서 행하는 마지막 자세와 많이 닮은 것이다.

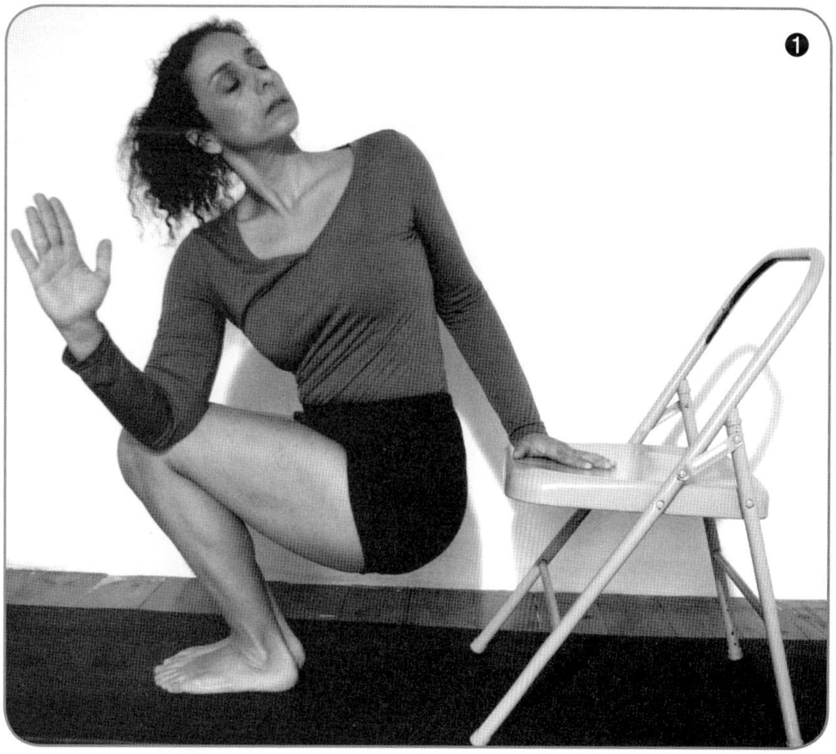

왼쪽으로 비틀기

- 의자 앞에 서서 무릎을 서서히 구부리면서 몸을 왼쪽으로 비튼다.
- 왼손은 좌석 위에 놓고 아래로 밀면서 무릎을 앞으로 움직인다.
- 오른쪽 팔꿈치를 왼다리 위에 놓고 왼쪽 무릎의 바깥쪽을 민다❶.
- 이제, 더욱 몸을 쪼그려 앉는다❷.

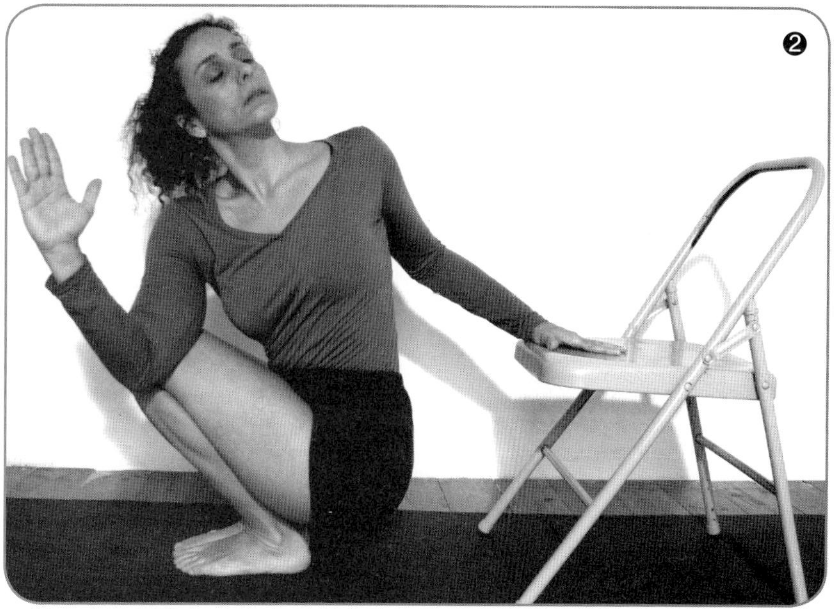

많은 사람들이 이 자세를 수련할 때 뒤로 넘어지는 경향이 있다. 뒤에 있는 손으로 의자를 지지함으로써 넘어지는 것을 방지할 수 있다. 또한 의자를 활용하면 무릎을 앞으로 움직이고 종아리 근육을 신장시킬 수 있다.

변형 자세 4: 쪼그려 앉기 – 의자를 수련자의 측면에 두기

이 변형 자세는 마지막 자세에 가장 가깝다.

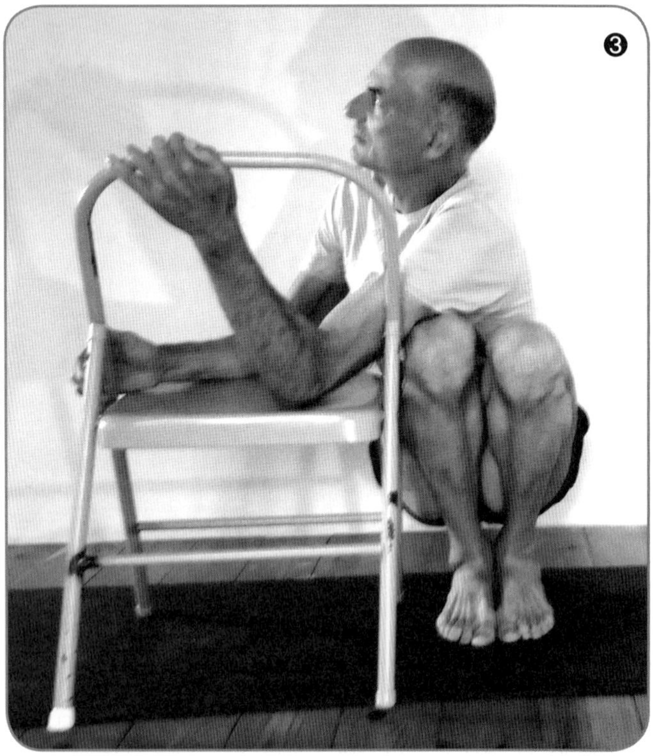

오른쪽으로 비틀기

- 몸의 오른쪽에 의자를 두고 선다.
- 몸을 오른쪽으로 비틀면서 무릎을 구부리고 두 손으로 의자를 잡는다.
- 왼팔을 위로 해서 오른쪽 무릎 위에 얹는다. 왼쪽 팔꿈치를 좌석에 대고 등받이를 움켜 잡는다❸.
- 숨을 내쉬면서 팔을 사용해 몸통을 더욱 비튼다.
- 만약 몸이 뒤쪽으로 넘어간다면, 뒤꿈치 아래에 담요를 접어서 받친다.

의자에 몸을 지탱하면 비틀기를 더욱 심화시킬 수 있다.

웃띠타 마리차아사나 III(Utthita Marichyasana III)

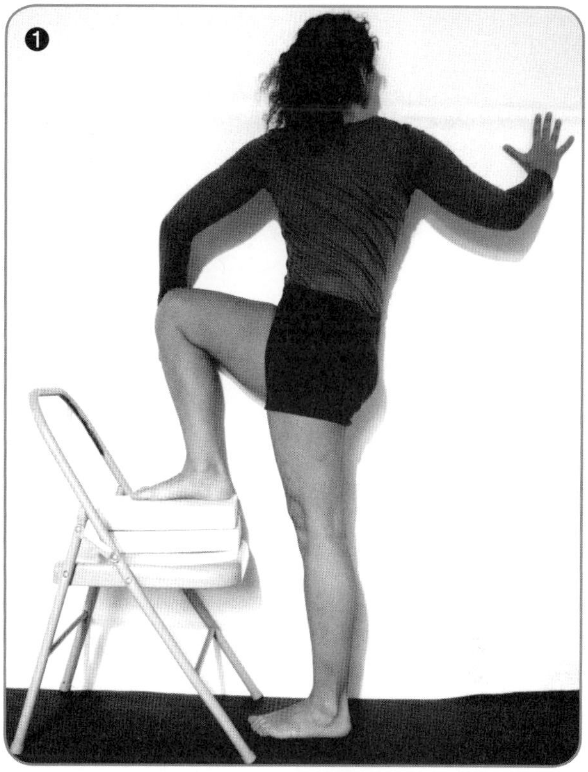

웃띠타 마리차아사나 III의 이 변형 자세는 서서 하는 동작이다(그래서 이름이 웃띠타이다). 서서 하는 자세는 척추를 신장시킨다. 그러므로 이 동작은 등 하부를 이완하고 척추골 사이의 움직임을 만드는 데 최고의 자세이다.

오른쪽으로 비틀기

- 의자를 벽 가까이 두고, 좌석 위에 발을 얹었을 때 무릎이 엉덩이보다 위쪽에 위치하도록 좌석의 높이를 높인다.
- 몸의 오른쪽 측면이 벽에 붙은 상태로 선다. 의자는 몸 앞에 둔다.
- 오른다리를 들어 발을 그 지지대 위에 올린다.
- 몸을 오른쪽으로 비틀고 왼손을 오른쪽 무릎 바깥에 놓는다.
- 오른손으로 벽을 밀면서, 왼손으로는 오른쪽 무릎을 바깥쪽으로 당긴다❶.
- 오른쪽 엉덩이로 벽을 밀고, 왼쪽 허벅지가 앞쪽으로 움직이지 않게 한다.
- 들이쉬면서 몸을 위쪽으로 더 늘이고, 내쉬면서 몸을 비튼다.

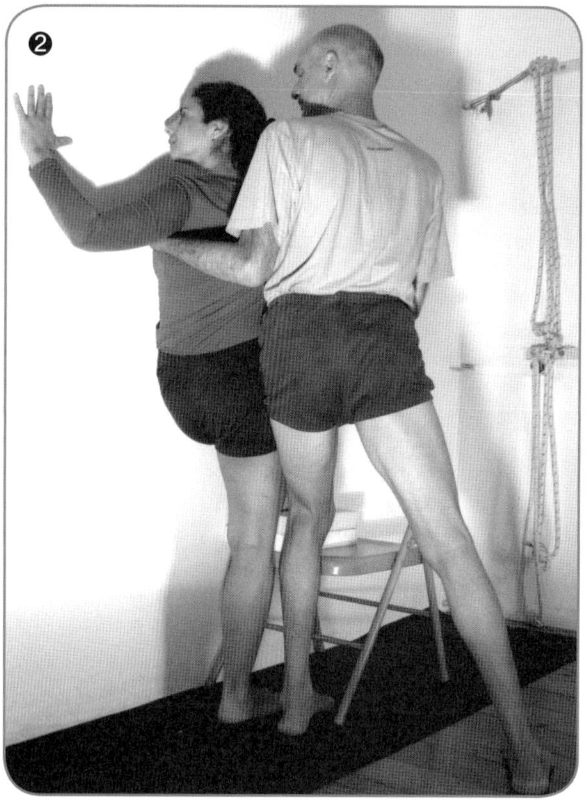

몸을 왼쪽으로 비틀 때❷ 오른쪽 허벅지(지탱하고 선 다리)가 앞쪽으로 움직이는 경향이 발생한다. 보조자는 그것을 안정시키고 비틀기를 증대시킬 수 있다. 보조자는 수련자의 엉덩이를 벽 쪽으로 밀고 수련자의 오른쪽 허벅지(지탱하고 선 다리)는 앞쪽으로 움직이지 못하게 방지한다.

동시에 보조자는 수련자의 왼쪽 어깨를 뒤로 돌리고, 오른쪽 갈비뼈를 벽이 있는 오른쪽으로 밀 수 있다.

보조자는 수련자의 어깨에 직접 힘을 가하는 대신에, 자신의 왼손을 수련자의 어깨와 가슴 사이에 넣어서, 너무 많은 힘을 가하지 않도록 조심한다.

제5장: 역자세 – 비파리타 스티티(Viparita Sthiti)

살람바 시르사아사나(Salamba Sirsasana)

변형 자세 1: 2개의 의자 위에서 하는 시르사아사나

수련자는 이 변형 자세를 통해 '모든 아사나의 왕'이라고도 불리는 머리서기 자세(시르사아사나)에서 얻을 수 있는 엄청나고 긍정적인 효과를 획득할 수 있다. 심지어 수련자가 아래에 제시되는 이유들 때문에 스스로 이 자세를 취하지 못할지라도 말이다.

- 어깨를 들어올리고 목을 충분히 길게 늘이는 동작의 어려움
- 목의 통증이나 예민함
- 두개골 부상

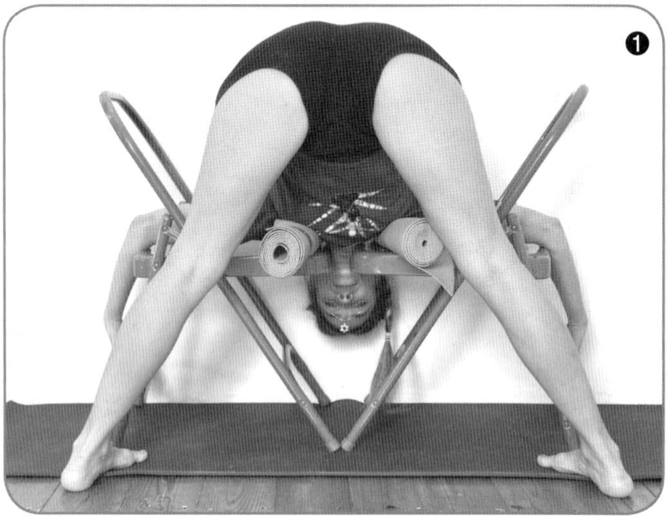
❶

자세에 들어가기

- 의자 2개를 벽 앞에 두고 서로 마주보게 한다. 점성이 있는 2개의 매트를 동일한 지름과 밀도로 둥글게 말아서 각각 의자 위에 둔다. 두 의자 사이에 머리가 좌석 사이에 들어갈 수 있을 만큼의 충분한 간격을 둔다.
- 의자 앞에 선다. 몸을 앞으로 숙여 머리를 두 의자 사이로 넣고, 앞에서 둥글게 만 매트 위에 어깨를 올린다.
- 이제 두 의자를 목에 좀 더 가까워지도록 부드럽게 당긴다. 둥글게 만 매트는 양쪽 어깨와 목 사이의 살을 대칭으로 지탱해야 한다.
- 어깨 뒤를 벽에 댄다❶.
- 양 손바닥은 의자 위에 얹고 다리를 들어올린다.
- 뒤꿈치를 벽에 대고 이 자세를 유지한다.
- 뒤꿈치와 뒤통수가 일직선상에 있어야 함을 명심한다. 어깨로 의자를 밀면서 계속 스스로 들어올린다❷.

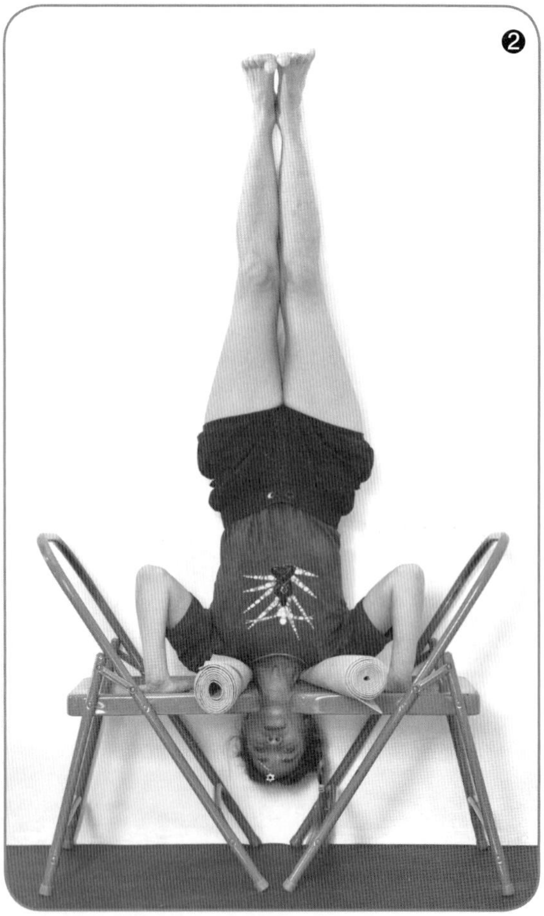
❷

변형 자세 2: 의자로 견갑골 지탱하기

- 의자의 등받이를 벽에 닿도록 의자를 둔다.
- 의자가 접히지 않도록 하기 위해서 10kg(20파운드) 정도 무게의 물체를 의자 좌석 위에 둔다(여기에서 따로 보여주지는 않는다).
- 수련자의 키와 의자 높이에 따라서 바닥을 약간 높여야 한다면, 점성이 있는 매트 위에 2~3개의 담요를 접어서 놓는다. 그리고 머리를 지탱하기 위해서 세로로 3번 접은 담요가 필요할 수도 있다❶.
- 정수리를 의자 좌석 앞쪽 가장자리의 바로 아래쪽 바닥이나, 담요를 접어서 그 위에 놓는다. 다리를 곧게 뻗고 몸을 앞으로 움직여 견갑골을 좌석에 가져다 댄다.
- 다리를 하나씩 들어올려 시르사아사나(Sirsasana, 머리서기) 동작을 한다❷❸. 만약 다리를 들어올리는 것이 어렵다면, 보조자에게 부탁한다.

❶
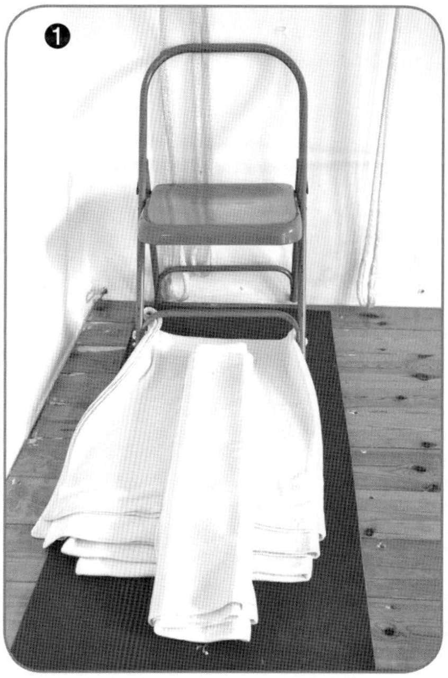

주의:

시르사아사나에서 머리나 목에 가해지는 과도한 압박을 방지하기 위해 견갑대를 들어올리고 견갑골을 몸 쪽으로 깊이 움직인다. 이 변형 자세에서, 수련자는 의자를 활용해 팔과 어깨 근육으로 견갑골을 제 위치에 유지할 수 있다. 도구 없이 시르사아사나를 했을 때 이 근육들이 얼마나 강하게 작용하는지를 여기서 배울 수 있다. 의자는 어깨가 뒤로 움직이는 것을 막기 때문에, 수련자가 다리를 들어올리는 것이 평소보다 더 어려워진다. 혼자서 다리를 올리는 것이 너무 어렵다면, 보조자에게 부탁한다.

❸
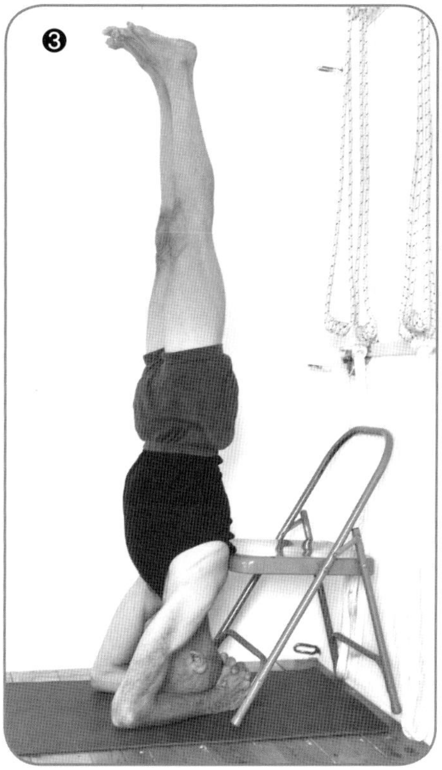

❷
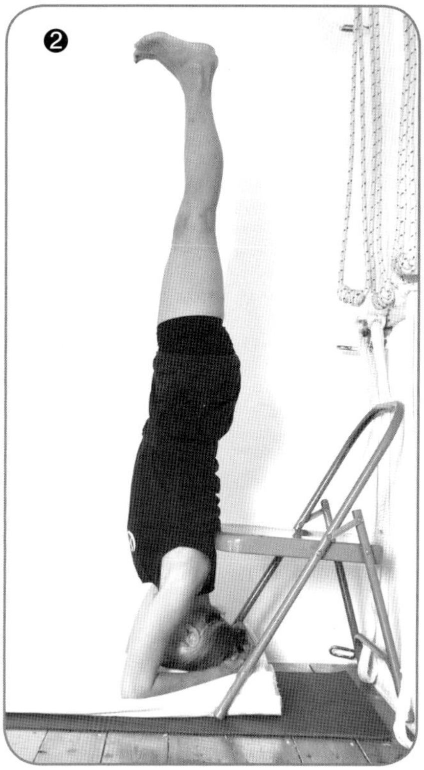

시르사아사나 변형

다음의 시르사아사나 변형 자세들은 한 발 또는 두 발 모두를 의자에 얹어서 자세를 취하는 것이다.

에카파다 시르사아사나
(Eka Pada Sirsasana)

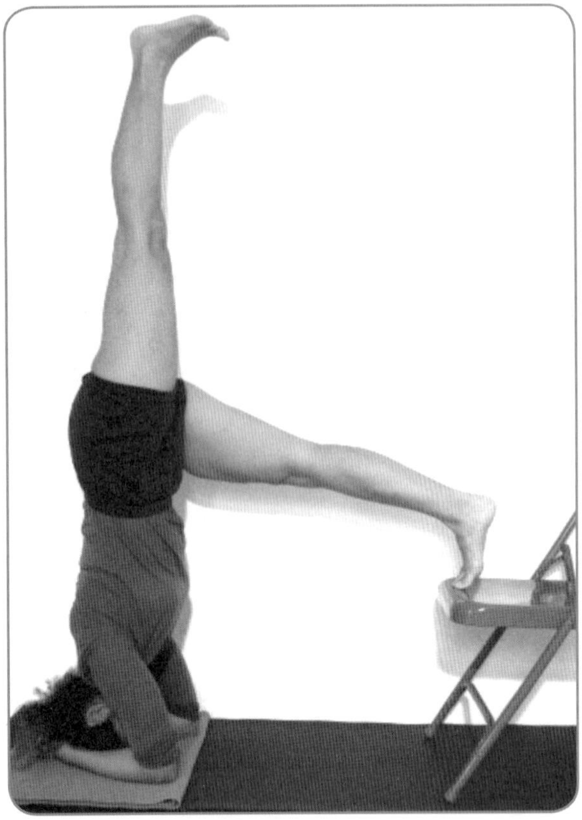

우르드바 단다아사나
(Urdhva Dandasana)

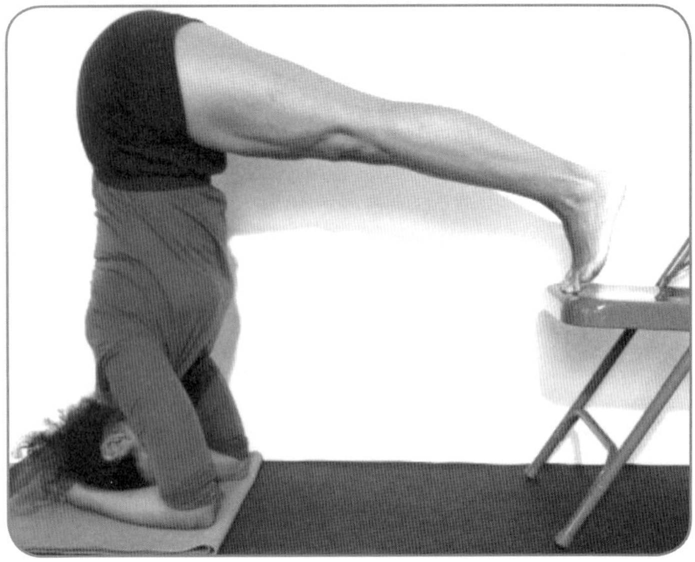

파르스바이카 파다 시르사아사나
(Parsvaika Pada Sirsaana)

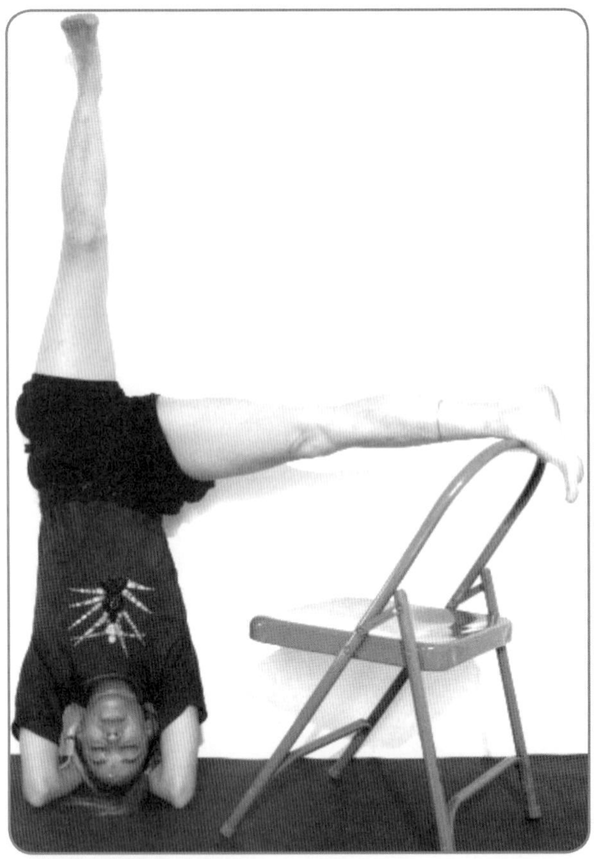

시르사아사나에서 핀다아사나(Pindasana in Sirsasana)

(아마도 등을 벽에 대고) 머리서기를 한 상태에서 다리를 교차해 파드마아사나(연꽃자세)를 취할 수 있다면, 시르사아사나에서 이 고급 변형 자세를 할 수도 있다. 마지막 자세에서 다리를 더 내려 정강이를 위쪽 팔에 닿게 한다(『LOY』, 사진 218 참고). 의자를 활용하면 더 높은 위치에서 수련자의 다리를 지탱할 수 있기 때문에, 수련자는 스트레스를 덜 받고 자세를 좀 더 오랫동안 유지할 수 있다❶❷.

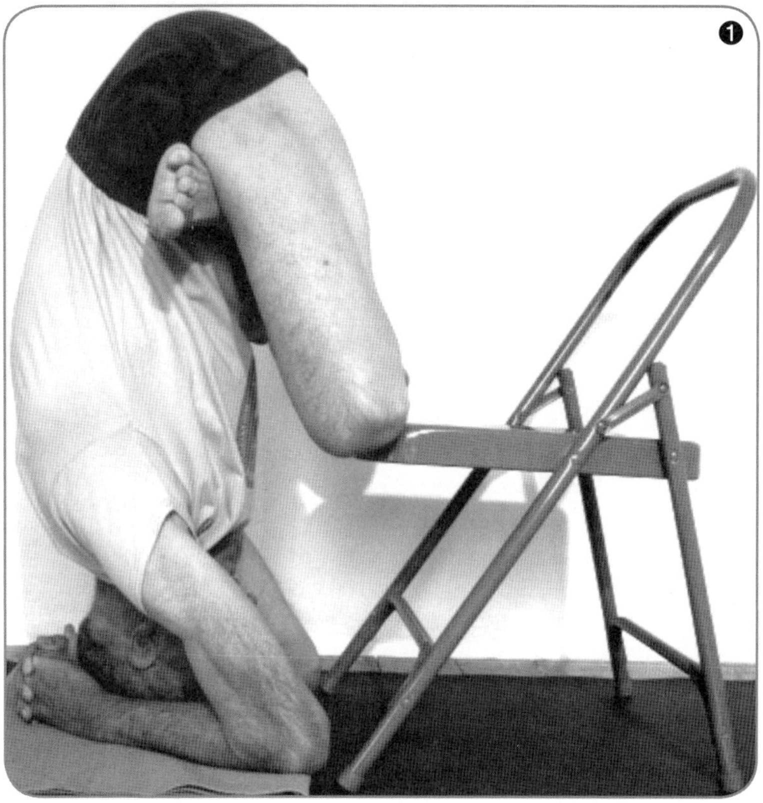
❶

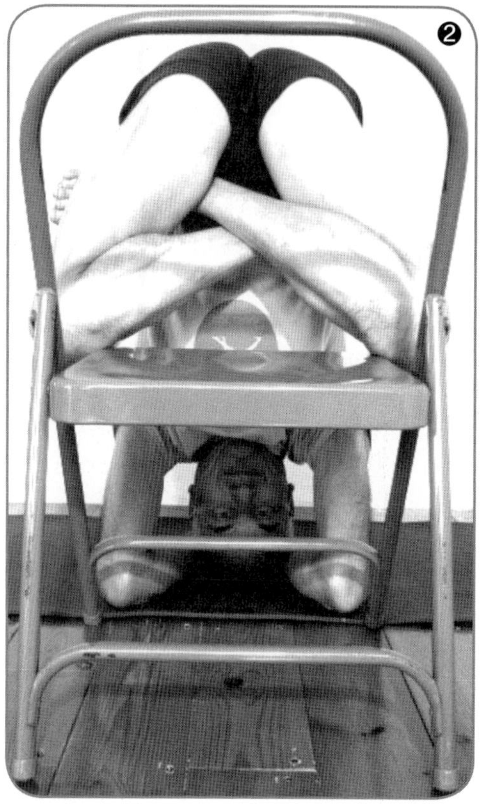
❷

다리를 더 높이 두고, 부드럽게 지탱하기 위해 의자 위에 볼스터를 놓아둔다❸.

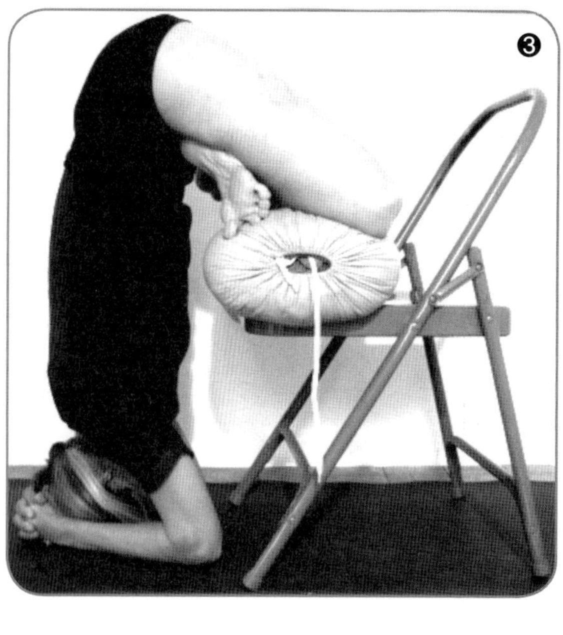
❸

시르사아사나 비파리타 카라니(Sirsasana Viparita Karani)

비파리타 카라니 수련을 위한 흔한 변형 자세는 어깨와 목 뒤를 바닥에 대는 것이다. 그러나 이 시르사아사나의 변형 자세에서는 수련자의 정수리를 바닥에 대고 수련을 한다.
주의: 이것은 고난도의 변형 자세이므로 능숙한 지도자 없이 해서는 안 된다.

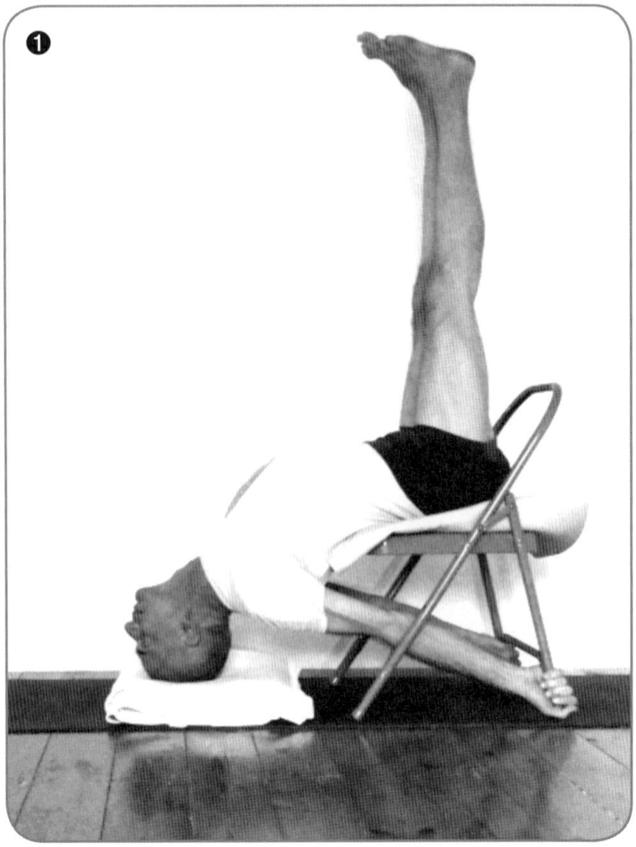

자세를 취하기 위해

- 의자를 벽 가까이 두고 담요를 접어서 의자와 약간 떨어진 곳에 둔다. 담요의 높이는 수련자의 키와 의자의 높이에 따라 달라져야 한다.
- 의자 위에 옆으로 앉는다. 몸을 굴려 다리를 벽 위로 올린다. 팔을 의자 다리 사이로 끼워넣는다.
- 등을 활 모양으로 해서 몸을 의자에서부터 서서히 미끄러지도록 하는데, 정수리가 바닥에 닿을 때까지 내린다.
- 다리를 수직으로 위로 뻗고 자세를 유지한다❶.

이 자세에서는 사진 ❷~❺단계를 거쳐 살람바 시르사아사나(Salamba Sirsasana)로 바로 연결할 수 있다.

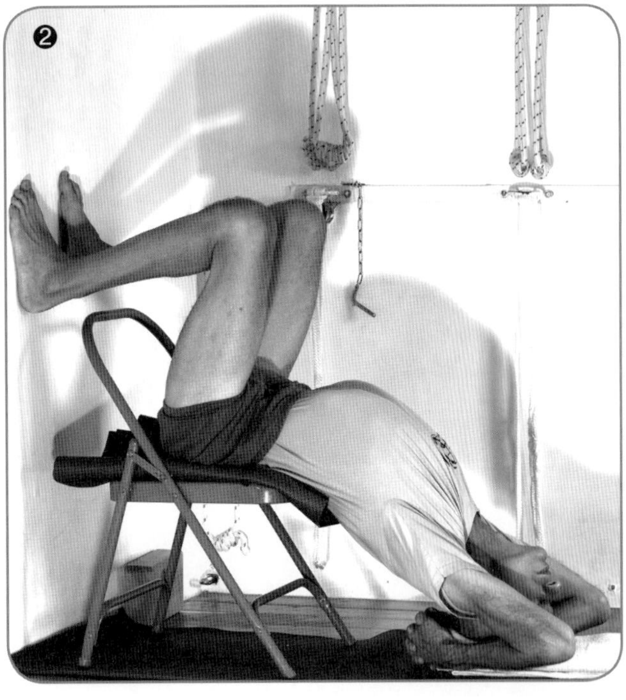

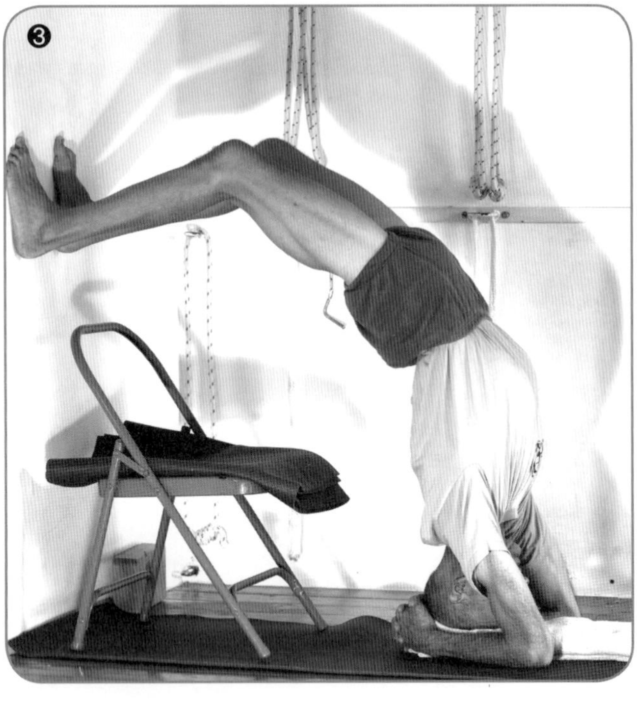

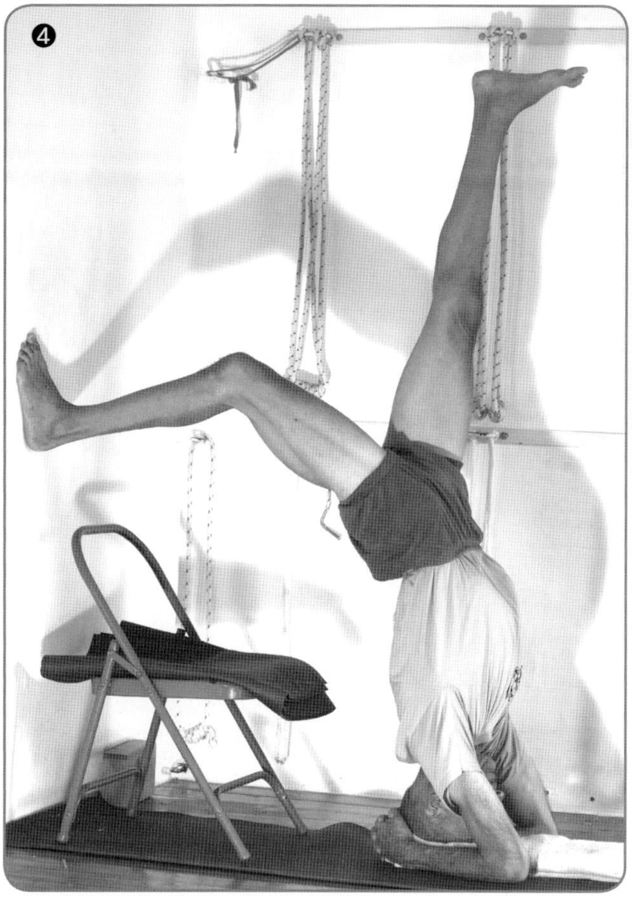

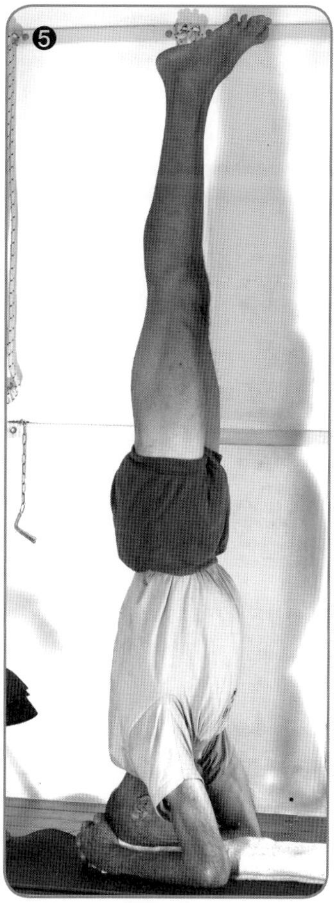

여기에서 수련자는 의자를 활용해 목과 척추를 늘이고 가슴을 열기 때문에, 이 방법은 시르사아사나로 동작을 연결하기에 매우 좋다. 시르사아사나로 움직일 때도 척추 및 가슴의 상태는 유지된다. 그러나 이 연결 동작을 시도하기 전에 수련자는 시르사아나사 경험이 매우 많아야 한다. 그래야 자세를 안정되게 유지할 수 있다.

핀차 마유라아사나(Pincha Mayurasana)

핀차 마유라아사나(『LOY』, 사진 357 참고)는 어깨의 균형과 강인함 그리고 유동성을 요하는 자세이다.
의자를 활용하면 이 자세를 위해서 어깨를 움직일 준비를 할 수 있다.
주의: 이 변형 자세는 어깨의 많은 유동성을 필요로 한다. 초보자는 이 동작을 생략할 수 있다.

- 등 상부를 의자에 대고 눕는다. 머리와 팔을 등받이 아래로 집어넣는다❶. 만약 팔이 너무 길다면, 1~2개의 담요를 의자의 좌석 위에 놓아서 의자의 가로바와 좌석이 위쪽 팔 길이와 같도록 높이를 맞춘다.
- 팔꿈치를 접어 의자의 뒤쪽 가로바나 의자의 뒤쪽 다리를 잡는다. 손과 팔꿈치는 어깨너비만큼 벌려야 한다❶.
- 손바닥이 가로바에 닿지 않는다면, 선생님에게 도움을 요청하거나 오른손을 사용해 왼손이 가로바를 잡을 수 있도록 보조하거나, 반대로 할 수도 있다. 몇 차례 이를 반복하고 나면 양손으로 가로바를 잡을 수 있을 것이다. 또 다른 방법으로 가로바에 벨트를 걸어 잡는 방법이 있다.
- 머리가 의자의 좌석에 놓일 때까지 몸을 다리 쪽으로 미끄러뜨리고 팔꿈치는 손바닥과 일직선을 이루게 한다.
- 골반을 들어올린다. 엉덩이를 든 상태를 유지하면서 두 다리를 곧게 뻗을 수도 있다❷.
- 팔꿈치는 밖에서 안으로 돌리고 어깨너비만큼 벌린 상태를 유지한다.

❶

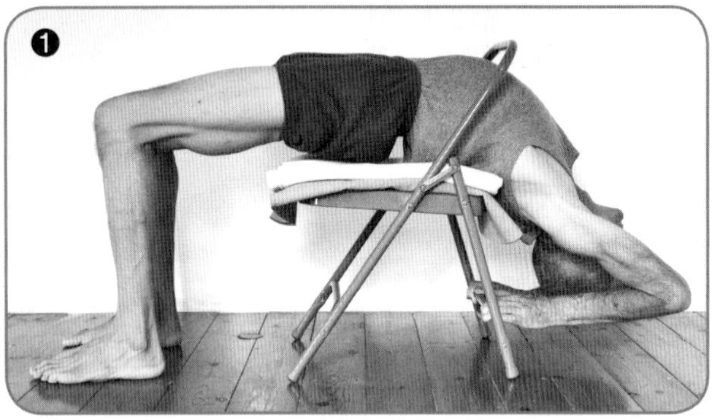

❷

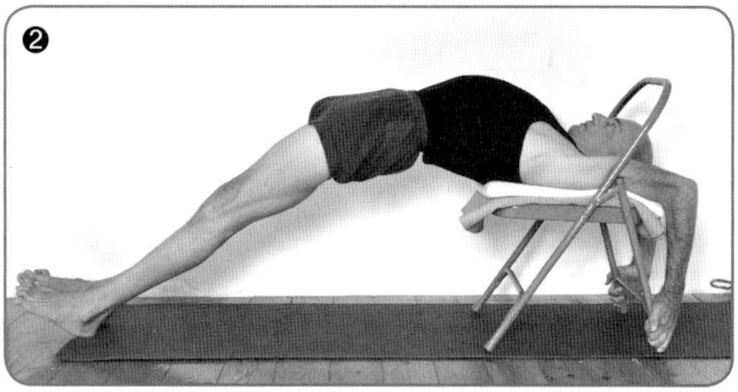

이 변형 자세는 어깨를 열고 팔뚝과 위쪽 팔 사이가 90도를 유지해야 하는 핀차 마유라아사나를 위한 예비동작이다.

핀차 마유라아사나를 하는 동안 많은 경우, 견갑골은 튀어나오고 갈비뼈 앞부분은 앞으로 밀려나가고 엉덩이는 뒤로 빠지게 된다. 다음에 나오는 변형 자세는 의자를 활용해 견갑골을 지탱하고, 요추에 부담감을 덜어주면서 해당 동작을 수직으로 유지할 수 있게 한다. 이런 방식으로 수련을 하면 가슴을 열고 어깨 부위의 유동성을 증대시킬 수 있다.

의자 사용하기

- 의자의 좌석이 몸을 향하게 해서 벽에 의자를 붙인다.
- 팔뚝을 의자 아래쪽 바닥에 놓는다. 팔꿈치를 서로 평행하게 해서 어깨너비만큼 벌린다. 만약 팔꿈치를 적절한 너비로 벌린 상태를 유지할 수 없다면, 두 손바닥 사이에 블록을 놓고 두 팔꿈치는 벨트로 꽉 조인다.
- 엉덩이를 들어올리면서 견갑골을 의자 좌석의 앞쪽 가장자리에 기댄다.
- 두 다리를 핀차 마유라아사나로 들어올린다. 온몸을 위로 뻗고 이 자세를 유지한다❶.

벨트를 좌석에 걸어두면 의자가 접히는 것을 방지할 수 있고, 또 팔꿈치를 어깨 바로 아래에 놓이게 하면서도 바깥쪽으로 벌어지지 않게 한다.

- 벨트를 좌석에 건다❷.
- 양팔을 벨트 안으로 집어넣고 팔꿈치를 어깨너비로 벌린다. 벨트가 걸린 좌석과 팔꿈치 사이에 약간의 압력이 느껴지도록 벨트를 조절한다.
- 핀차 마유라아사나를 취한다❸.

보조자는 의자에 앉아서 사진 ❹에서와 같이 수련자의 갈비뼈 아랫부분을 부드럽게 들어올려 당길 수 있다. 수련자는 의자를 활용해 견갑골을 계속 안으로 밀어 넣고, 어깨가 바닥으로 수축되는 것을 방지함으로써 몸을 더욱 위로 뻗을 수 있다.

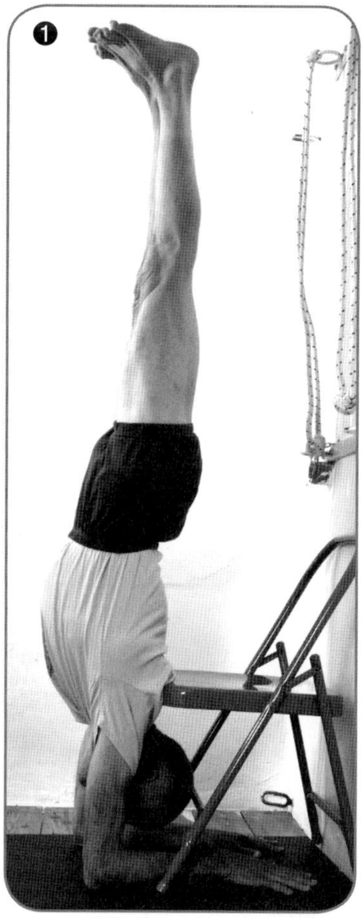

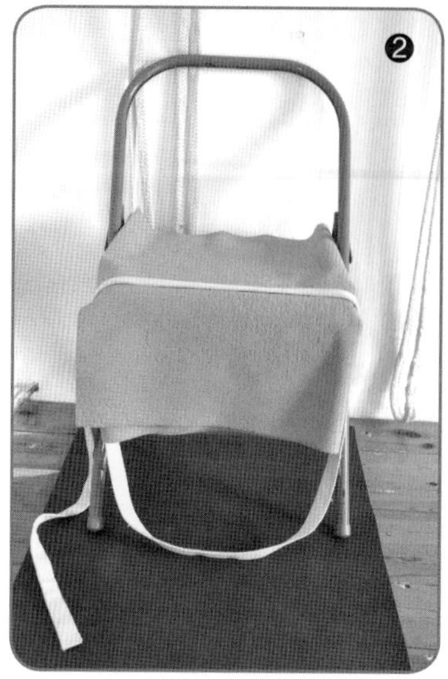

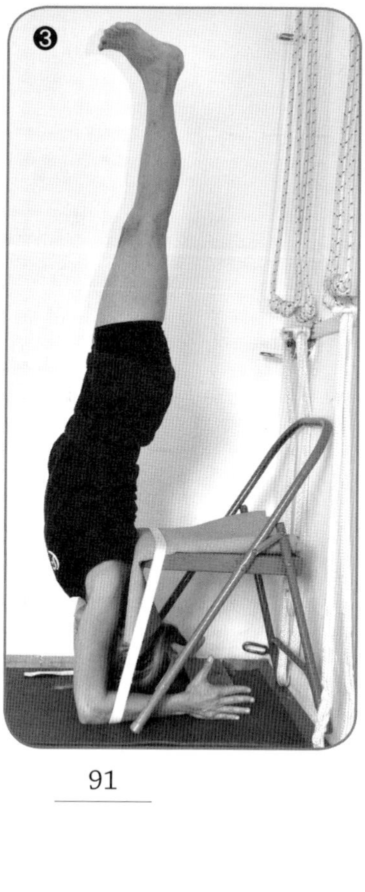

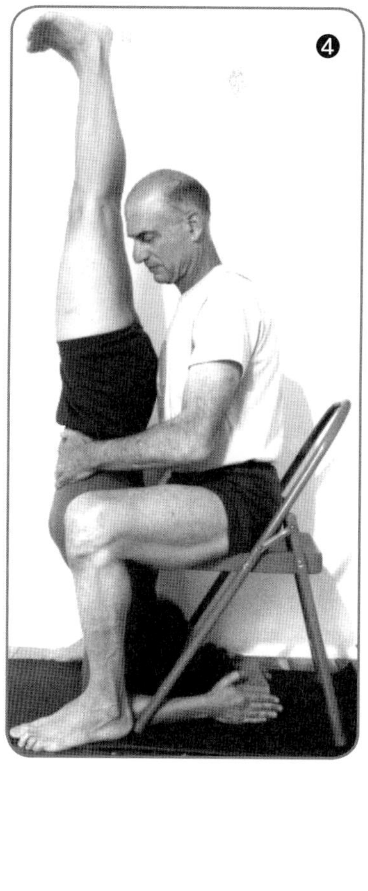

살람바 사르방가아사나 I(Salamba Sarvangasana I)

이것은 주로 의자를 사용하는 자세이며 흔히 '의자 사르방가아사나'로 불린다. 의자를 활용하면 몸과 마음을 깊이 이완하고 원기를 회복할 수 있다. 이 자세는 가슴을 열고 가슴 윗부분으로 호흡하는 것을 증진시킨다. 의자를 활용하면 자세를 어느 정도 안정시킬 수 있고, 목과 관련된 문제나 어깨의 긴장으로 고통받는 사람들이 안전하게 이 자세를 할 수 있다.

의자 활용하기

- 의자 등받이가 벽으로부터 10~15cm(4~6인치) 정도 떨어진 곳에 의자를 놓는다.
- 의자의 좌석 위에 점성이 있는 매트를 놓고 그 위에 담요를 접어서 놓는다.
- 의자 아래 바닥에 담요를 펼쳐놓는다. 의자 앞쪽 담요 위에 볼스터를 놓는데, 의자와 평행이 되게 한다.
- 의자 옆으로 앉고 난 뒤, 몸을 굴려 다리를 벽 쪽으로 가져간다. 손으로 등받이를 잡고 뒤꿈치를 등받이와 벽 사이 공간에 댄다. 엉덩이가 벽에 가까워질 때까지 몸을 벽 쪽으로 당긴다❶.
- 이제 의자 위에서 균형을 잡고 안전하게 누워서 등받이를 잡은 손을 푼다. 팔을 좌석 아래로 움직여서 의자의 앞쪽 다리 사이로 집어넣고 의자의 뒤쪽 다리를 잡는다❷.

❶
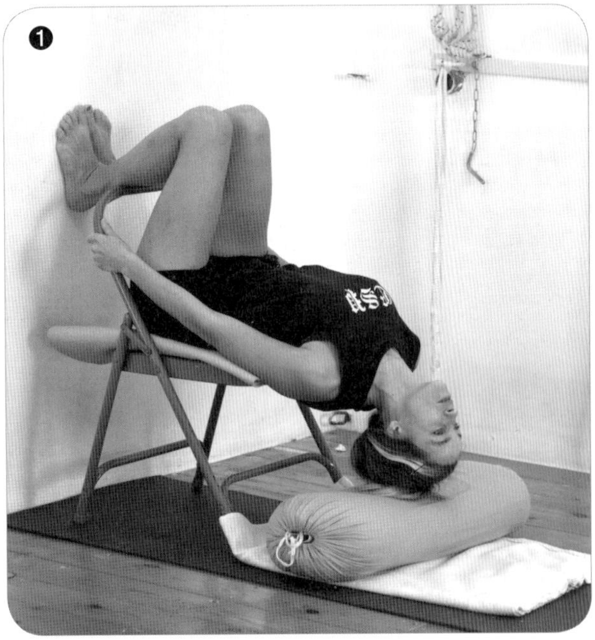

❷
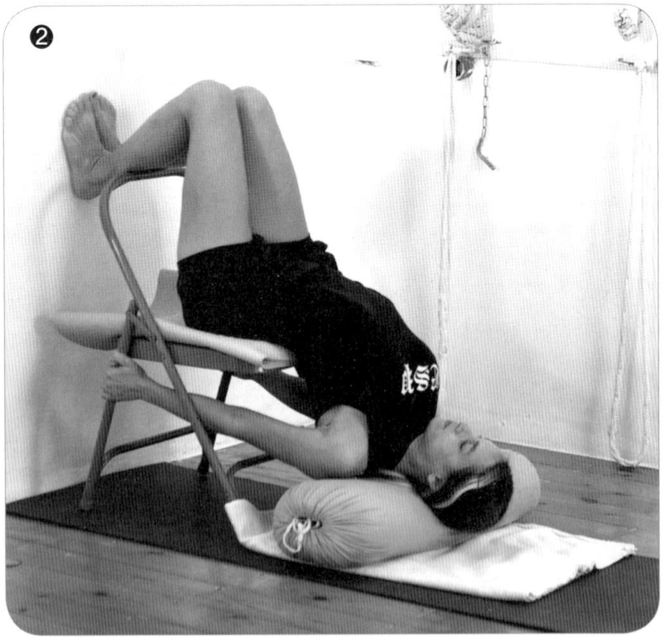

- 서서히 몸을 아래로 내려 어깨를 볼스터 중간에 놓는다. 팔을 사용해서 목 뒤쪽이 볼스터의 둥근 가장자리 부분에 편히 놓일 때까지 어깨를 뒤로 당긴다. 수련자의 몸무게는 의자와 볼스터로 고르게 분배되어야 한다.

- 손바닥을 위로 향하게 해서 의자 다리의 뒤쪽 가로바를 잡는다.
- 다리를 벽에 기대거나❸, 수직 상태로 위로 곧게 뻗을 수 있다❹.

❸
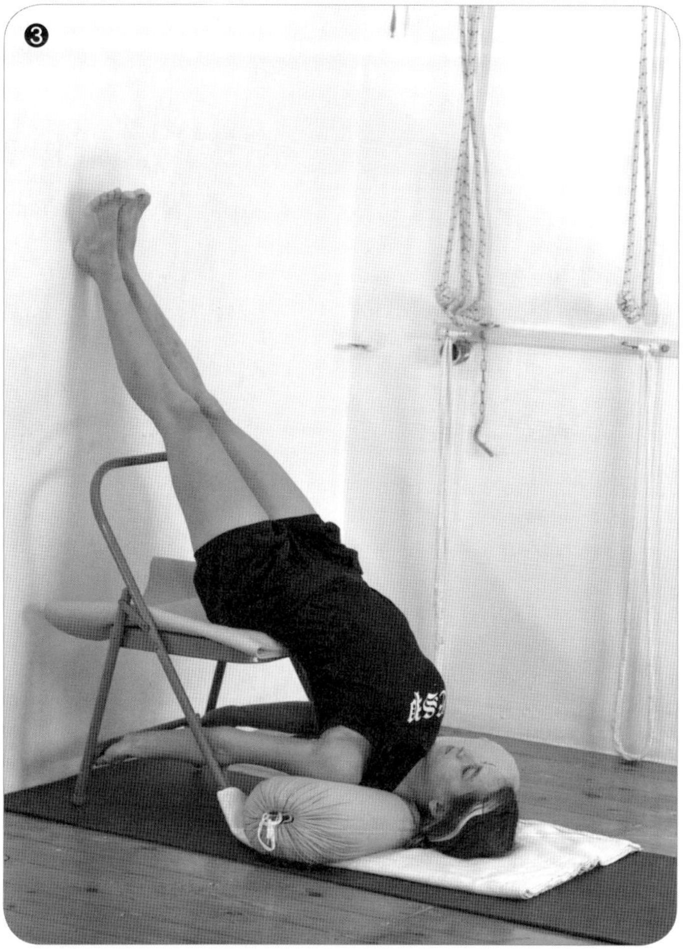

❹
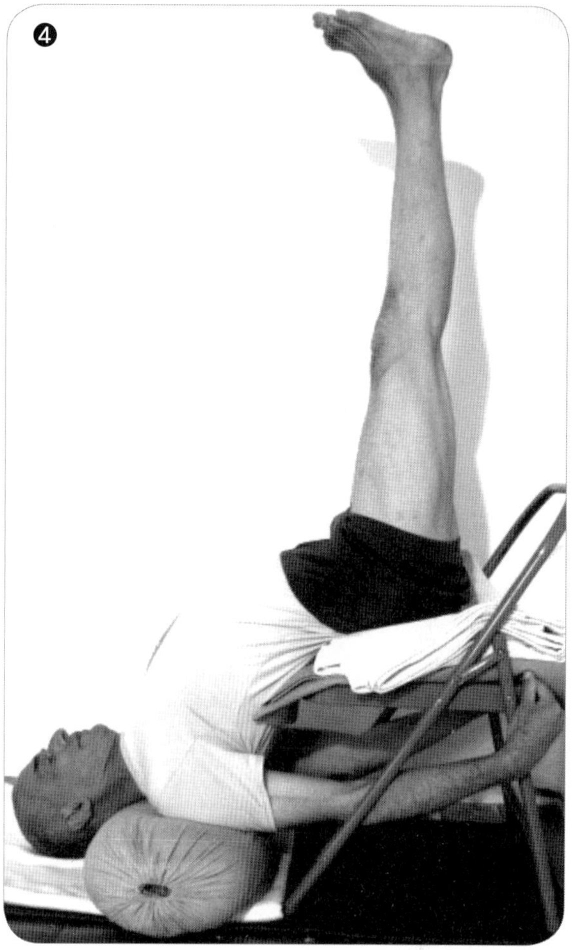

주의:

1. 벽을 사용하는 것은 선택사항이다. 이 자세를 벽 없이 수련할 수도 있다.
2. 목에 압박감이 들거나 의자의 좌석이 너무 높다면, 세 번 정도 접은 담요를 볼스터 아래에 둬서 어깨를 바닥으로부터 들어올린다(여기서 보여주지는 않는다).
3. 의자 좌석이 너무 낮다면, 접은 담요를 하나 더 의자 좌석에 놓고 천골을 받쳐준다❹.

의자 사르방가아사나의 변형 자세들

다리를 받다코나 아사나로 해서 발을 의자의 등받이에 올려놓을 수 있다.

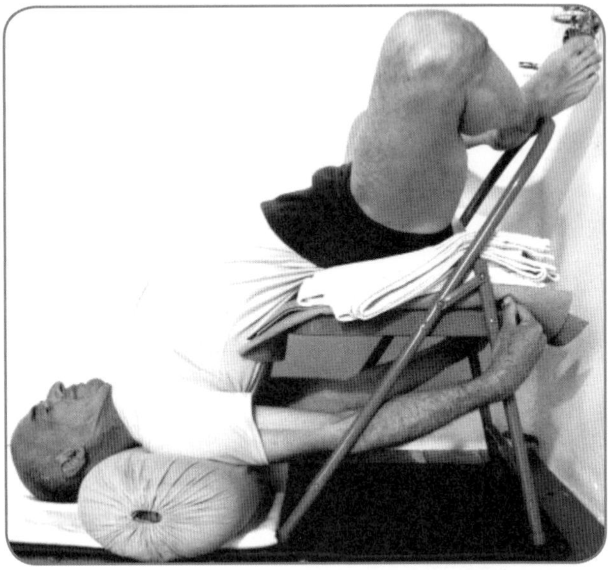

몇몇의 경우에는, 등받이에 벨트를 걸어 발을 좀 더 아래쪽으로 내리고 자세를 취하면 더 편안함을 느낄 수 있다.

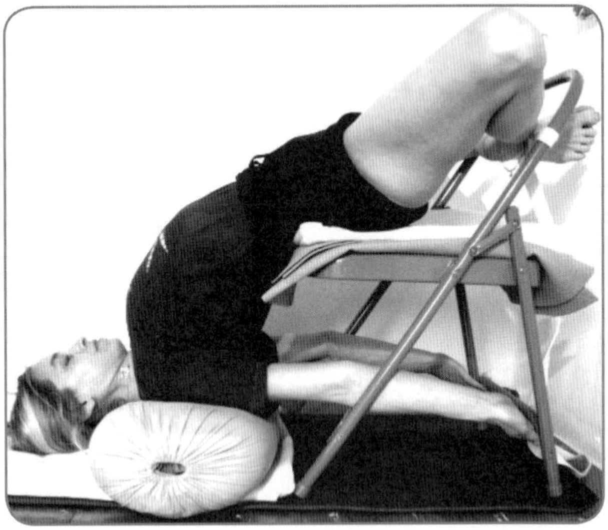

수련자의 다리를 파드마아사나로 할 수도 있다.

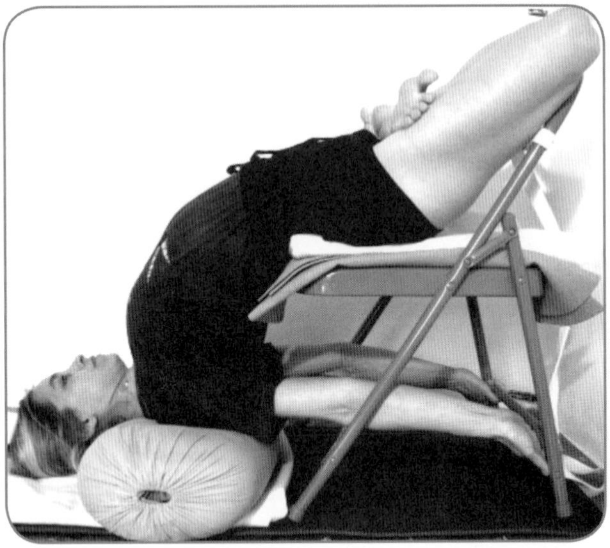

이러한 다리의 변형 자세들은 등을 더 들어올리고 가슴을 더욱 열 수 있게 한다.

의자의 앞쪽 다리에 팔꿈치를 걸어서 접으면 가슴 여는 동작을 더욱 심화시킬 수 있다.

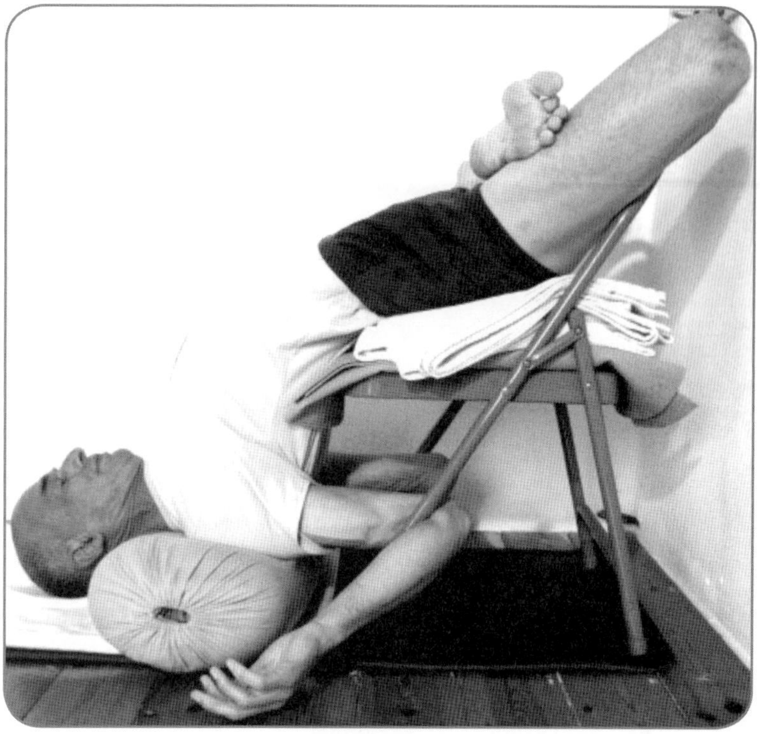

여기에서 사르방가아사나 자세를 취하고 다리를 핀다아사나로 할 수 있다.

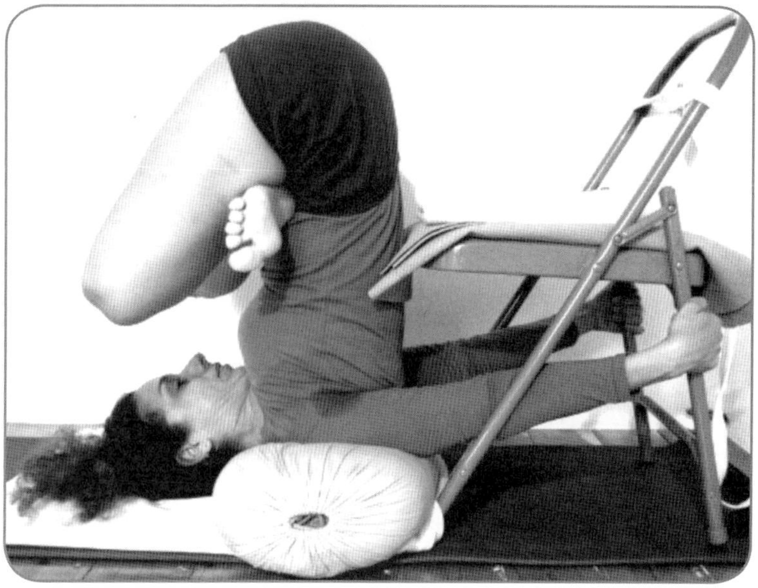

할라아사나와 변형 자세들(Halasana & Variations): 등을 의자에 댄다

할라아사나로 가기

- '의자 사르방가아사나'에서 다리를 바닥으로 내려 할라아사나를 한다. 다리를 곧게 뻗어 발가락 끝을 바닥에 댄다(만약 발가락이 바닥에 닿는 것이 어려우면 높이가 낮은 의자를 발가락 바로 아래에 놓는다).
- 의자를 계속 잡고 있는다.
- 이제 의자를 몸 쪽으로 당겨 의자의 좌석 앞쪽 가장자리로 등을 받쳐준다. 가능하다면 팔꿈치로 의자의 앞다리를 감는다❶.

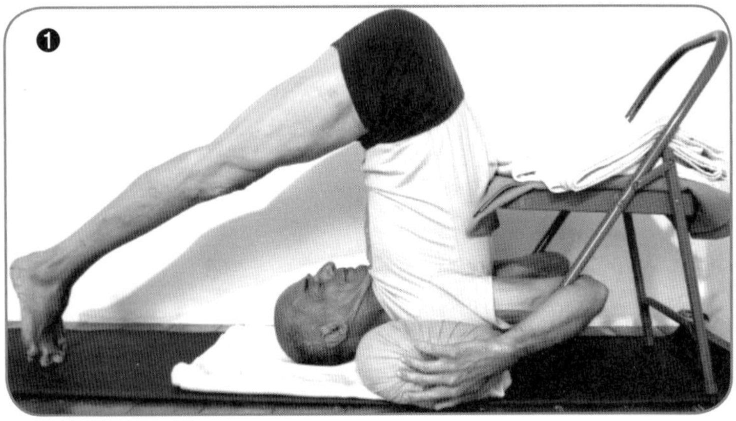

- 이제 다시 사르방가아사나로 몸을 들어올린다. 이번에는 원래 자세처럼 몸이 수직이어야 한다❷.
- 다리 한쪽을 바닥으로 내려 에카 파다 사르방가아사나(Eka Pada Sarvangasana, 『LOY』, 사진 250 참고)를 한다❸. 그 다음에 다리를 바꿔서 바닥으로 내린다.

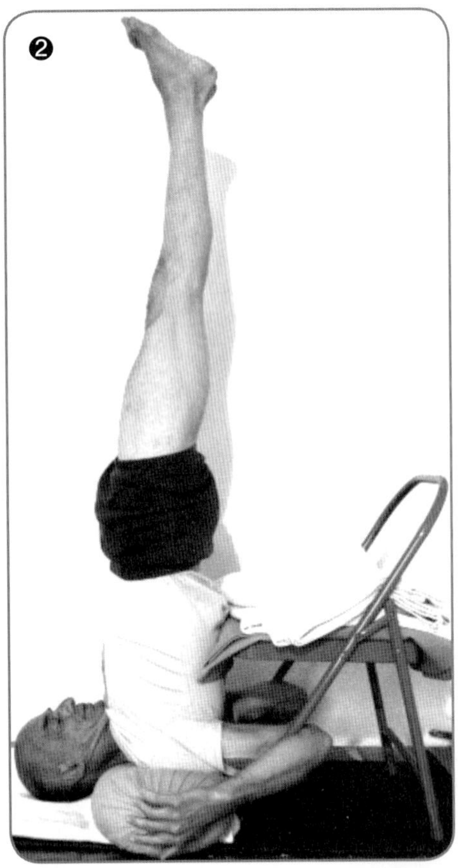

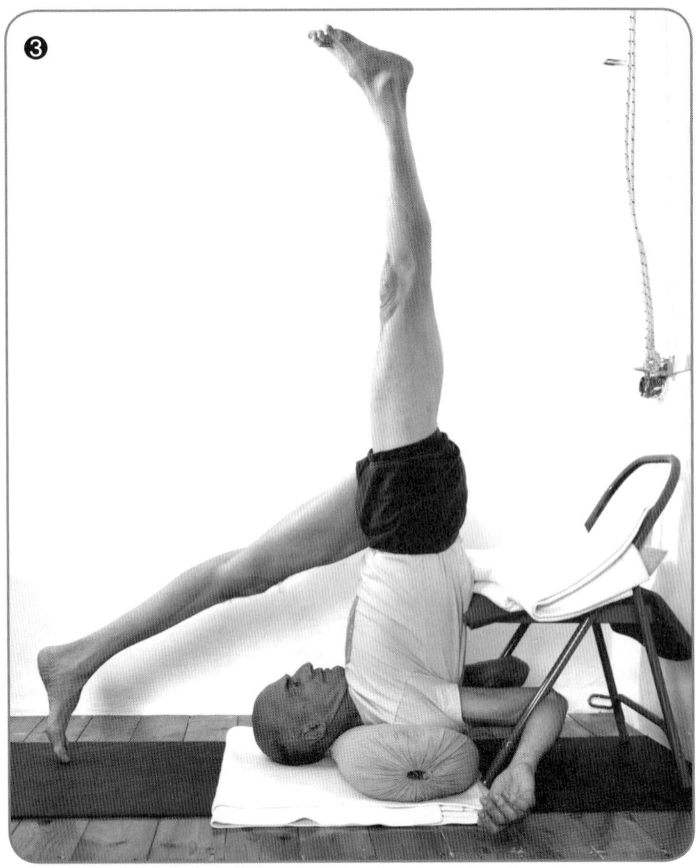

- 다리 한쪽을 옆으로 내려 파르스바이카 파다 사르방가아사나(Parsvaika Pada Sarvangasana, 『LOY』, 사진 251 참고)를 한다❹. 그 다음에 다리를 바꿔 측면 바닥으로 내린다.
- 그 뒤 할라아사나로 돌아가고, 사르방가아사나 자세에서 카르나피다아사(Karnapidasana), 숩타 코나아사나(Supta Konasana), 핀다아사나(『LOY』, 사진 269 참고) 등과 같은 변형 자세들을 수련한다(여기서는 파르스바 할라아사나[Parsva Halasana]만 보여준다❺).

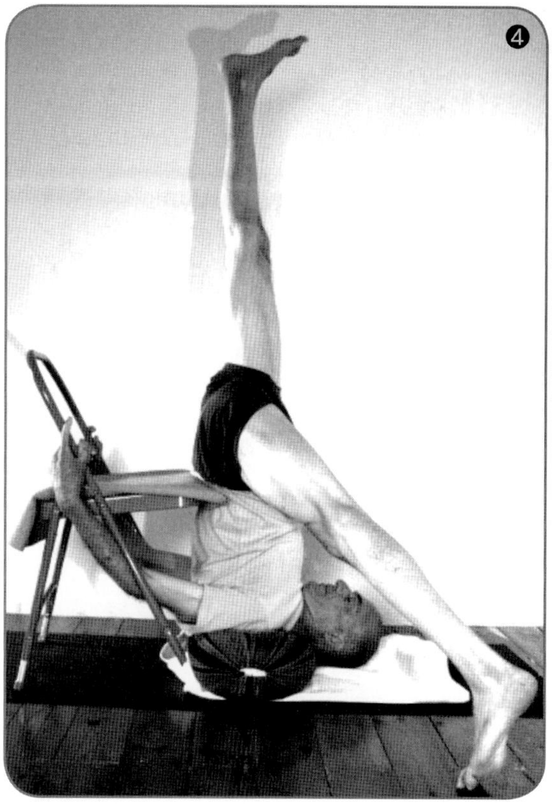

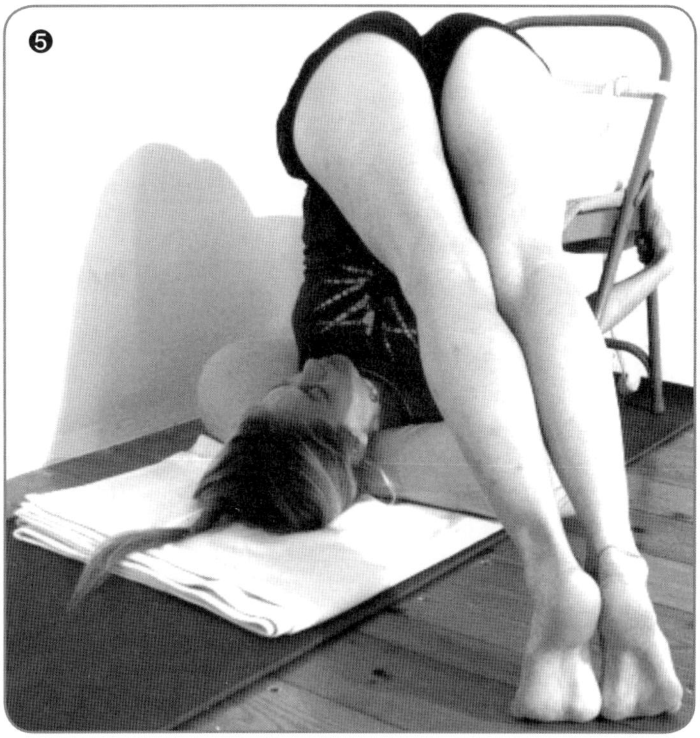

아르다 할라아사나와 변형 자세들(발을 의자 위에 놓는다)

완전한 할라아사나는 발가락을 바닥에 두고 수련한다. 할라아사나의 변형 자세들은 발가락을 좌석에 놓는데, 이것을 아르다(반, half) 할라아사나(Ardha Halasana)라고 부른다.

자세에 들어가기

- 접은 담요를 4~6개 정도 쌓아서 팔과 어깨의 받침대로 사용한다.
- 의자를 머리가 놓이는 담요의 가장자리로부터 적절한 거리에 놓는다.
- 등을 담요 위에 대고 누워서 어깨는 담요 가장자리에서 5cm(2인치) 정도 떨어진 곳에 얹고, 머리는 바닥에 놓는다(머리의 완충작용을 위해 여분의 담요를 담요더미 아래에 포갤 것을 권장한다).
- 엉덩이를 들어올려 머리 위에 있는 의자 좌석 위에 발가락이 닿을 때까지 몸을 뒤로 굴린다.
- 팔을 등 뒤로 곧게 뻗고, 깍지 낀 손가락과 팔꿈치를 바닥으로 누른다. 다리를 곧게 뻗고, 허벅지 앞부분을 들어올리고 무릎을 꽉 조인다❶.
- 아르다 할라아사나를 몇 분 정도 유지한 뒤에 오른다리를 들어올리고❷, 이후 다리를 바꿔서 위로 들어올린다.
- 마지막으로 두 다리를 (하나씩) 들어올려서 사르방가아사나 자세를 할 수 있다.

❶
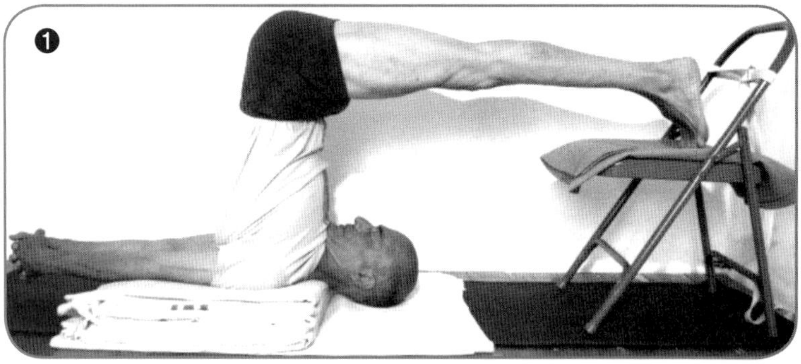

❷
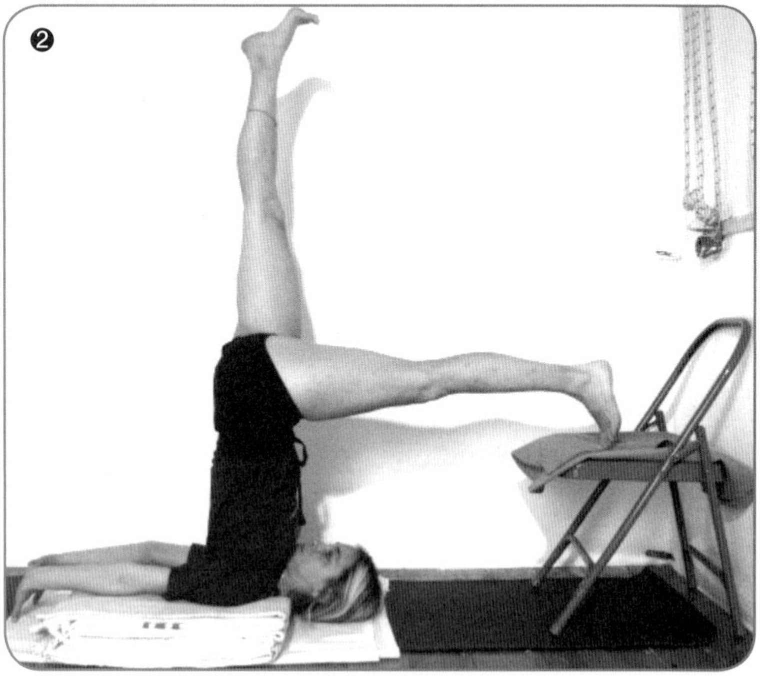

➲ 거기에서 의자를 머리쪽으로 더 끌어당겨서 다리를 접고 의자를 활용한 (아르다) 카르나피다아사나를 한다❸❹.

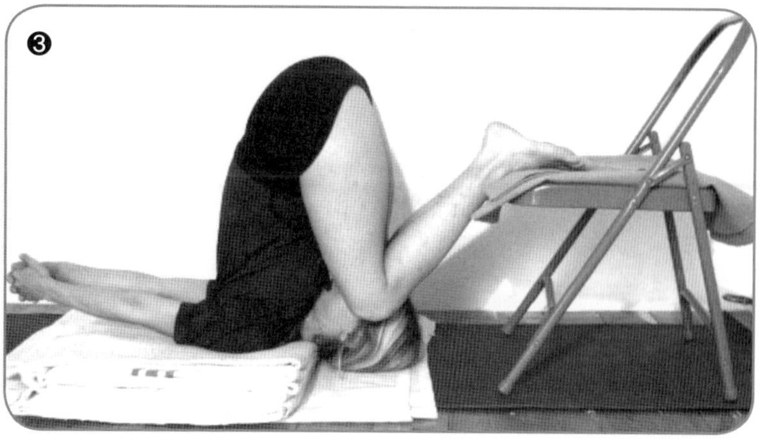

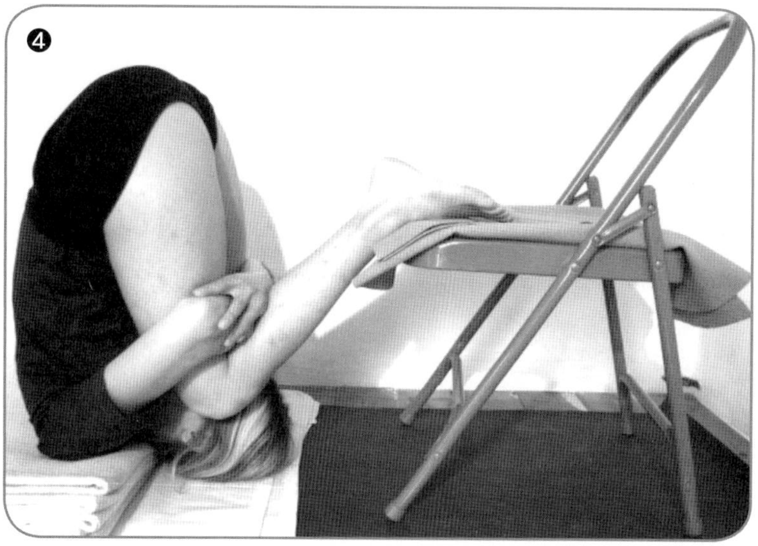

➲ 만약 파드마아사나로 다리를 접을 수 있다면, 의자를 활용하여 사르방가아사나에서 핀다아사나 자세를 한다❺.

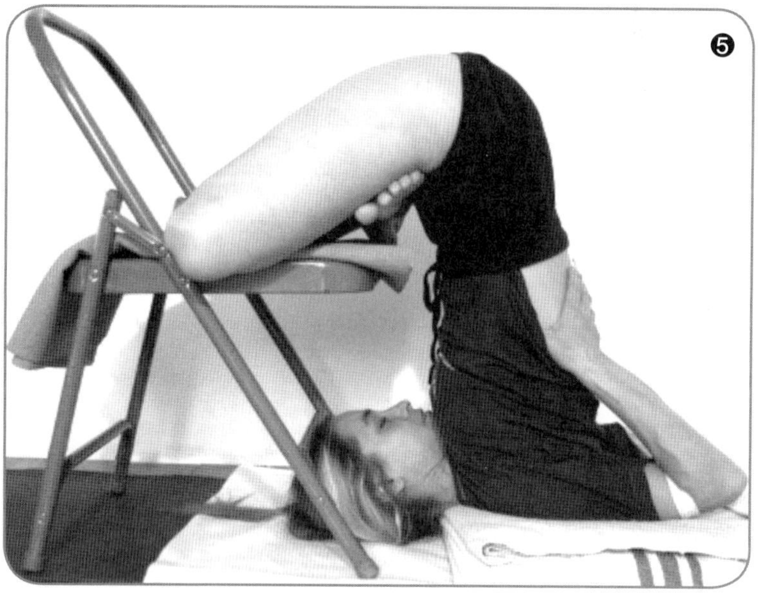

- 의자 2개를 담요더미에서 대각선으로 떨어진 곳에 놓고, 다리를 의자 좌석 위로 내려 파르스바이카 파다 사르방가아사나를 할 수 있다❶.

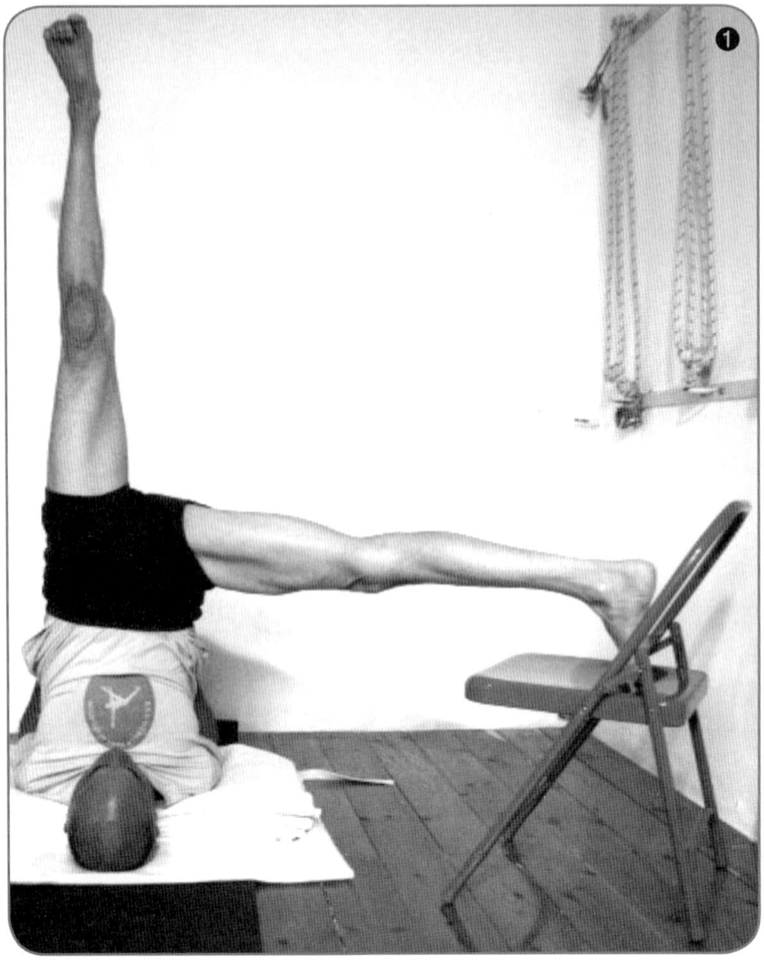

- 그 후, 두 다리를 모두 의자 위로 내려 (아르다) 숩타 코나아사나 자세를 한다❷.

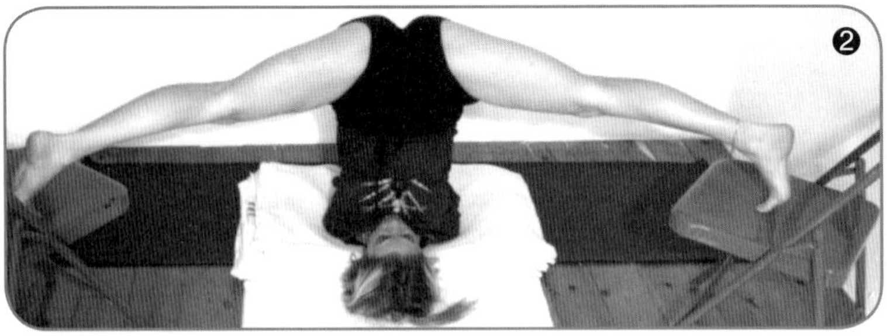

아르다 할라아사나는 사르방가아사나를 배우기 위해 추천할 수 있는 방법 중 하나이다. 많은 초보자들이 등의 윗부분을 들어올리는 것과 어깨의 윗부분으로만 몸을 지탱하는 것을 어려워한다. 아르다 할라아사나에서 발을 좀 더 높은 곳에 놓으면, 수련자는 이 동작을 좀 더 쉽게 할 수 있다.

주의:

수련자는 강한 팔다리 없이도, 등을 늘이고 이완하는 하나의 방법(원기를 회복시키는 아르다 할라아사나 참고. 105쪽)으로 이 자세를 수동적으로 수행할 수 있다.

니라람바 사르방가아사나(Niralamba Sarvangasana)

지금까지 소개한 의자 사르방가아사나는 등을 벽 쪽으로 향하게 해서 동작을 하는 것이었지만 벽을 정면에 두고도 할 수 있다. 이것은 니라람바(어떤 것도 지탱하지 않는) 사르방가아사나를 위한 예비동작이다. 왜냐하면 수련자는 (팔을 사용하여 등을 지탱하는 대신에) 손가락 끝으로만 벽을 밀어서 균형을 잡게 되기 때문이다.

의자에서부터 자세를 시작하기

- 의자를 벽을 향해 약 0.5미터(20인치) 정도 떨어진 곳에 놓는다.
- 의자와 벽 사이에 담요를 펼쳐놓고 그 위에 볼스터를 하나 놓는다. 벽과 볼스터 사이에 머리와 목을 놓을 수 있을 정도의 충분한 공간을 확보한다.
- 의자에 앉고 앞에서 설명한 방법에 따라 의자 사르방가아사나(92쪽 참고) 자세를 한다.
- 몸을 의자로부터 떨어뜨려 다리를 위로 들어올리고 발가락을 벽에 댄다.
- 팔을 벽 쪽으로 가져가 손가락 끝을 벽에 댄다. 이러한 방식으로 몸을 지탱하고 자세를 유지한다(이것이 니라람바 사르방가아사나 I이다. 『LOY』, 사진 236 참고)❶.
- 다음으로 팔을 몸의 측면과 나란히 해서 위로 뻗는다(이것이 니라람바 사르방가아사나 II이다. 『LOY』, 사진 236 참고)❷.

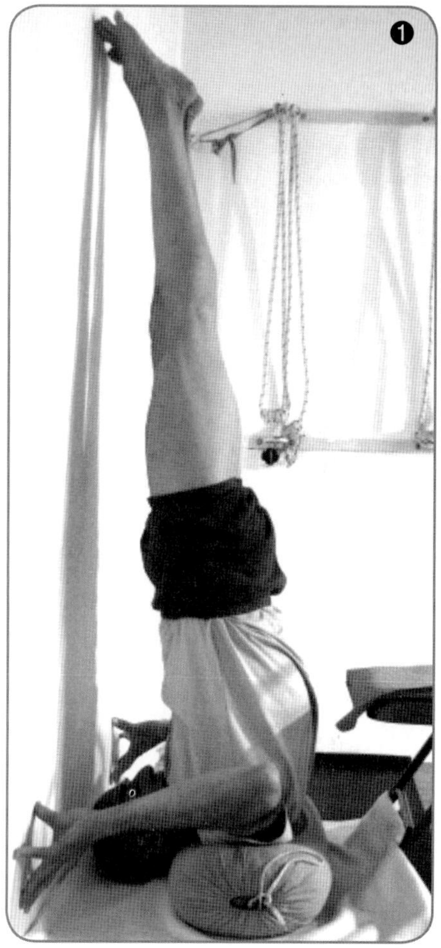

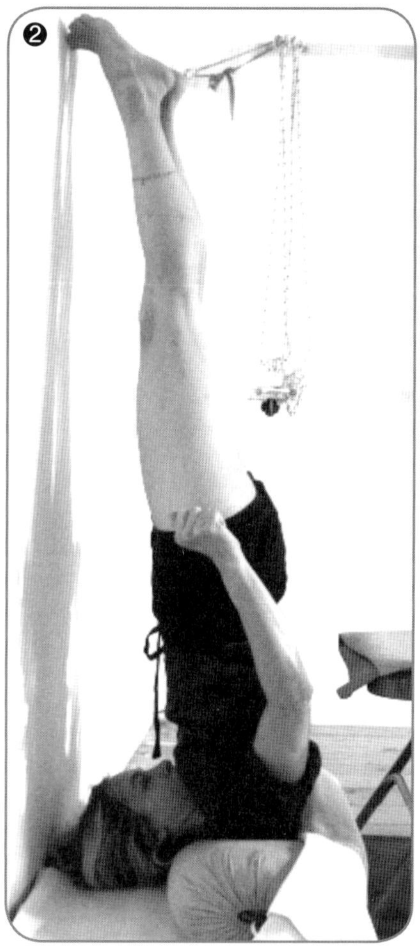

거기에서부터 의자와 벽을 활용해 다음에 나오는 방법에 따라 카르나피다아사나와 숩타코나아사나를 수행할 수 있다.

➲ 팔을 뒤로 움직여 의자 아래로 집어넣어 의자의 뒤쪽 다리를 잡는다.

➲ 무릎을 구부려 정강이와 발등을 벽에 댄다❸.

➲ 그 상태에서 숩타 코나아사나로 다리를 하나씩 넓게 벌리고 엉덩이를 벽 쪽으로 굴린다❹❺.

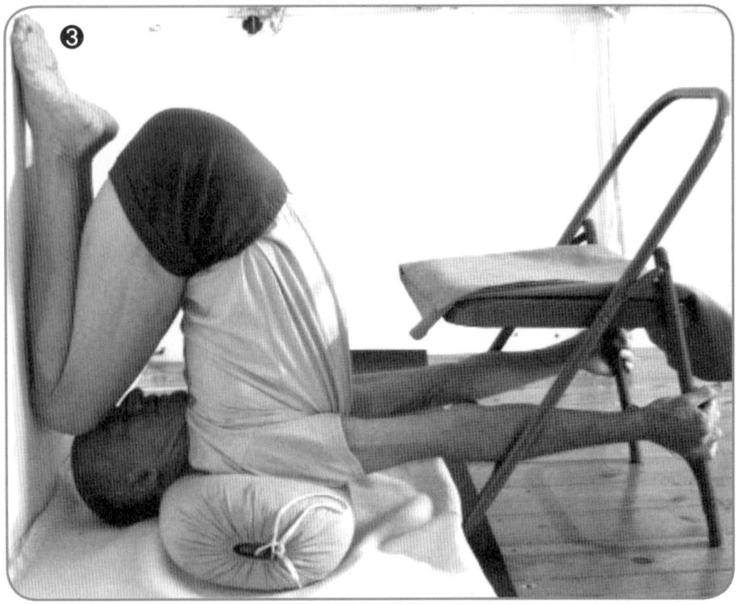

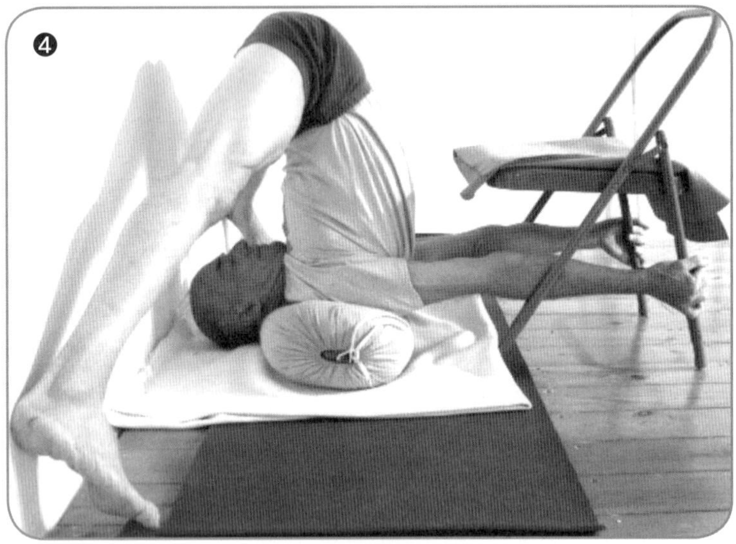

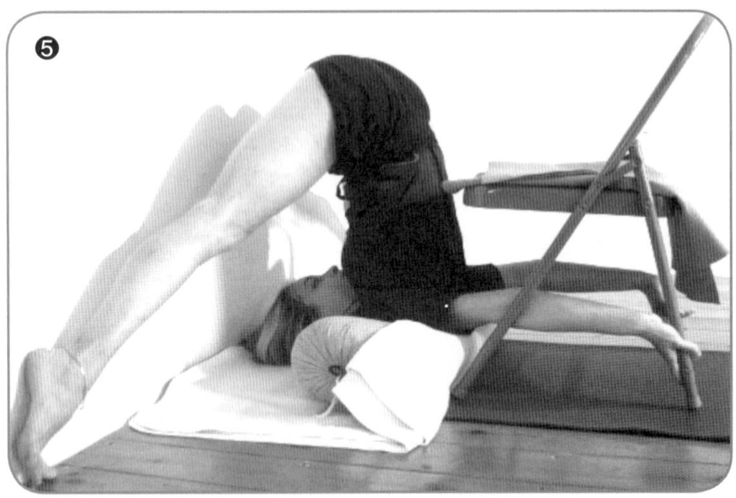

벽 할라아사나와 사르방가아사나(Wall Halasana and Sarvangasana)

수련자는 등을 벽에 기대고 할라아사나와 살람바 사르방가아사나를 수련할 수 있다. 이 자세는 원기를 회복시키고 매우 이완된 방식으로 이 자세를 취하는 하나의 방법이다. 바닥에서부터 몸을 굴려 자세를 취할 수 있지만 이는 좀 더 어려운 방법이다. 의자를 활용하면 좀 더 쉽게 자세를 시작하고, 할라아사나와 그 변형 자세를 할 때 다리를 잘 지탱할 수 있다.

의자에서부터 자세를 시작하기

- 의자를 벽을 향해 약 0.5미터(20인치) 정도 떨어진 곳에 놓는다.
- 의자와 벽 사이에 담요를 놓고 그 위에 볼스터를 놓는다. 볼스터는 벽에 닿아 있어야 한다. 때로는 볼스터 하나로 충분하지 않을 수도 있다. 이러한 경우에는 세 번 접은 담요를 볼스터 아래에 놓는다.
- 의자 위에 무릎을 꿇고 앉아 손바닥을 볼스터 위에 놓는다❶.
- 팔로 몸의 움직임을 통제하면서 몸을 서서히 바닥으로 내린다❷.
- 머리를 안으로 굴려 어깨를 볼스터 위에 놓는다. 어깨를 뒤에 있는 벽 쪽으로 움직이면서 등을 벽에 기댄다. 다리를 의자 위에 놓는다. 이것이 아르다 할라아사나이다❸.

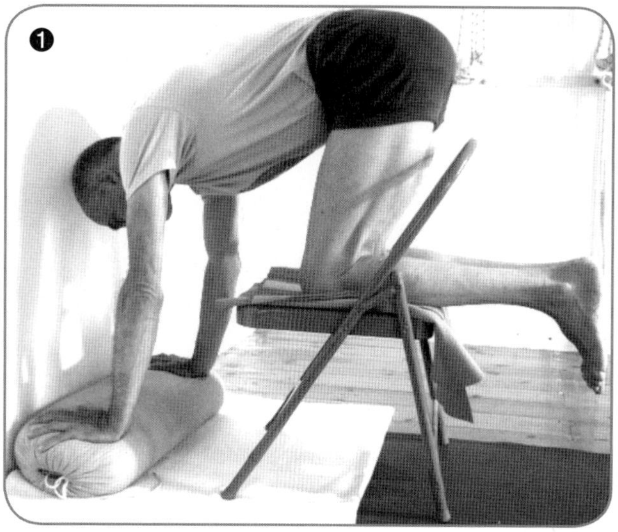

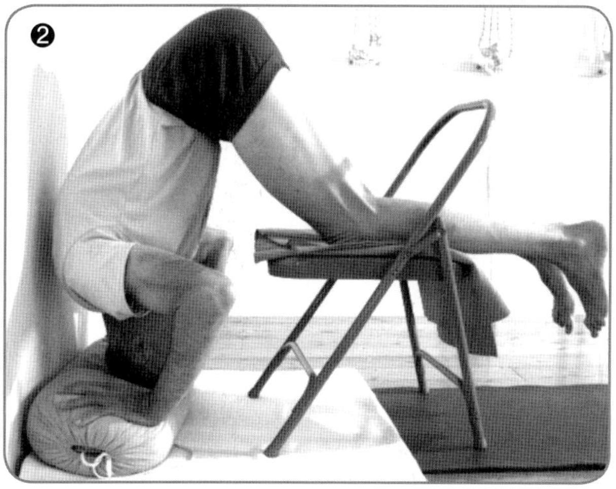

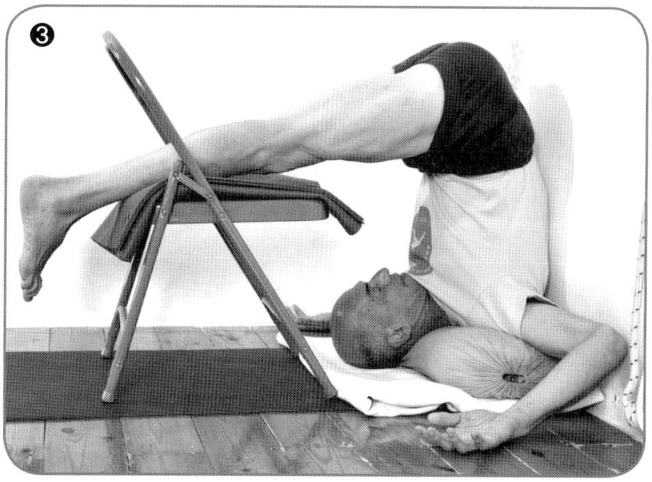

- 아르다 할라아사나를 몇 분간 유지한 후에 사르방가 아사나를 한다. 여기서 등 전체를 벽에 댄다❹.
- 벽과 골반 사이에 폼블록을 두어 골반을 지탱할 수 있다❺.

❹
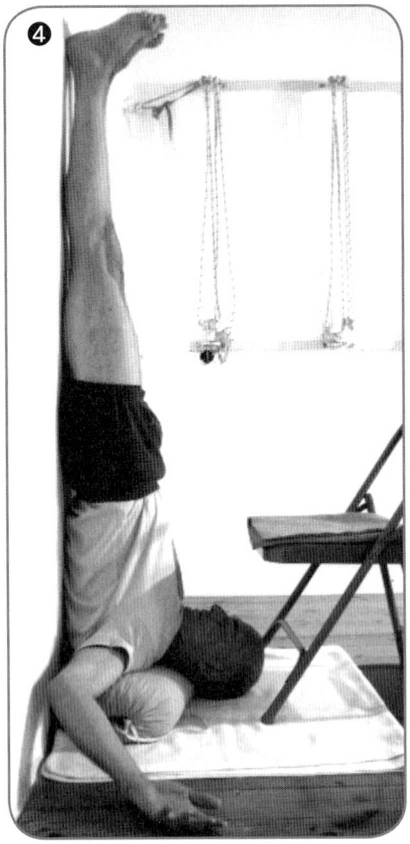

❺
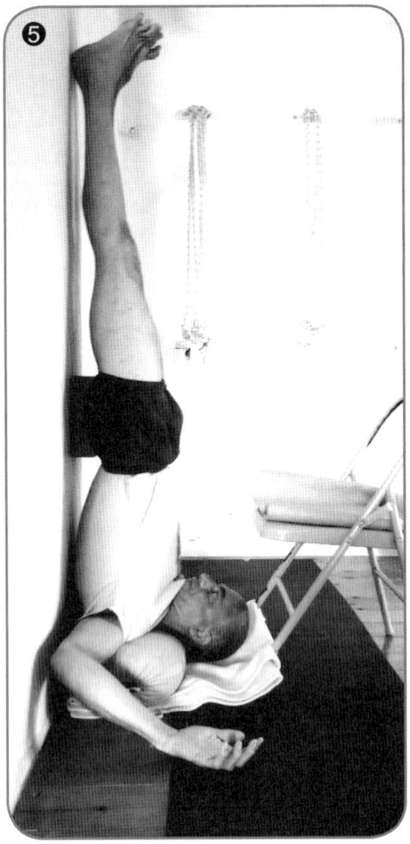

❻
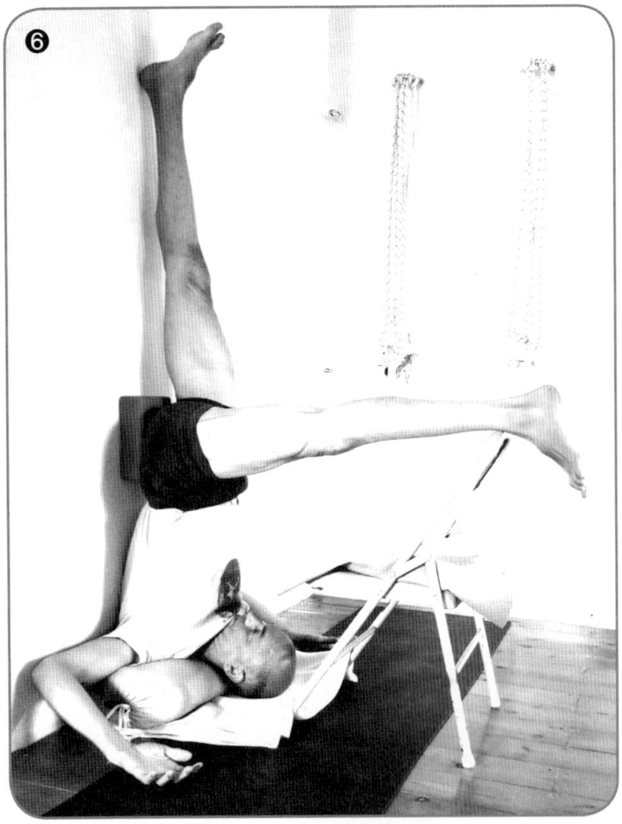

- 여기에서 에카 파다 사르방가아사나와 같은 몇 가지 변형 자세를 수련할 수 있다❻.
- 카르나피다아사나도 수련할 수 있다❼.

❼
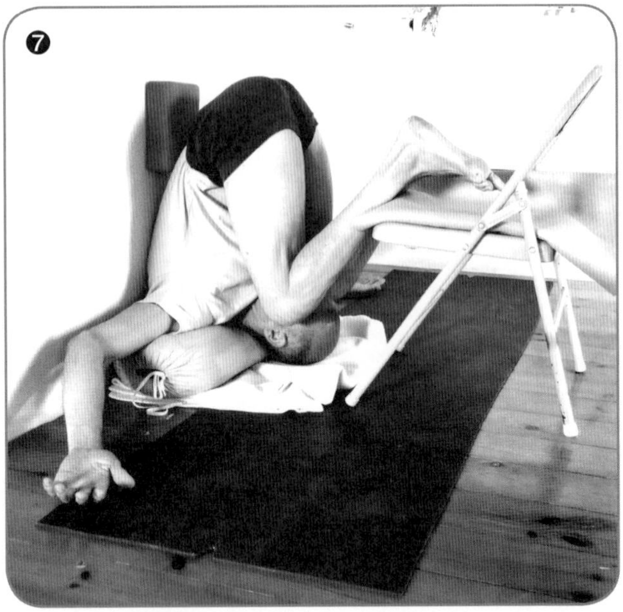

원기를 회복시키는 아르다 할라아사나

아르다 할라아사나에서 의자나 벤치를 활용해 허벅지를 지탱할 수 있다. 이것은 매우 이완된 자세이다. 이 변형 자세는 뇌를 차분하게 하고 스트레스를 줄여준다. 허리의 문제도 완화할 수 있다.

- 의자를 놓고 의자 옆으로 담요를 펼친다. 2개의 볼스터를 T자 모양으로 놓는다. 하나는 어깨를, 나머지는 '이륙하기(자세에 도입하기)'와 '착륙하기(자세에서 나오기)'를 위한 것이다. 좌석에 접은 담요 1~2개를 놓는다❶.

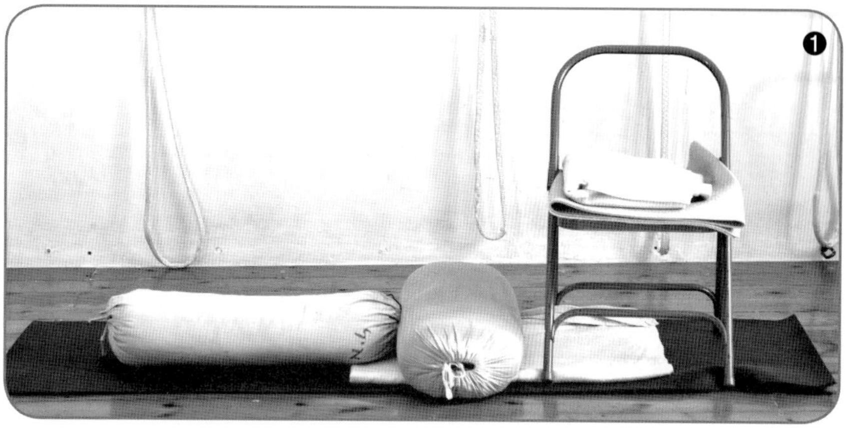

의자의 옆(측면)을 이용하는 것은 가로바 때문에 의자의 정면 아래로는 머리를 넣을 수 없기 때문이다(만약 의자에 가로바가 없다면 의자의 앞쪽에 어깨를 받쳐주는 볼스터를 놓을 수 있다).

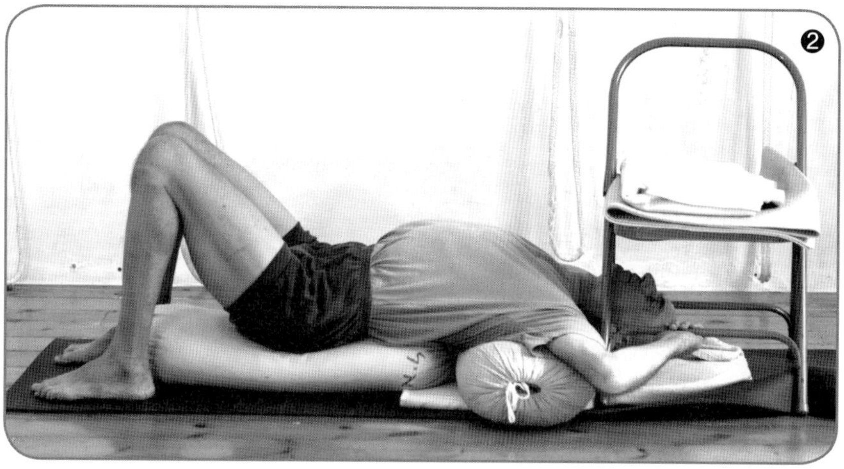

- 어깨는 가로로 놓인 볼스터 위에 두고, 등은 수직으로 된 볼스터 위에, 머리는 의자 아래에 놓고 눕는다❷.
- 몸을 위로 들어올려서 다리를 의자 위에 올려 지탱한다.
- 팔을 뒤로 뻗는다. 손가락 깍지를 끼고 세로로 놓인 볼스터 위에 놓일 때까지 등 뒤로 가져간다.
- 이제 깍지를 풀어 팔을 옆으로 가져가고 이 자세에서 이완한다❸.

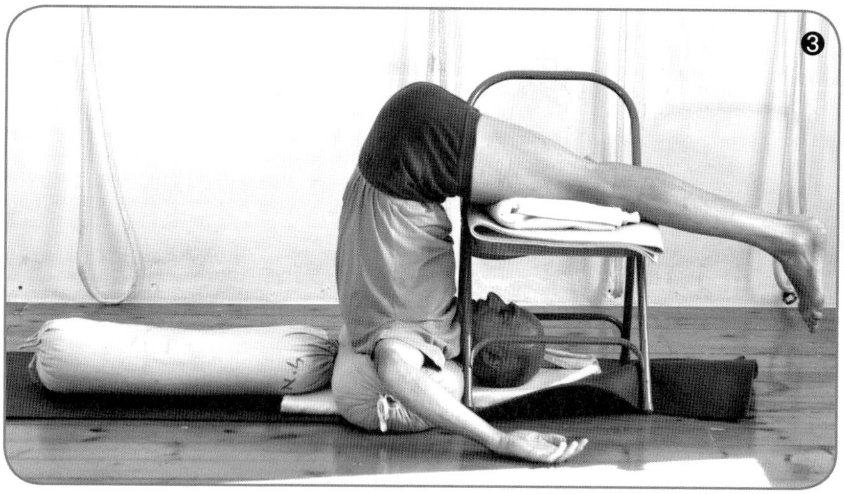

세투 반다 사르방가아사나(Setu Bandha Sarvangasana)

이 자세는 사르방가아사나 고리(Cycle)의 일부분이다. 고급 수련자는 사르방가아사나에서 등을 활 모양(arch)으로 만들어 자세에 들어간다. 이러한 동작을 익히는 데 의자를 사용할 수 있다. 의자를 활용하면 다리를 좀 더 높은 곳에 둘 수 있고, 수련자는 다리를 완전히 바닥으로 떨어뜨리는 대신에 반만 아래로 떨어뜨릴 수 있다.

의자를 지탱하는 데 활용하기

- 사르방가아사나를 위해 사용했던 담요더미를 아르다 할라아사나와 변형 자세들(발을 의자 위에 놓는다. 98쪽)에서 설명했던 대로 준비한다.
- 의자를 수련자의 등 쪽으로 향하게 해서 담요더미(단)로부터 적절한 거리에 놓는다. 의자를 벽 앞에 둘 수 있지만 반드시 그래야만 하는 것은 아니다.
- 살람바 사르방가아사나를 한 뒤에 등을 활 모양으로 만들고 무릎을 구부려서 다리를 하나씩 의자에 놓는다❶.
- 다리를 곧게 뻗는다. 만약 의자를 벽 앞에 두었다면 발로 벽을 민다. 이 동작은 가슴을 열고 등을 활 모양으로 만드는 것을 증가시킬 것이다❷.

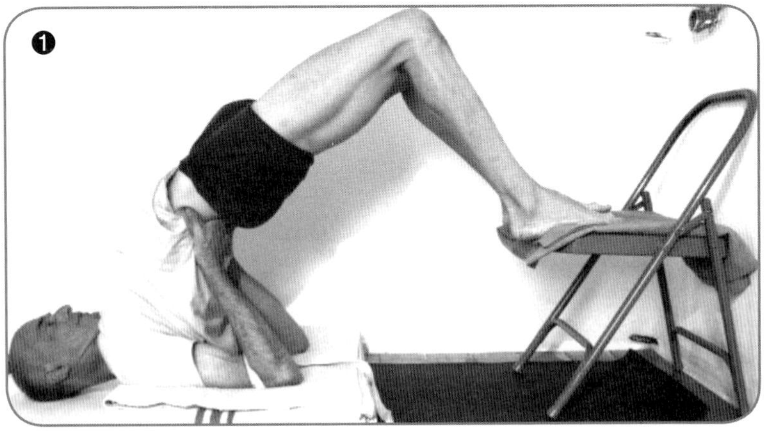
❶

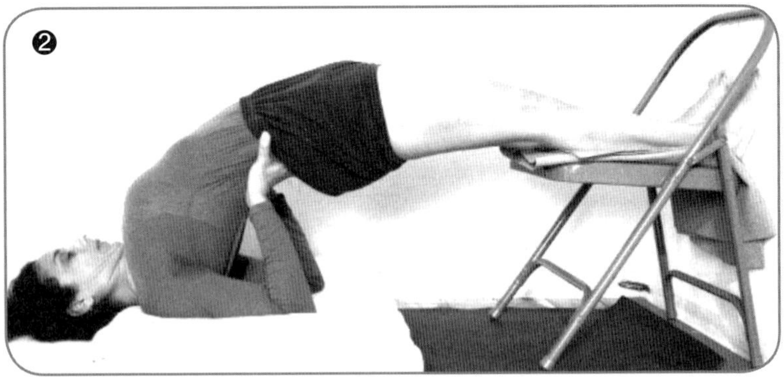
❷

여기에서부터 수련자는 다른 흥미로운 변형 자세들로 연결할 수 있다.

예를 들어 에카 파다 세투 반다 사르방가아사나로 다리를 하나씩 들어올린다(『LOY』, 사진 260 참고)❸.

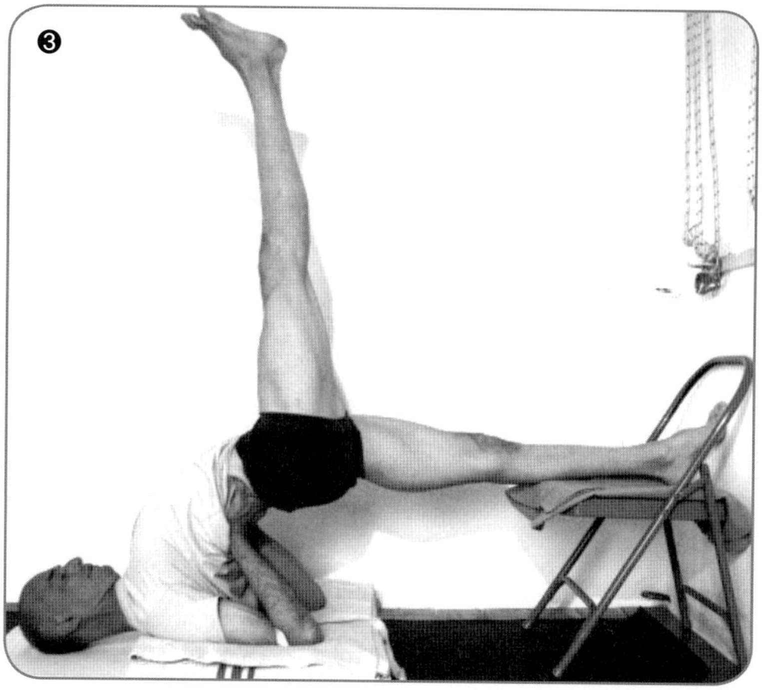

또는 다리를 파드마아사나로 해서 의자 위에 놓고 웃타나 파드마 마유라아사나를 한다(마지막 자세에서 무릎을 완전히 바닥으로 내려야 하는 것을 기억한다. 『LOY』, 사진 267 참고)❹.

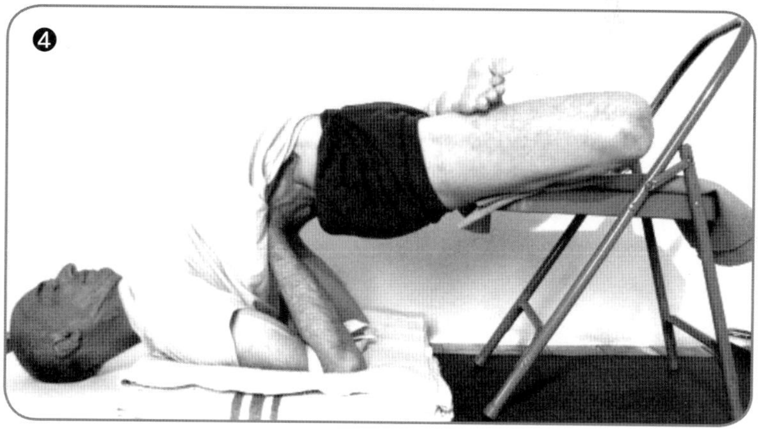

또한 의자를 측면 대각선으로 놓고 의자의 등받이를 지탱해 파르스바 사르방가아사나(Parsva Sarvangasana, 『LOY』, 사진 254 참고)❶❷와 파르스바이카 파다 세투 반다 사르방가아사나(Parsvaika Pada Setu Bandha Sarvangasana)❸를 할 수 있다. 수련자는 의자 2개가 필요할 것이다(또는 누군가가 의자를 옆에서 반대쪽으로 옮겨줘야 할 것이다).

❶

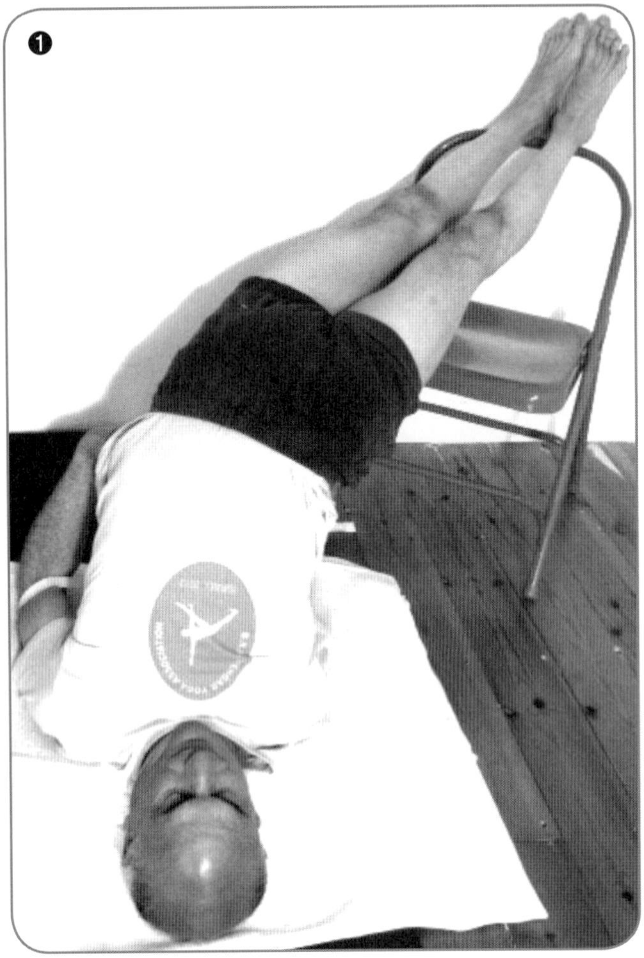

❷

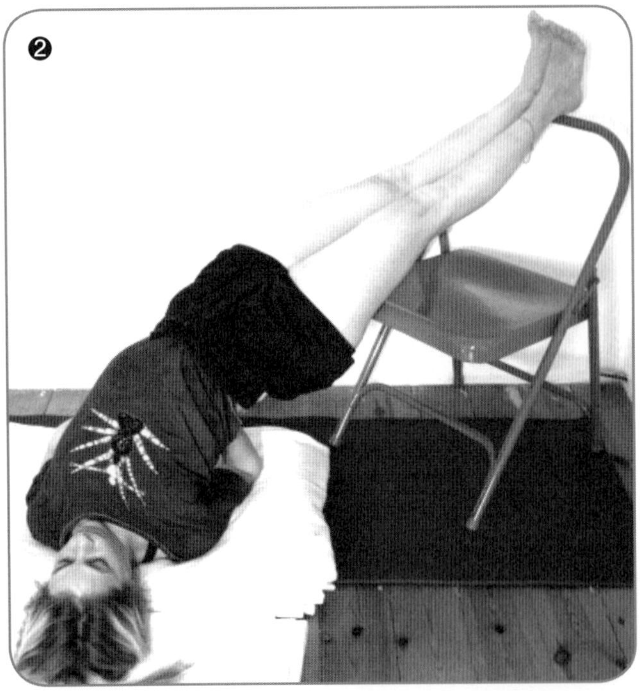

❸

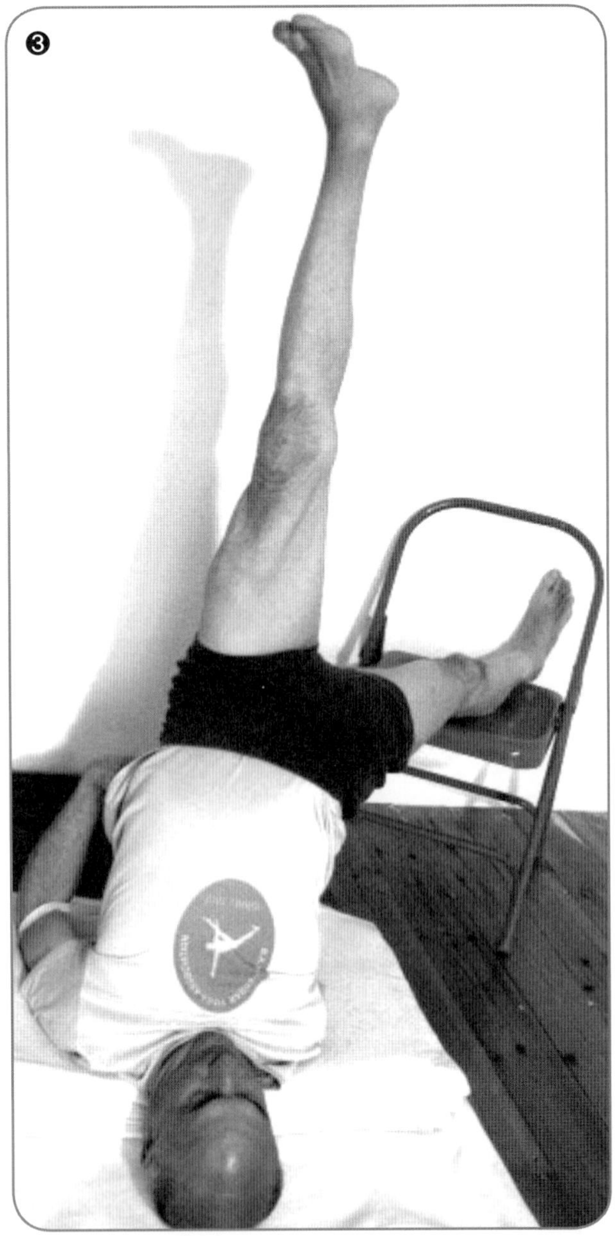

제6장: 후굴 – 푸르바 프라타나 스티티(Purva Pratana Sthiti)

의자의 활용은 많은 방법들을 가능하게 한다. 가슴을 여는 것, 허리를 길게 늘이는 것, 독립적으로 등을 활 모양으로 만들기 위한 준비작용, 즉 등 근육을 작용시키는 것이다.

살라바아사나(Salabasana)

수련자는 의자를 활용하여 살라바아사나에서의 가슴 동작을 익힐 수 있다. 손바닥으로 의자의 좌석을 지탱하고 아래로 눌러 등 상부를 활 모양으로 만들면서 가슴을 들어올린다.

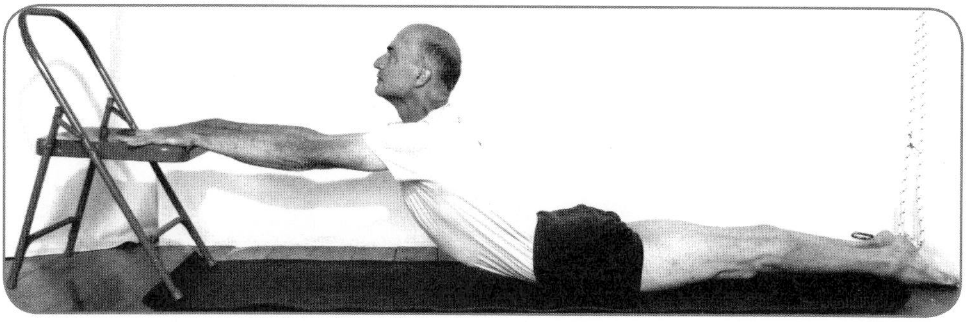

살라바아사나의 이 변형 자세는 팔을 앞으로 뻗어 손으로 몸을 지탱하는 것으로, 특히 요통으로 고통받는 사람들에게 유용하다. 이 자세는 요추위에 적정한 무게감만 주면서도 등 근육이 작용할 수 있게 하는 데 좋다.

우르드바 무카 스바나아사나

이 자세에서는 팔을 사용하여 가슴을 들어올려 연다. 많은 사람들이 가슴을 들어올리고 여는 동작을 할 때 팔이 너무 짧다고 느낀다. 의자를 활용해서 이것을 보완할 수 있다.

변형 자세 1 : 손을 등받이에 놓기

- 의자의 등받이가 몸을 향하게 해서 수련자 앞에 놓는다.
- 등받이를 잡고 앞쪽 사타구니가 의자의 등받이에 닿을 때까지 골반을 앞으로 움직인다.
- 이제 등을 활 모양으로 만들고 어깨는 뒤로 돌려 내린다. 척추와 목을 늘려 위를 본다❶. 꼬리뼈를 안으로 넣고 무릎을 꽉 조인다. 가슴을 들어올려서 연다.

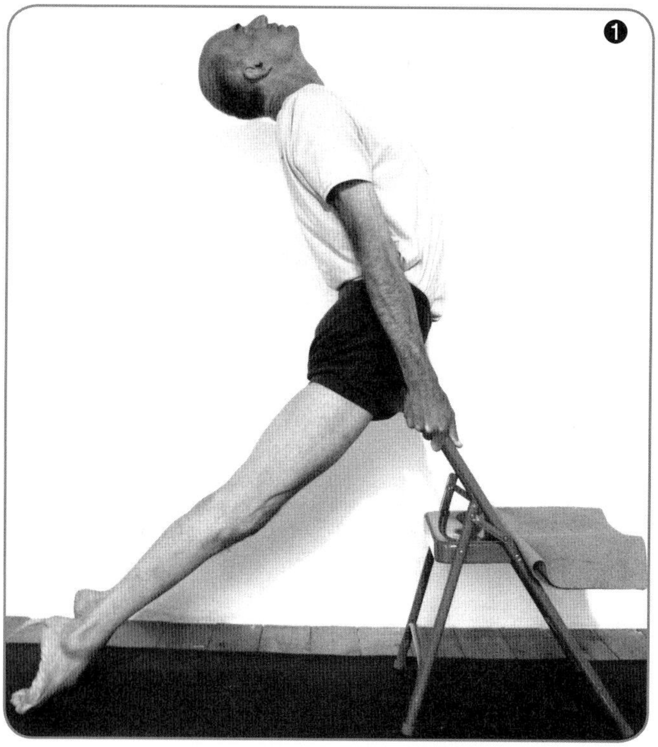
❶

전형적인 자세와 비교했을 때, 의자를 활용하면 팔의 부담감은 줄어들고, 가슴을 좀 더 쉽게 들어올릴 수 있으며 다리 동작에 더 집중할 수 있다.

변형 자세 2: 손을 좌석에 놓기

- 의자의 좌석이 몸을 향하게 해서, 의자를 수련자의 앞에 놓는다. 손바닥을 좌석 위에 놓는다. 사타구니의 앞쪽이 좌석에 닿을 때까지 골반을 앞으로 움직인다. 어깨를 뒤로 돌려 아래로 내린다. 목과 척추를 늘려서 위를 바라본다.
- 어깨를 뒤로 돌리기 위해 손바닥을 바깥으로 돌릴 수 있다❷.

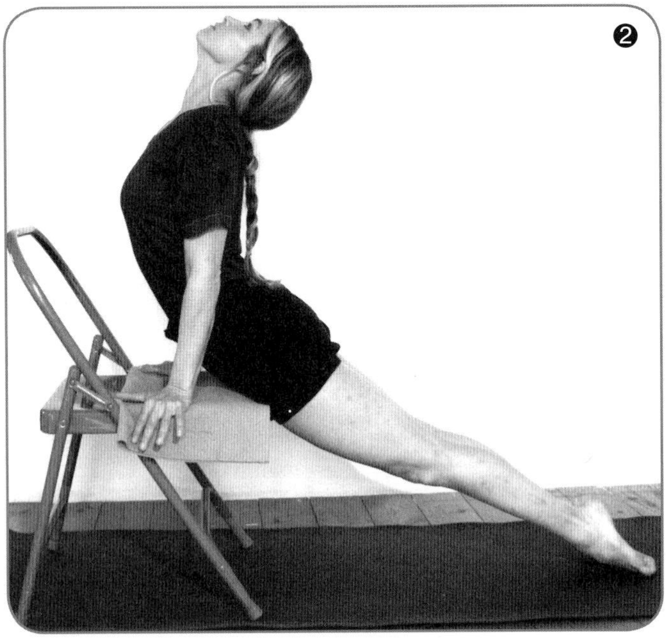

두 팔 사이에 가슴을 넣어서 앞쪽으로 움직인다. 만약 좌석이 수련자의 가슴보다 좁다면, 나무널빤지를 좌석 위에 놓고 그 끝에 손바닥을 위치시킨다(점성이 있는 매트를 나무널빤지에 놓아서 미끄러지는 것을 방지한다)❸.

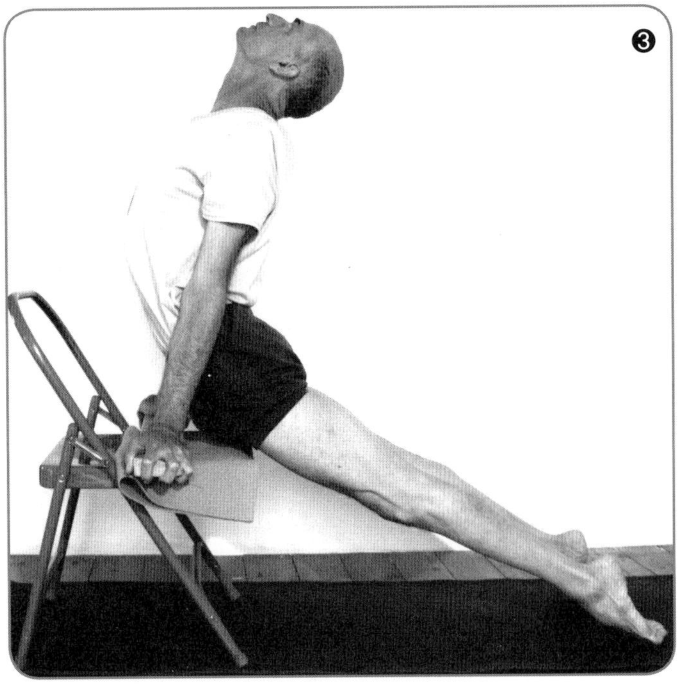

드위 파다 비파리타 단다아사나(Dwi Pada Viparita Dandasana)

이 아사나만 독립적으로 할 때는 등을 활 모양으로 하는 자세 중 매우 고급에 속하지만(『LOY』, 사진 516 참고), 의자를 활용하면 거의 모든 사람들이 이 자세를 취할 수 있고, 그 이점도 즐길 수 있다. 다음에 나오는 몇 가지 방법은 의자를 활용하는 변형 자세들이다.

변형 자세 1 : 다리를 의자의 등받이 아래로 집어넣기

이것은 원래 자세를 위한 전형적인 예비동작이다. 이 자세를 위해서는 벨트와 점성이 있는 매트가 필요하다. 대부분의 사람들은 (접은 담요를 사용하여) 의자의 좌석 높이를 조절하거나 (블록을 사용하여) 뒤꿈치 아래에 놓을 수 있다.

주의: 수련자의 골반은 좌석과 등받이를 통과해야 한다. 이러한 이유 때문에 원래 의자의 일부인 등받이의 금속판을 제거해야 한다.

자세를 하기 위해 다음의 지시를 따른다.

- 의자의 등받이가 벽을 향해 적절한 거리만큼 떨어진 곳에 의자를 놓는다. 앉아 있는 동안 뒤꿈치가 벽에 닿을 수 있어야 한다. 점성이 있는 매트를 좌석 위에 놓고 필요하다면 완충작용을 위해 그 위에 접은 담요를 얹는다.
- 등받이를 잡은 채로 견갑골을 좌석의 앞쪽 가장자리와 나란하게 해서 좌석 위에 등을 대고 눕는다. 벨트를 허벅지 위쪽에 감아 단단히 조인다.
- 가슴을 들어올리며 연다. 팔을 사용하여 견갑골을 활성화시킨다❶.
- 이 자세를 얼마간 유지하고 난 뒤에 견갑골이 좌석의 앞 가장자리를 바로 지날 때까지 몸을 바닥을 향해 더욱 더 아래로 미끄러지도록 한다. 팔을 의자의 앞쪽 다리들 사이로 집어넣어 (손바닥을 위로 향하게 해) 의자의 뒤쪽 가로바를 잡거나 (손바닥을 바깥쪽으로 해서) 의자의 뒤쪽 다리를 잡는다.
- 다리를 곧게 뻗어서 발과 뒤꿈치로 벽을 민다❷.

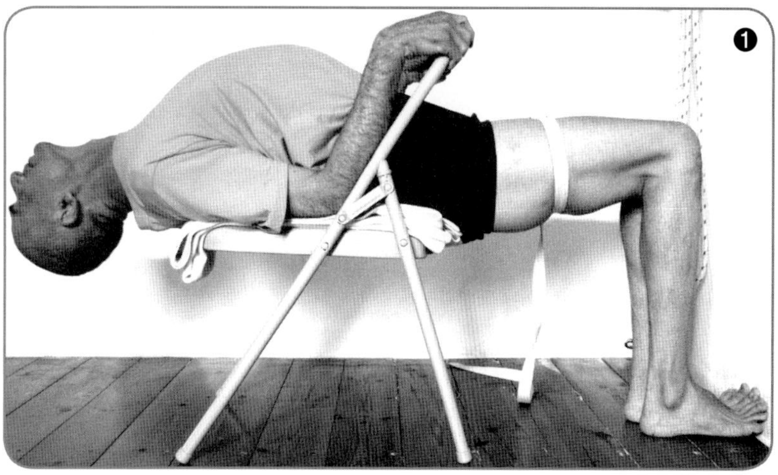
❶

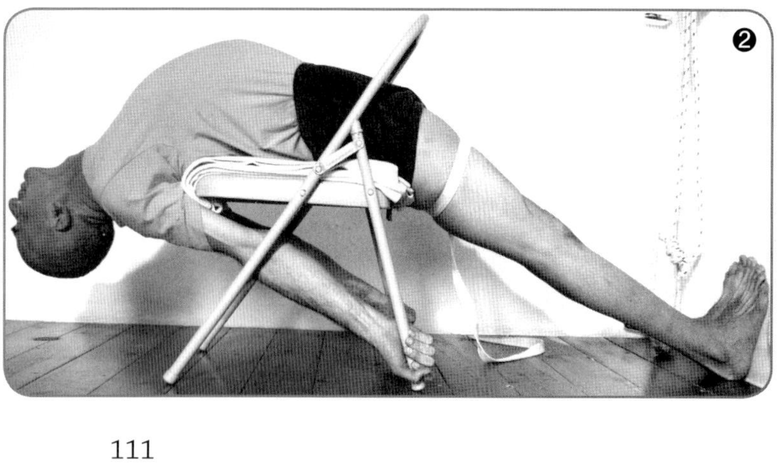
❷

- 만약 다리를 곧게 뻗는 것이 어렵다면 블록을 사용해서 뒤꿈치의 높이를 올린다❸.
- 몇 분 간 이 자세를 유지하고 난 뒤, 팔을 밖으로 빼서 머리 위에서 팔꿈치를 맞잡는다. 어깨를 계속 뒤로 돌린 상태에서 팔꿈치를 뻗어서 바닥 쪽으로 더욱 내린다❹.
- 그러고 난 뒤 팔을 뻗어 손등을 바닥에 둔다❺.

점차적으로 몸을 (머리 쪽으로) 미끄러지게 해서 등의 다른 부위를 사용할 수 있다. 발은 벽에서부터 멀리 떨어질 것이다.

가능하다면 팔을 의자의 앞쪽 다리에 걸어 구부리고 정수리를 바닥(또는 접은 담요 위)에 둔다. 이는 수련자를 좀 더 원래의 자세에 가깝도록 만들어준다❻.

이 자세를 유지하는 동안, 수련자는 B. K. S. Iyenga의 저서 『요가디피카』에서 '이 아주 신나는 이 자세는 가슴을 완전히 열면서 척추에 이상을 일으키지 않고 건강하게 유지한다. 이 자세는 마음을 평온하게 하는 효과가 있어서, 감정적으로 매우 불안해하는 사람들에게 매우 요긴하다'라고 한 이유를 깨달을 수 있을 것이다. 또한 이 자세는 심장을 부드럽게 자극하고 혈액순환을 증진시킨다.

이 자세에서 의자를 흔하게 사용하는 것은 매우 당연하다(인도 푸네에서 Prashant[B. K. S. Iyenga의 아들] Iyengar의 수업에서 이 자세를 한 시간 동안 수련했다).

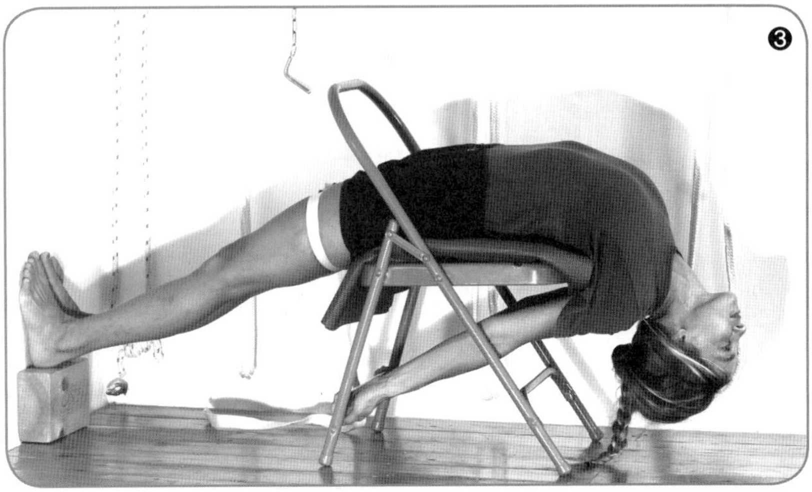
❸

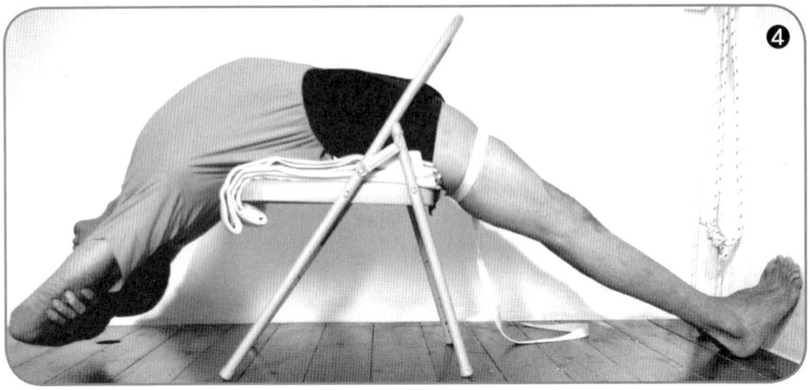
❹

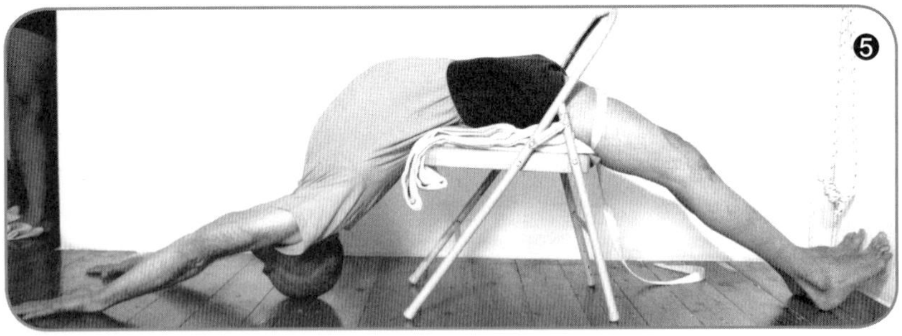
❺

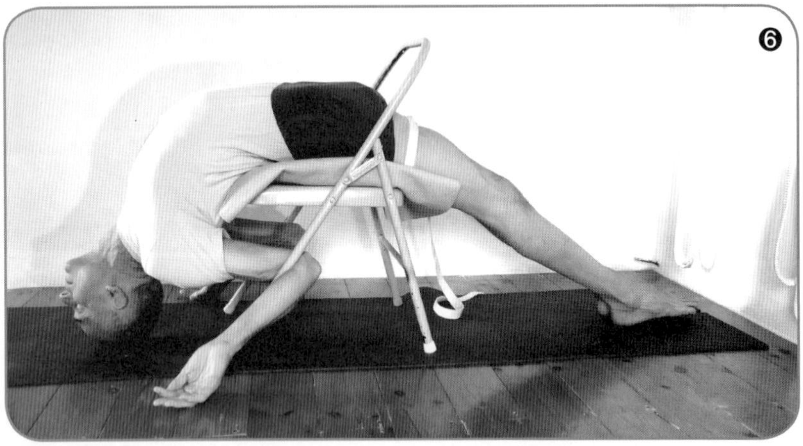
❻

의자를 활용한 비파리타 단다아사나(Viparita Dandasana)의 더 많은 변형 자세들
다음에 나오는 변형 자세들은 동일한 자세에서도 몇 가지 구체적인 효과를 강화시킨다.

1. 벨트로 골반 들어올리기

벨트를 사용하여 골반을 좀 더 높이 들어올릴 수 있다.

➲ 버클을 채우지 않은 벨트를 의자의 좌석에 놓는다.
➲ 의자 위에 앉아서 벨트를 천골대(sacral band) 주위에 두른다.
➲ 벨트의 양끝을 의자의 등받이 아래를 통과해 윗부분의 바에 교차해 둘러, 수련자의 몸 왼쪽을 감고, 벨트의 끝은 오른손으로 잡고 몸 오른쪽을 감고 있는 벨트 끝은 왼손으로 잡는다❶.
➲ 등을 의자의 좌석 가장자리 위를 지나게 활 모양으로 만들고 벨트 끝을 손으로 당겨 골반을 들어올린다❷.

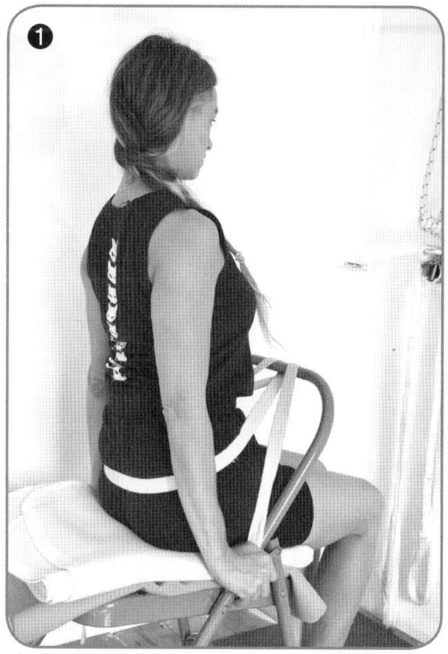
❶

이 변형 자세는 비교적 쉬운 동작이기 때문에 특히 어떤 이유(출산이나 질병 등)로 후굴자세를 얼마간 수련하지 못했을 때 워밍업 동작으로 좋다.

또한 등받이에 벨트를 걸고 단단하게 조여서 수련할 수도 있다❸.
등을 활 모양으로 만들어서 늘리는 동작의 효과를 증진시키기 위해, 다리를 뻗어 스트레칭을 하고 꼬리뼈는 더욱 안으로 넣는다❹.

수련자가 이 자세를 할 때 요통이 발생하면 골반을 위로 들어 올려서 통증을 완화할 수 있다.

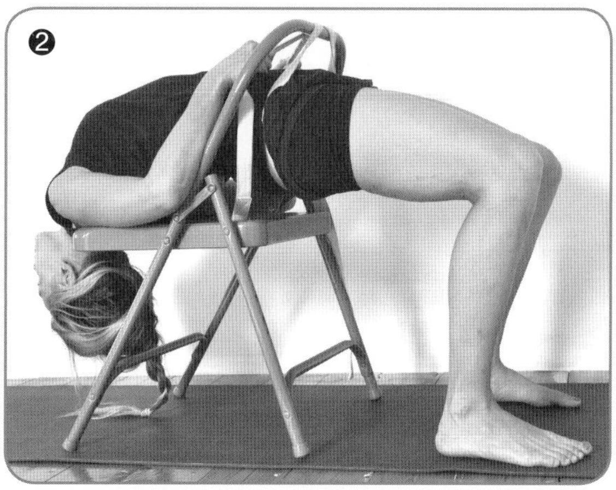
❷

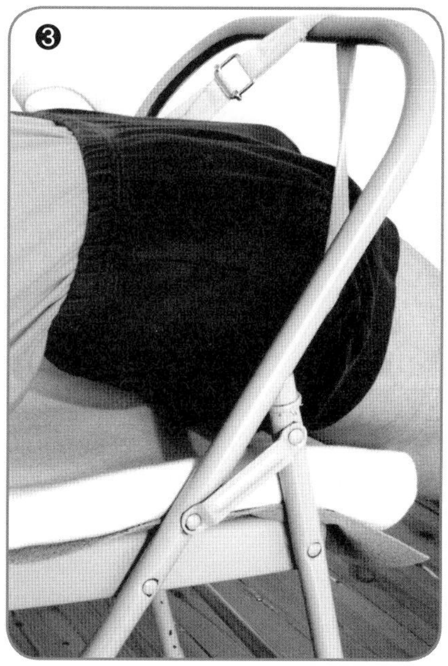
❸

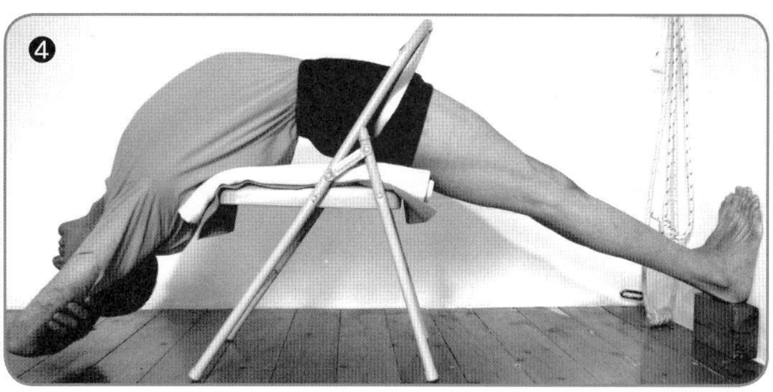
❹

2. 둥글게 만 매트 활용하기

둥글게 만 매트를 사용하면 동작을 증진시키고 이 자세에서 발생할 수 있는 몇 가지 문제들을 완화시킬 수 있다.

i) 천골-미골(꼬리뼈)대 지지하기

➲ 둥글게 만 매트를 척추와 나란하게 되도록 세로로 해서 엉덩이 아래에 놓는다❶.

이 자세는 허리(요추)의 압박을 완화할 수 있다. 보조자는 둥글게 만 매트를 부드럽게 당기면서 천골 주변을 길게 늘일 수 있다.

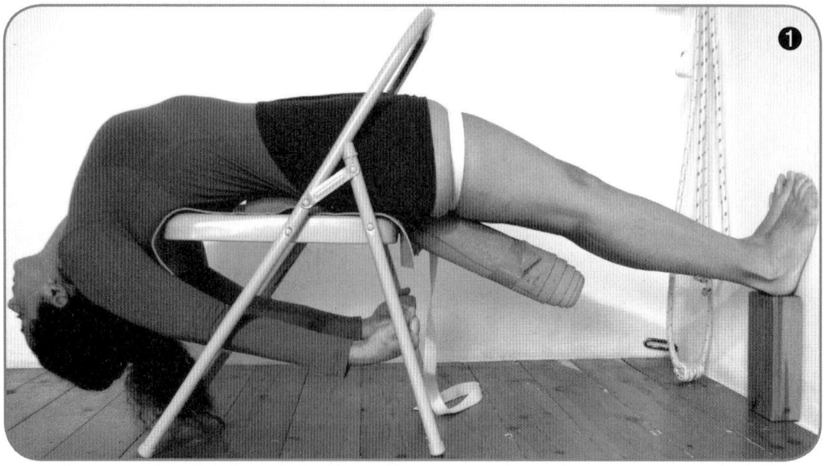

ii) 가슴 지지하기

➲ 둥글게 만 매트를 가슴의 중간부위 아래쪽에 가로로 놓는다❷.

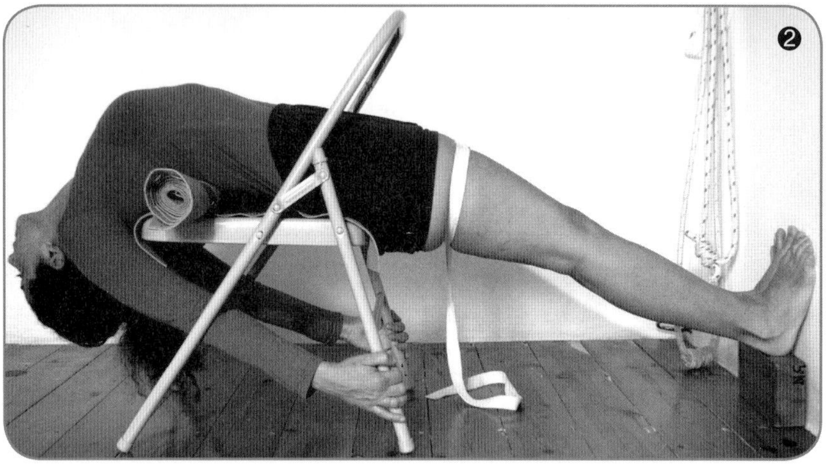

iii) 요추 지지하기

➲ 둥글게 만 매트를 요추의 중간부위 아래쪽에 가로로 놓는다❸.

이 자세는 요추의 압박을 완화할 수 있다.

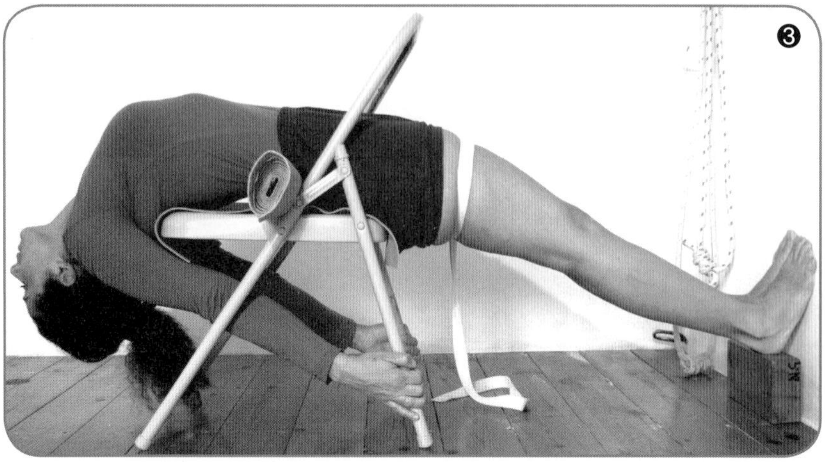

3. 허벅지 위에 무게 가하기

이 자세를 하는 데 필요한 한 가지 동작은 다리의 뒷부분을 벽을 향해 밀어 다리를 길게 늘이면서 앞쪽의 허벅지를 뒤로 움직이고 무겁게 하는 것이다. 이 효과를 증대시키기 위해서, 보조자는 수련자의 허벅지 위에 올라설 수 있다. 이것은 허벅지 위에 여분의 무게가 더해져 가슴을 열어줄 수 있기 때문에 매우 즐거운 동작이다(저자가 이 자세를 가르칠 때는 학생의 허벅지 위에 발을 하나씩 내딛는다).

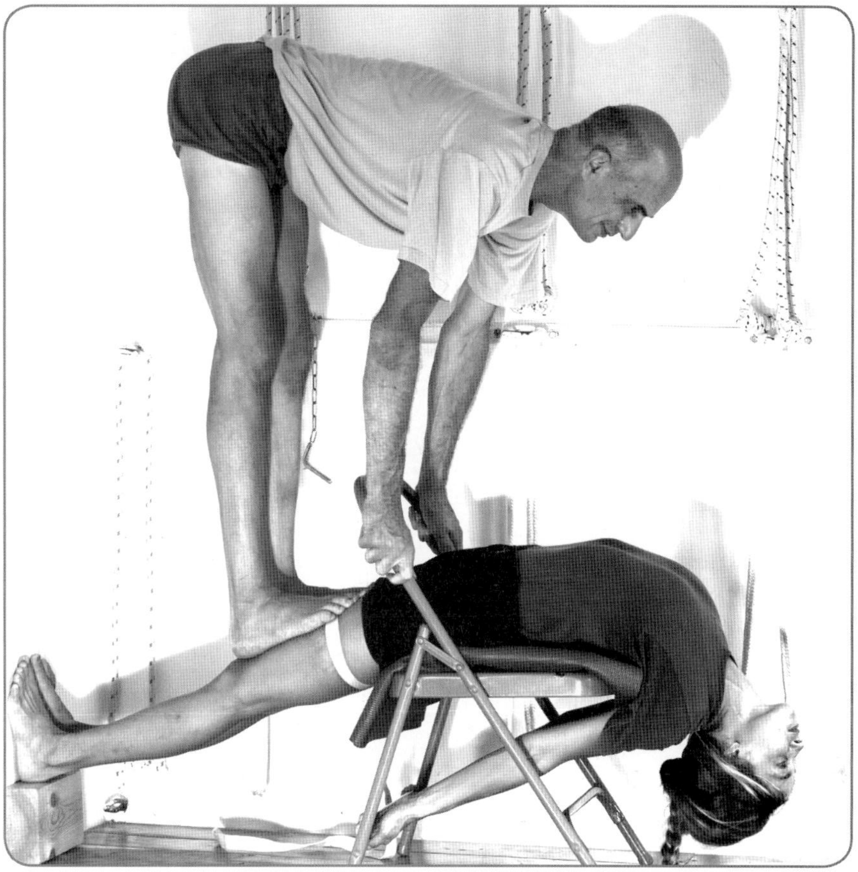

의자에서 미끄러져 내려오기

이 부분은 고급 수련자를 위한 것이다.

i) **차크라 반다아사나**(Chakra Bandhasana)로 **미끄러진다**(『LOY』, 사진 524 **참고**).

➲ 의자에서부터 머리가 바닥에 닿을 때까지 조금씩 미끄러져 내려온다 (만약 필요하다면 접은 담요를 바닥에 놓는다).

➲ 팔꿈치를 접어 의자의 앞쪽 다리를 잡는다❶. 만약 의자의 다리를 잡는 것이 어렵다면, 의자 다리에 벨트를 걸어서 의자 다리 대신에 벨트를 잡을 수 있다.

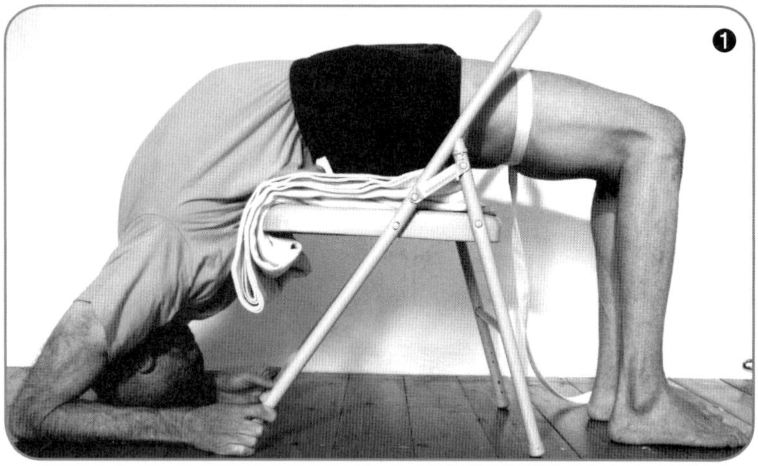

ii) **카포타아사나**(Kapotasana)**로 미끄러진다**(『LOY』, 사진 512 **참고**).

➲ 무릎을 접어서 발목 앞쪽이나 정강이를 의자 뒤쪽 다리의 가로바에 놓는다.

➲ 팔을 의자의 앞쪽 다리 사이로 집어넣어 발목을 잡거나❷, 또는 머리 위에서 두 팔꿈치를 맞잡는다❸.

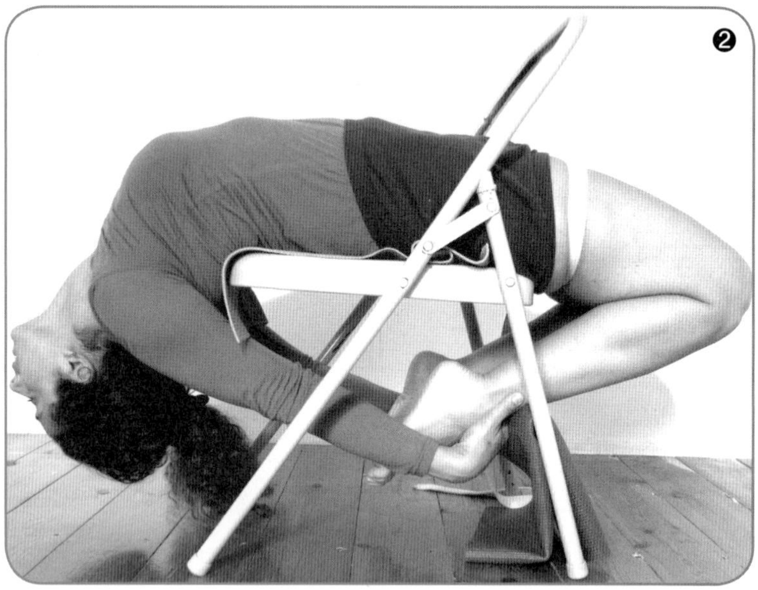

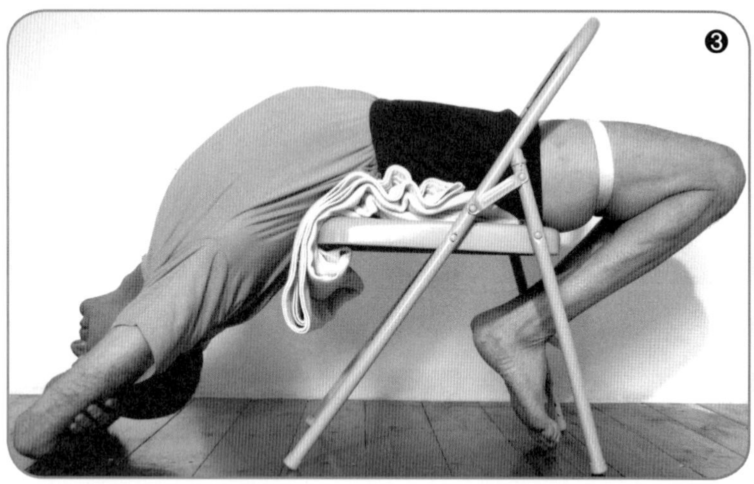

➲ 가능하다면 무릎을 더 많이 접어서 중족골을 의자의 앞쪽 다리 가로바 위에 놓는다❹.

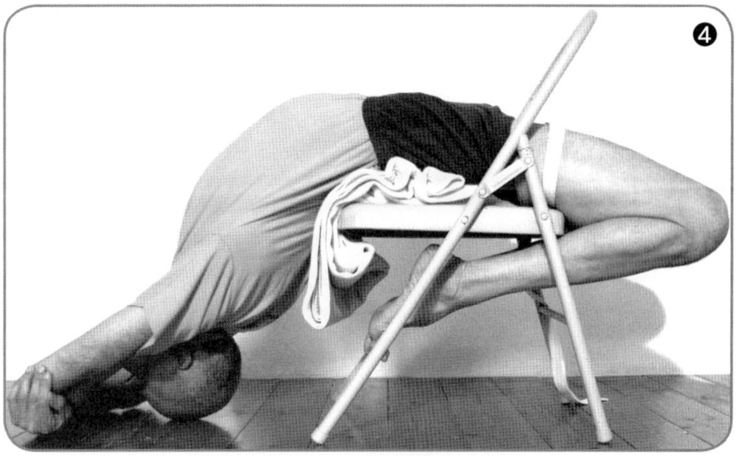

iii) **우르드바 다누라아사나(Urdhva Dhanurasana)로 움직인다**(『LOY』, 사진 482 참고).

➲ 비파리타 단다아사나에서 다리를 구부려 발뒤꿈치를 의자의 뒤쪽 다리 위에 놓는다.

➲ 손바닥으로 가능한 의자의 앞다리와 가까운 바닥을 짚는다.

➲ 몸통을 좌석에서 위로 들어올리고 치골 부위를 등받이 쪽으로 움직인다. 가능하다면 치골뼈로 의자를 들어올린다.

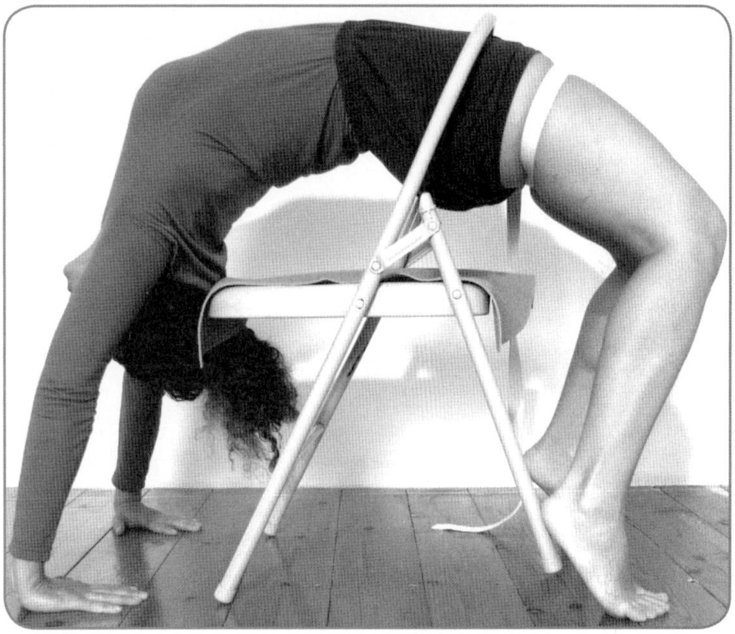

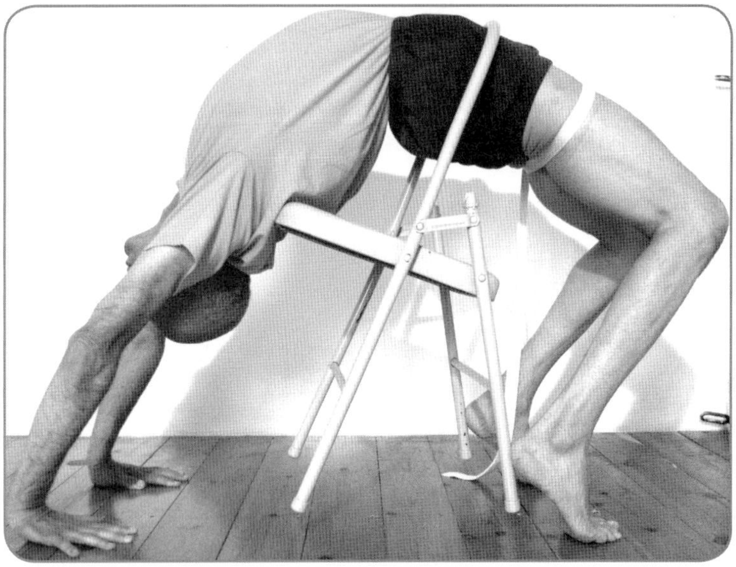

iv) 에카 파다 비파리타 단다아사나 (Eka Pada Viparita Dandasana)를 수련한다(『LOY』, 사진 521 참고).

➲ 의자에서 빠져 나온다. 의자에 앉아서 앞에서 설명한 드위 파다 비파리타 단다아사나(111쪽 참고)에서 한쪽 다리만 의자의 등받이 아래로 집어넣는다. 나머지 다리는 의자의 등받이 앞에 두고 무릎을 접는다.

➲ 벨트를 사용해서 들어올린 다리의 뒤꿈치를 당기고 나서 두 다리 모두 곧게 뻗는다.

➲ 먼저 들어올린 다리는 수직으로 곧게 뻗고 나서❶, 이 다리를 몸 쪽으로 당기면서 슬굴곡근(hamstrings)을 더욱 스트레칭한다❷.

❶
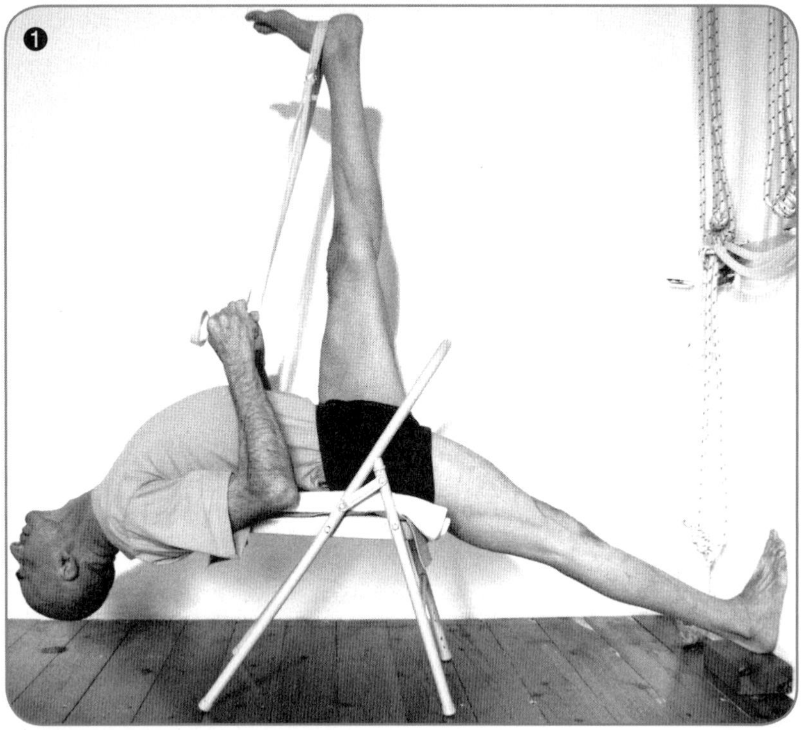

❷
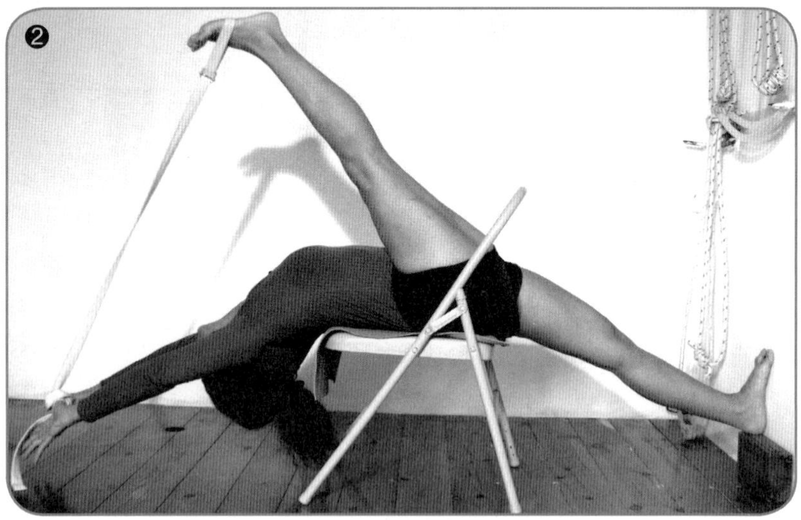

다리 접기

수련자는 의자 위에서 다리를 파드마아사나로 할 수 있다. 파드마아사나에서의 다리 잠금은 다리가 벌어지는 것을 방지한다.

그러나 받다 코나아사나를 할 때는 벨트가 필요하다.

- 벨트를 의자의 등받이에 묶는다.
- 다리를 접어 받다 코나아사나를 하고 벨트로 발을 지탱한다❶.
- 의자의 좌석 위에 누워서 등을 활 모양으로 만든다❷.

❶

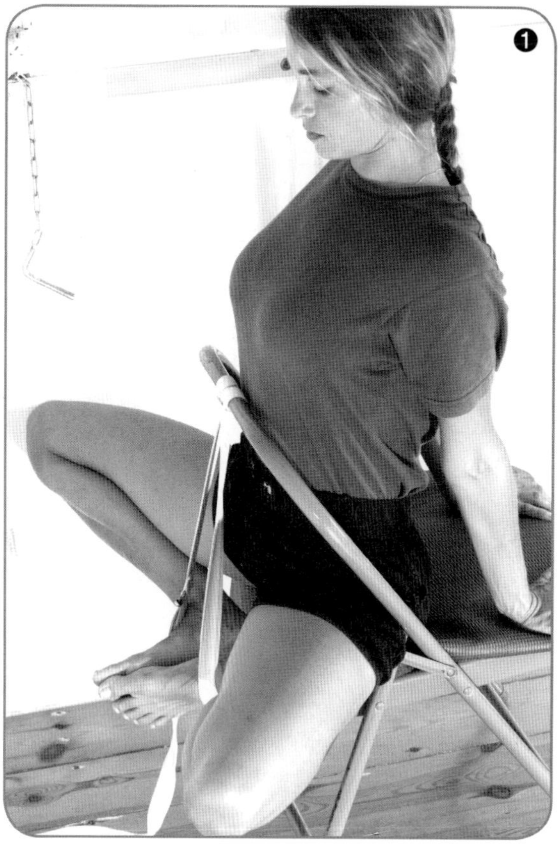

❷

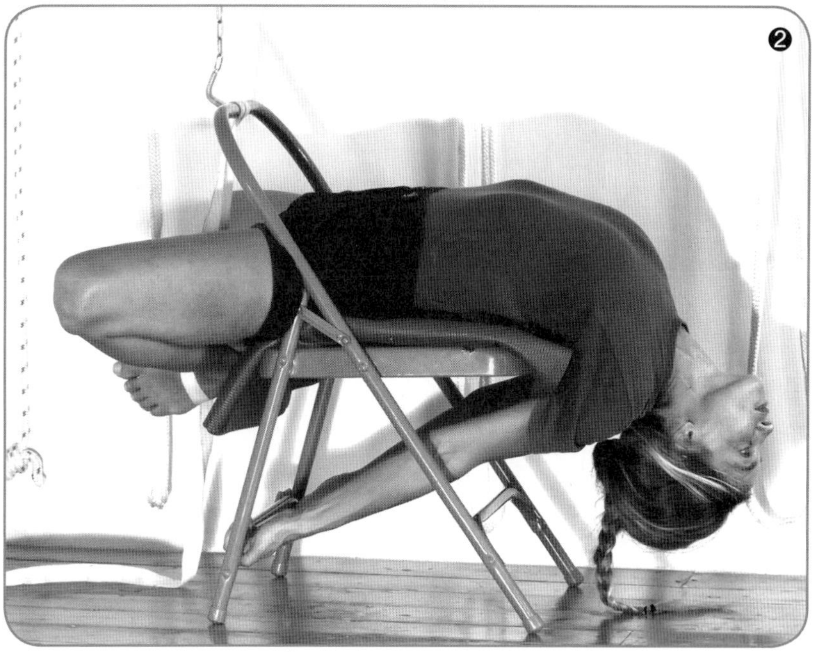

자세 풀기

의자 위에서 드위 파다 비파리타 단다아사나를 한 후에, 자세를 푸는 흔한 방법은 무릎을 구부리고, 숨을 들이쉬고 가슴과 머리를 들어올려서 앉는 자세를 취하는 것이다. 다음에 나오는 것은 저자가 개인적으로 발견한 대안으로, 훨씬 더 안정적이다.

➲ 무릎을 구부리고 발을 의자 뒤쪽 다리의 가로바 아래로 집어넣는다. 발가락을 뒤쪽으로 늘인다❶.

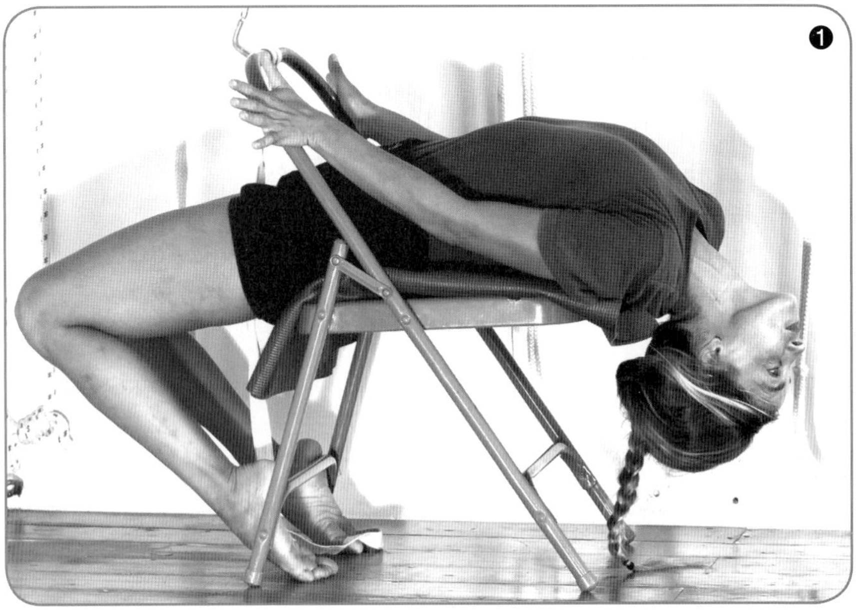

➲ 무릎이 바닥에 닿을 때까지 의자에서 미끄러져 내려온다. 등을 좌석 위에 두고 누워 머리 위에서 팔꿈치를 맞잡는다❷.

이것은 카포타아사나의 변형이다. 이러한 방식으로 의자 위에 몸을 누이면 몸을 크게 이완시키고 가슴을 열어서 호흡할 수 있다.

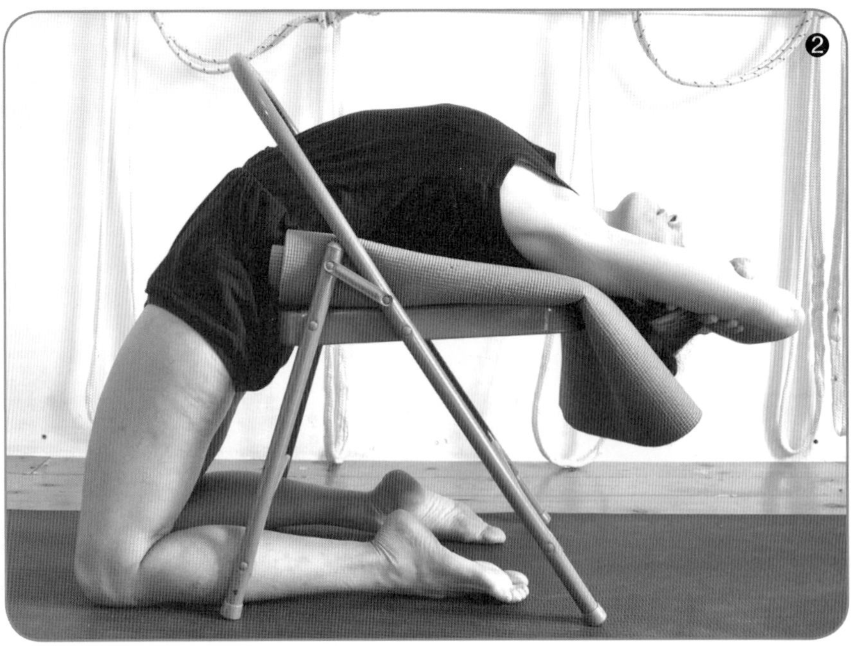

➲ 의자의 좌석에서 몸통을 올릴 때, 의자 등받이를 몸 쪽으로 당겨 몸 앞쪽으로 가져와서 앉는다. 의자 좌석이 발뒤꿈치 위에 오도록 한다. 등을 기울어진 좌석에 기댄다❸.

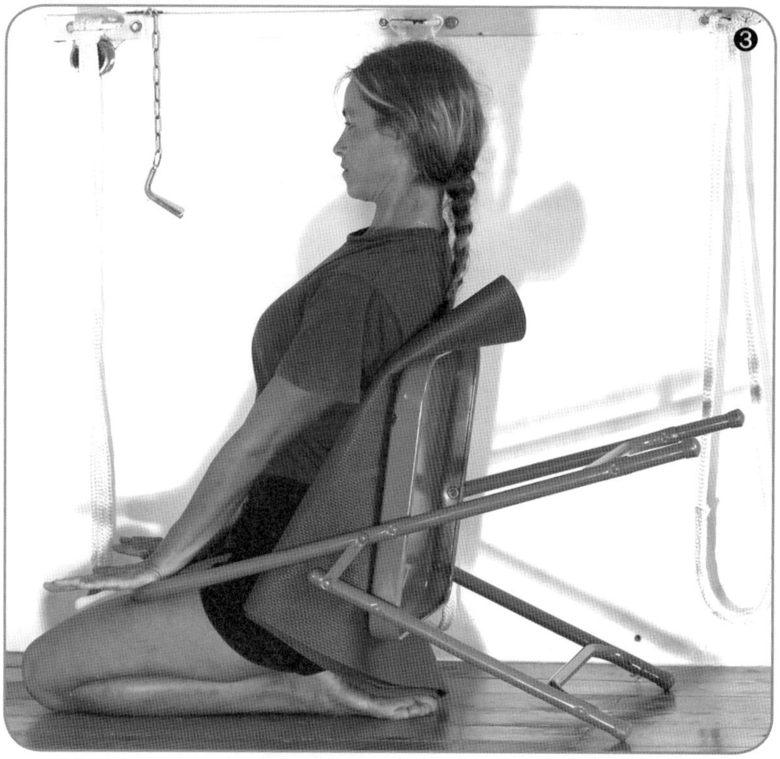

➲ 의자의 다리를 활용하면서 몸을 측면으로 비튼다❹.

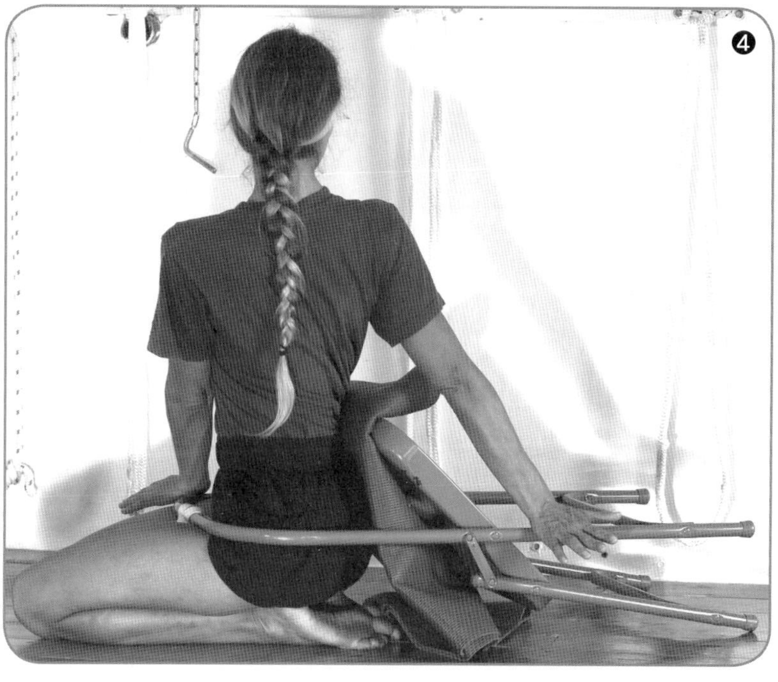

변형 자세 2: 상체를 등받이 아래로 집어넣기

의자 위에서 드위 파다 비파리타 단다아사나 수련이 가능하다. 의자의 반대편에서부터 시작한다. 특히 드위 파다(Dwi Pada)에서 에카 파다 비파리타 단다아사나로 연결하려고 할 때, 이 변형 자세가 더 좋다.

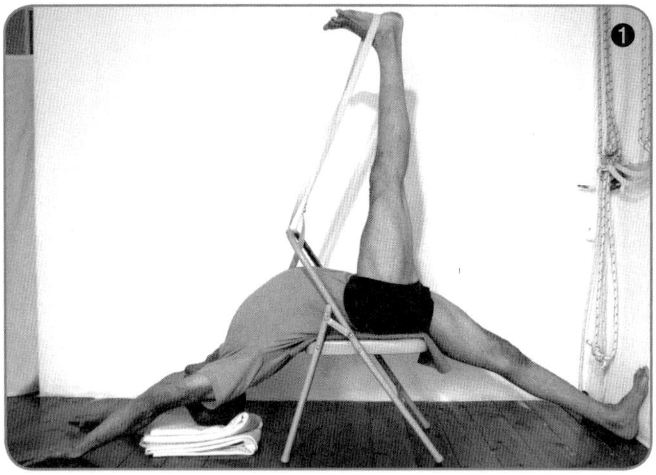

- 의자의 좌석이 벽을 향해 적절한 거리에 의자를 놓는다. 점성이 있는 매트를 접어서 좌석 위에 놓고, 필요하다면 완충작용을 위해서 담요를 접어 그 위에 놓는다.
- 등받이에 벨트를 묶어서 걸어둔다.
- 등이 의자의 좌석 쪽으로, 다리는 벽을 향하게 해서 의자에 앉는다. 등을 좌석 위에 놓고 누워 의자의 등받이 아래 공간으로 팔부터 집어넣고 난 뒤 머리와 마지막으로 가슴을 통과시킨다.
- 등을 활 모양으로 하고 발로 벽을 밀면서 다리를 곧게 뻗는다.
- 이제 에카 파다 비파리타 단다아사나로 연결하기 위해서, 다리 하나를 구부리고 준비해둔(등받이에 걸어둔) 벨트를 접은 다리의 뒤꿈치에 건다. 벨트의 저항성을 이용해 다리를 위로 곧게 뻗는다(필요하다면 벨트를 조이거나 혹은 느슨하게 조절한다). 에카 파다 비파리타 단다아사나 I을 수행하도록 한다(『LOY』, 사진 521 참고)❶.

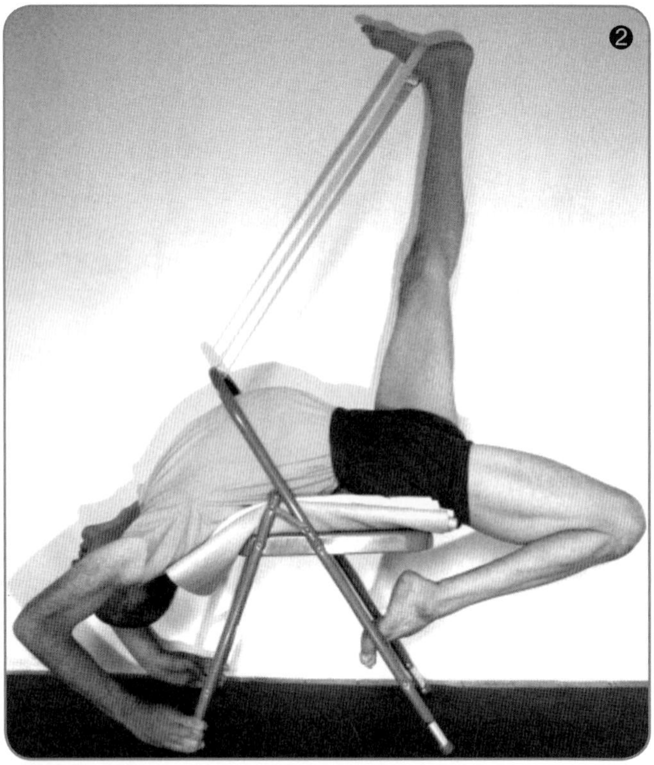

또한 수련자는 두 다리를 모두 들어올려 비파리타 카라니(Viparita Karani) 자세를 할 수 있다. 의자를 이런 방식으로 활용해 동작을 시작하면, 다리를 에카 파다 변형 자세로 들어올리는 것을 훨씬 더 쉽게 할 수 있다. 왜냐하면 의자의 등받이가 동작을 방해하지 않기 때문이다. 벨트는 의자 등받이에서 팽팽하게 당겨져, 다리를 계속 활성화시킨다. 팔을 머리 위로 뻗거나 깍지를 껴 뒤통수에 둘 수 있다(여기서는 보여주지 않는다).

거기에서 에카 파다 비파리타 단다아사나 II로 연결할 수 있다(『LOY』, 사진 523 참고).

- 아래쪽에 있는 다리를 접어 발등을 의자 앞쪽 다리의 가로바에 놓는다. 벨트를 계속 사용하여 위쪽 다리를 들어올린다.
- 팔꿈치를 접어 의자의 뒤쪽 다리를 잡는다❷.

➲ 이제 벨트를 활용해서 드위 파다 비파리타 받다 코나아사나를 수행한다. 벨트의 길이를 조절해, 발이 의자의 좌석과 같은 높이에서 지탱되도록 한다❸.

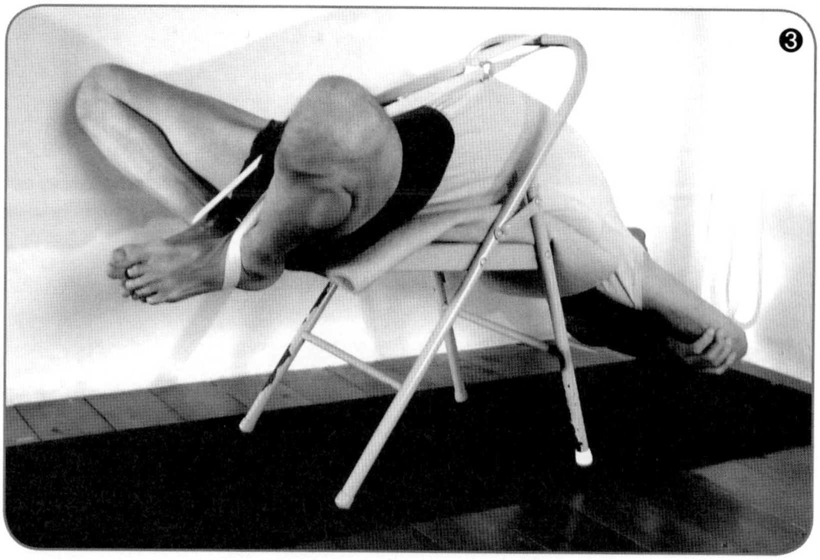

➲ 마지막으로, 파드마아사나로 다리를 교차하고 팔을 머리 위로 뻗어 팔꿈치를 맞잡는다. 이것이 드위 파다 비파리타 파드마아사나(Dwi Pada Viparita Padmasana)이다❹.

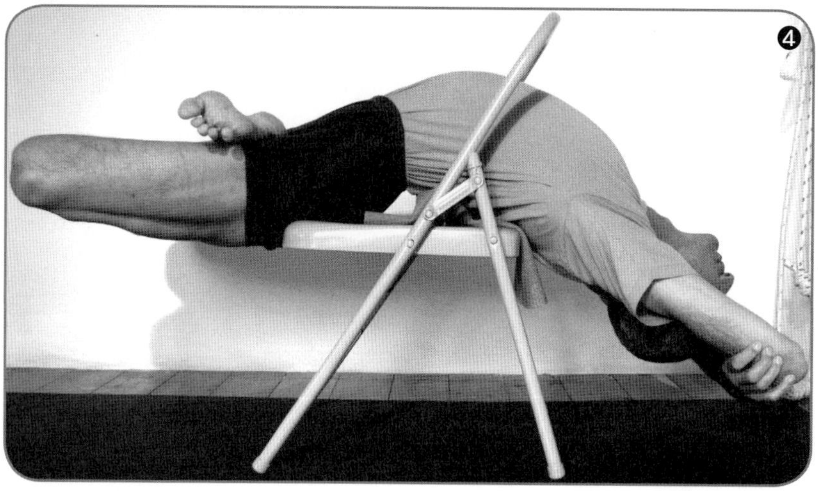

➲ 이 자세에서 나오기 위해 교차한 다리를 풀어서 무릎이 바닥에 닿을 때까지 다리를 아래로 미끄러지게 한다(필요하다면 무릎을 받치기 위해 볼스터를 미리 준비해둘 수 있다).

우스트라아사나(Ustrasana)

이 동작에서는 등을 지탱하고 가슴을 여는 데 의자를 사용한다. 또한 의자는 이 자세를 좀 더 오래 유지할 수 있게 한다.

변형 자세 1 : 의자의 좌석으로 몸을 떠받치기(2개의 볼스터와 함께)

- 의자의 좌석에 2개의 볼스터를 놓는다. 의자의 좌석을 등지고, 정강이와 발을 의자 좌석 바로 아래로 미끄러지게 해서 무릎으로 선다.
- 정강이를 바닥으로 밀면서 등을 뒤쪽으로 활 모양을 만들어 볼스터 위에 놓는다. 만약 수련자의 키가 크다면, 머리를 의자의 등받이에 얹어서 지지할 수 있을 것이다❶. 그렇지 않다면 둥글게 만 담요를 사용해 목 뒤를 지탱할 수 있다. 등받이를 잡는다❷.

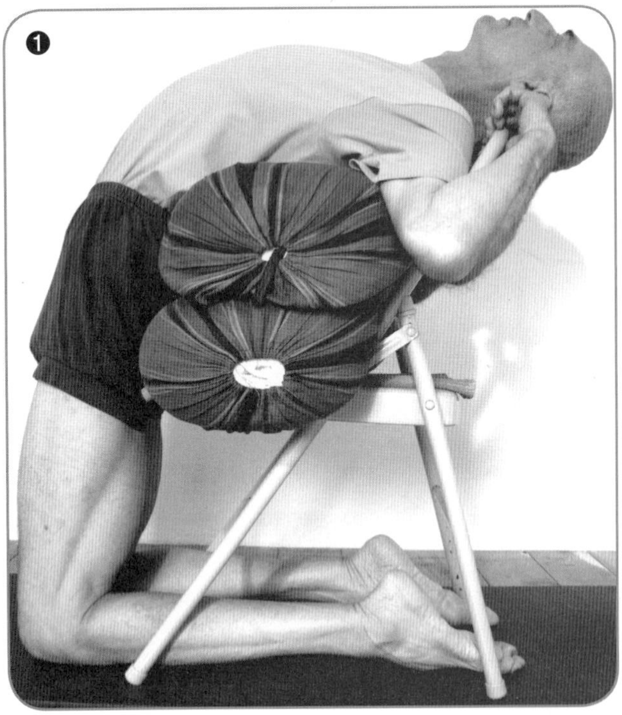

❶

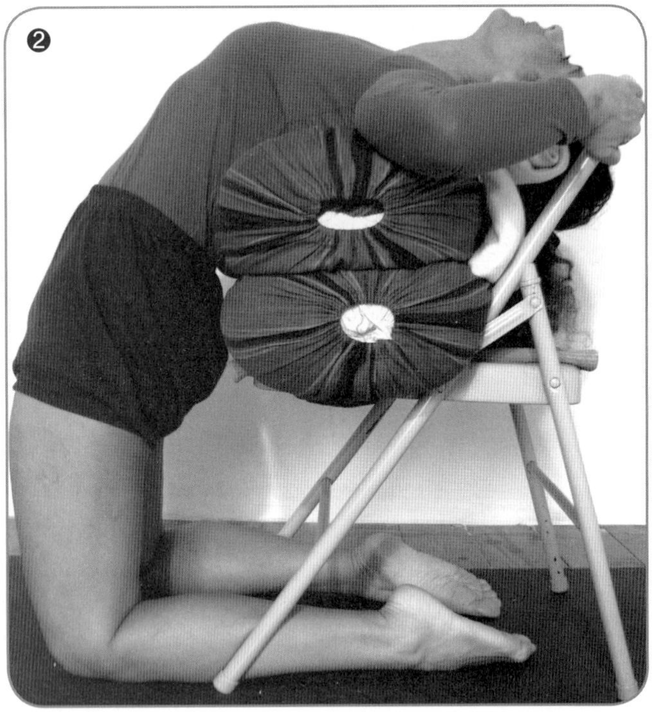

❷

벽을 사용하기

- 의자의 등받이가 벽을 향하게 해서 의자를 벽으로부터 적절한 거리만큼 떨어진 곳에 놓는다.
- 팔을 머리 위로 뻗어 손가락 끝을 벽에 대고 민다❸.

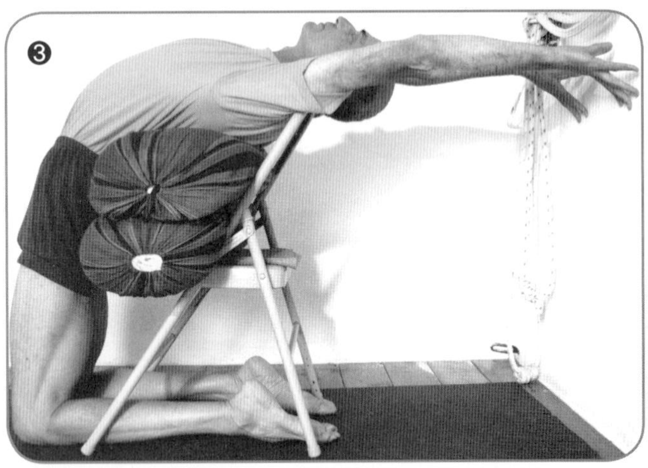

❸

변형 자세 2: 의자의 등받이로 몸을 지지하기

- 의자의 등받이를 등지고 무릎으로 선다.
- 등을 활 모양으로 해서 의자의 등받이 위에 둔다. 의자의 등받이로 견갑골 바로 아래의 등을 지지한다❶. 의자를 기울여서 필요한 만큼 등받이의 높이를 조절한다❷.

❶
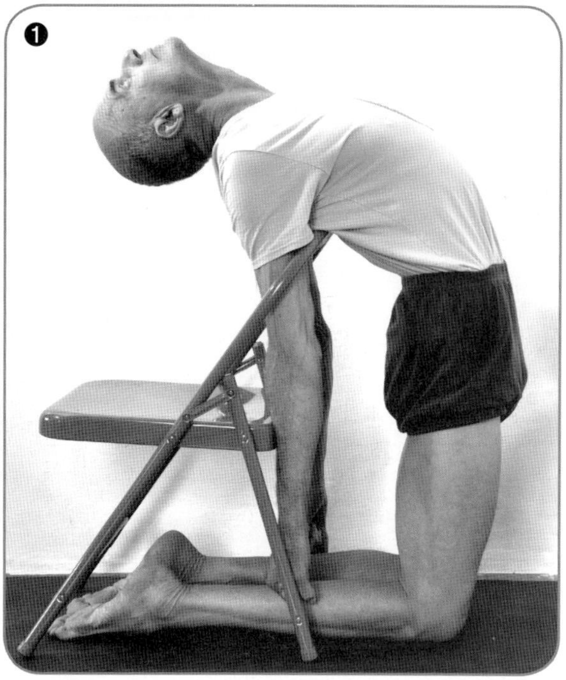

❷
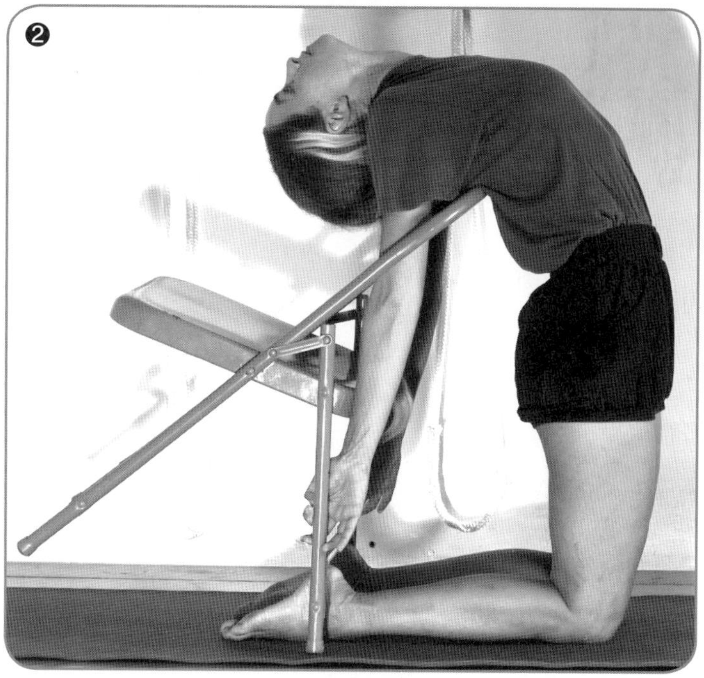

또한 수련자는 사진 ❸과 같이 벽을 바라보고 자세를 취할 수 있다.

벽의 활용은 하나의 참고사항이다. 치골을 벽에 대고 밀면 허벅지가 확실히 수직을 이룰 수 있고, 꼬리뼈를 안으로 움직일 수 있다.

❸
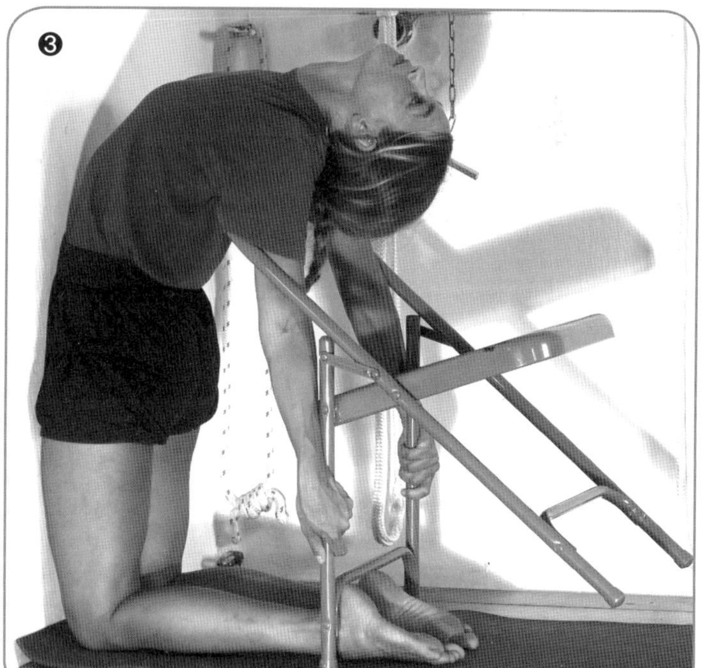

수련자는 또한 의자를 접어 벽에 대고 다음과 같이 활용할 수 있다.

- 의자를 접어서 의자 다리를 벽에 댄다. 의자의 좌석은 바닥을 향하도록 한다.
- 벽 앞에 있는 의자를 등지고 무릎으로 선다. 의자 등받이에 등을 댄다. 등받이는 천골대❹나 요추의 윗부분❺에 기대야 한다.
- 의자를 서서히 펴면서 팔을 의자의 등받이와 좌석 사이에 집어넣는다.
- 등을 활 모양으로 해서 자세를 취한다. 원래 자세(『LOY』, 사진 41 참고)와 같이 손바닥을 발바닥 위에 놓는다.

벽에 의자를 대고 사용하면 동작을 안정시키고, 등을 구부리는 동작을 위한 중요한 지렛목 역할로 활용할 수 있다.

❹

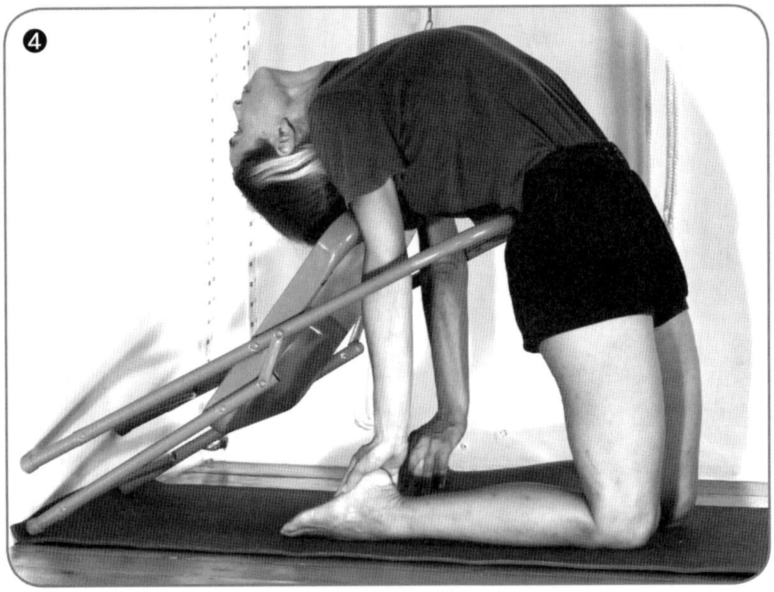

❺

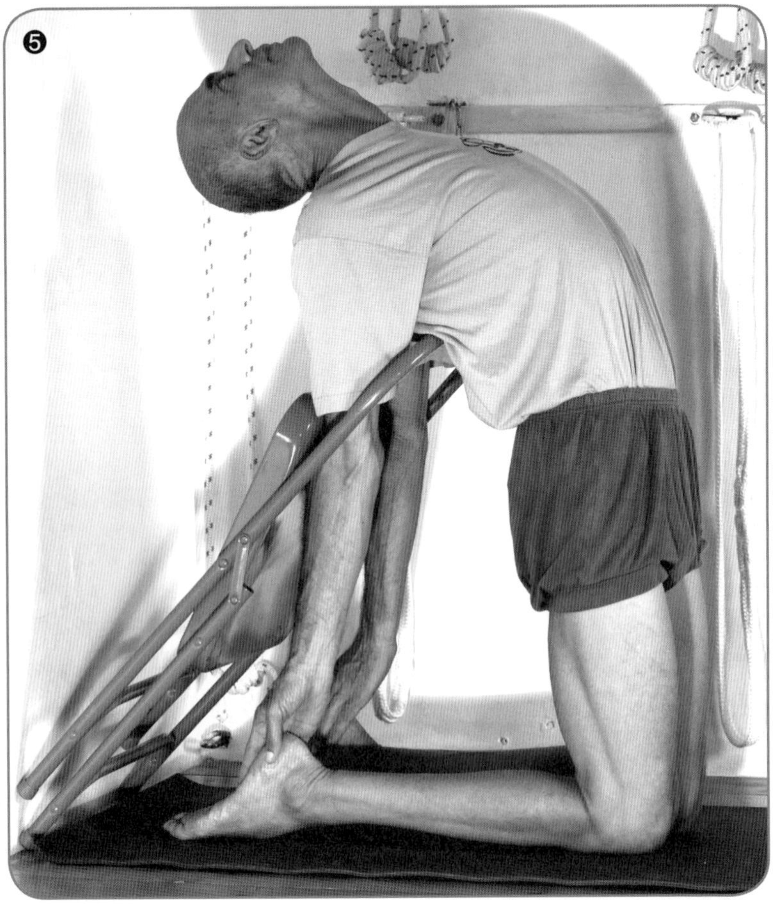

변형 자세 3: 의자를 바라보고 무릎으로 서기

- 의자를 바라보고 무릎으로 서서 골반 부위를 좌석의 앞쪽 가장자리 부분에 대고 단단히 민다.
- 좌석을 잡고 등을 오목하게 만든다❶.
- 골반(키가 크다면 사타구니)으로 계속해서 좌석을 밀고 팔을 등 뒤로 가져간다. 원래 자세와 같이 손바닥을 발바닥 위에 놓는다❷.

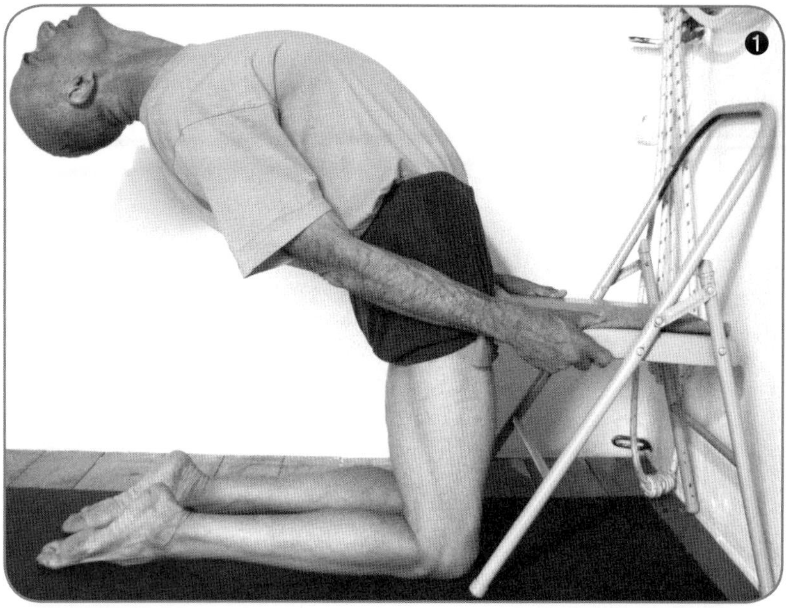
❶

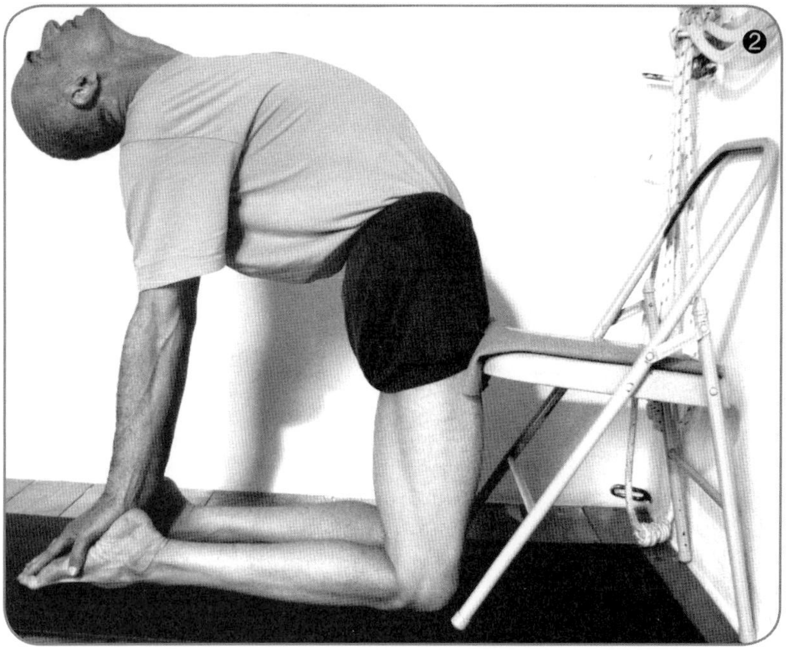
❷

우르드바 다누라아사나(Urdhva Dhanurasana)

우르드바 다누라아사나(『LOY』, 사진 482 참고)는 많은 학생들에게 도전적인 자세이다. 의자를 다양한 방법으로 활용해 몸을 들어올리고 등을 활 모양으로 만드는 동시에 이 자세를 더욱 편안하게 유지할 수 있다. 다음에 나오는 변형 자세들은 3가지 작용을 한다.

1. 자세에 들어가기 전 몸을 준비시킨다.
2. 좀 더 오랫동안 자세를 유지하게 한다.
3. 자세의 기하학적 구조를 바꿈으로써 다른 효과들을 얻을 수 있다.

변형 자세 1: 준비, 볼스터 위에 눕기

- 의자의 측면이 벽을 향하게 한 뒤 약 75cm(30인치) 떨어진 곳에 의자를 놓는다. 볼스터를 가로로(등받이와 평행하게) 의자의 좌석 위에 놓는다.
- 머리를 벽으로 향하게 해서 볼스터 위에 눕는다. 볼스터는 수련자의 등과 엉덩이를 지탱해야 한다.
- 무릎을 구부린 상태를 유지하고 팔을 머리 위로 뻗어 손바닥이나 손가락 끝을 벽에 댄다❶.
- 일단 등을 활 모양으로 구부리는 것에 익숙해지면, 다리를 하나씩 곧게 뻗어서 늘이고 발뒤꿈치로 바닥을 민다❷.

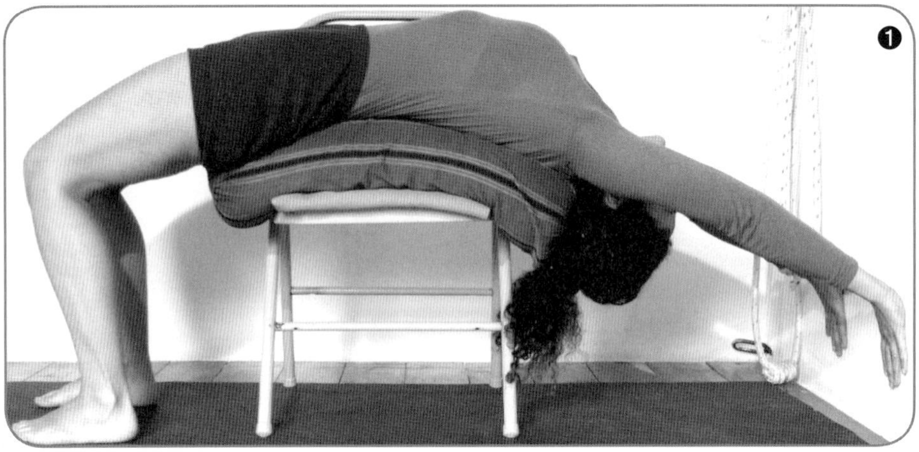
❶

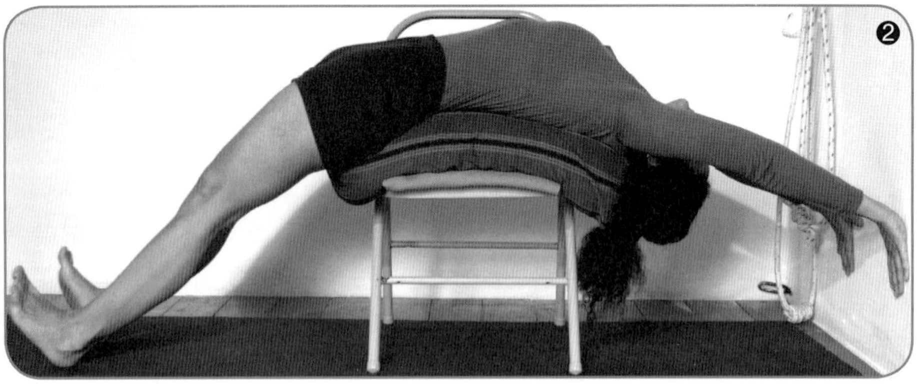
❷

만약에 수련자가 등을 지탱하기 위해 더 넓은 지지대가 필요하다면, 의자 2개를 사용한다. 의자를 서로 마주보게 하고 좌석에 2~3개의 볼스터를 놓는다.

이 변형 자세의 선행 동작은 수련자의 가슴을 열고 어깨를 움직일 수 있게 도와준다. 이것은 우르드바 다누라아사나를 준비하기 위한 좋은 예비동작(워밍업)이다. 이 자세를 독립적으로 할 준비가 되지 않은 사람들은 이 변형 자세가 새로운 대체물임을 알게 될 것이다.

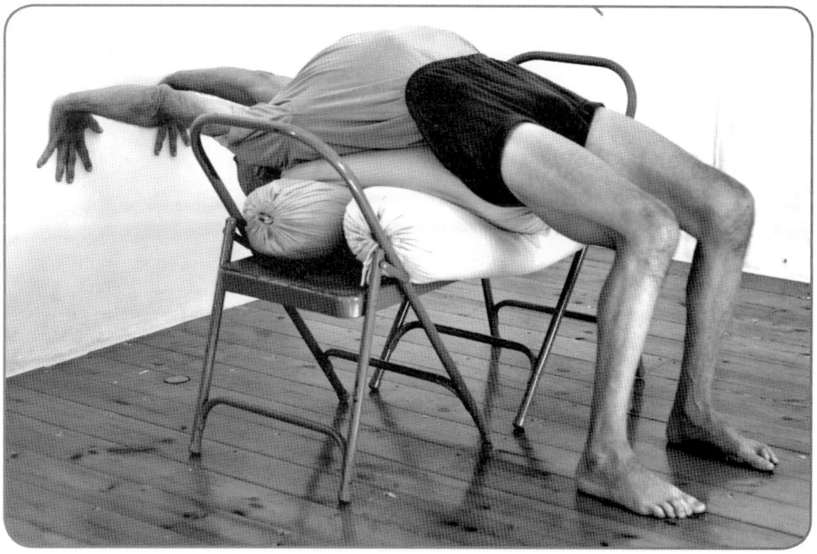

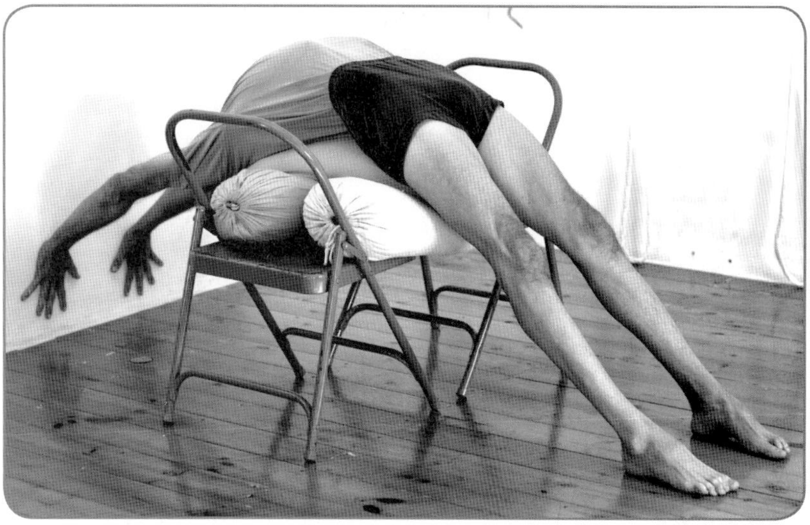

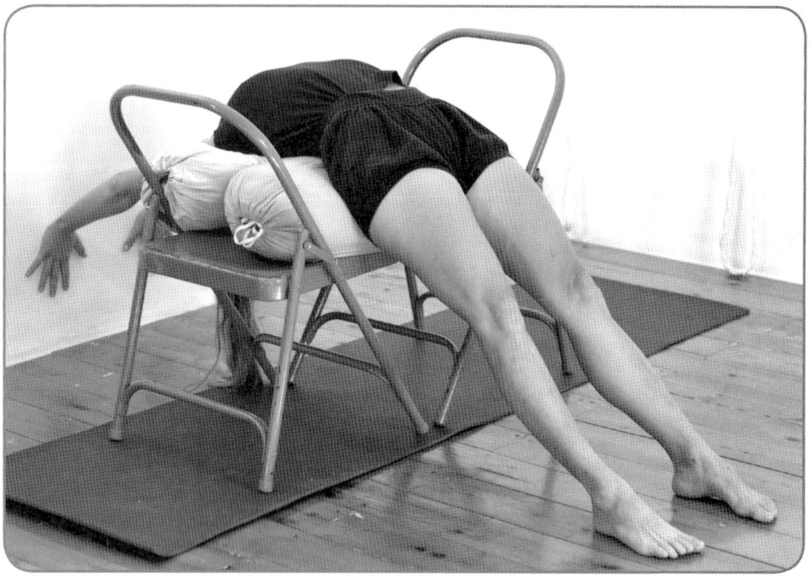

변형 자세 2: 자세에 들어가기 위해 의자를 사용하기

- 의자의 등받이가 벽에 닿게 의자를 둔다. 의자 앞에 볼스터를 놓는다.
- 볼스터 위에 앉고 나서 의자 좌석의 앞쪽 가장자리에 등을 기댄다❶.

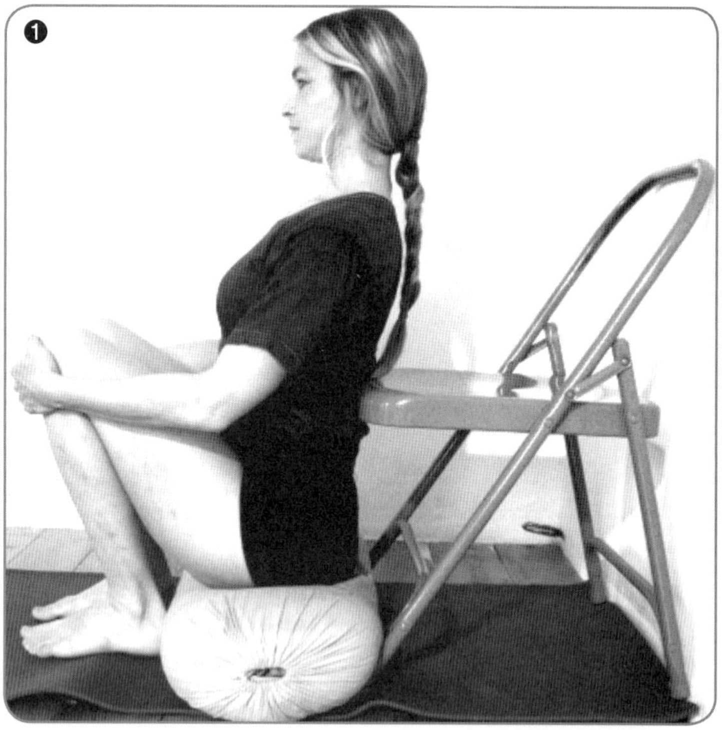

- 스스로 몸을 들어올려 등을 좌석 위에 두고 누워서 등받이를 잡는다❷.

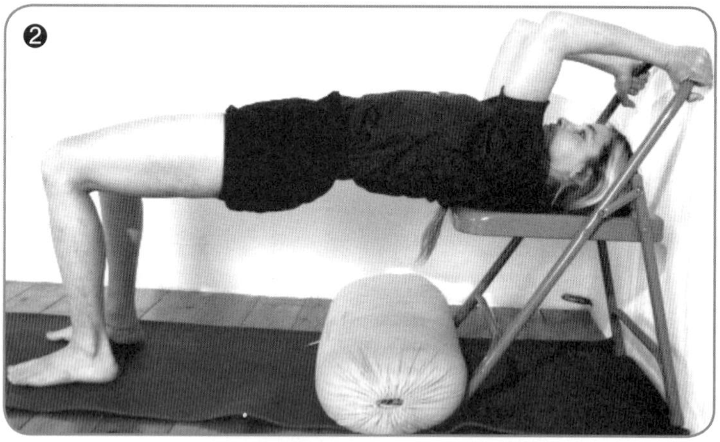

- 이제 몸을 더 들어올려서 정수리를 의자의 좌석에 놓는다❸.

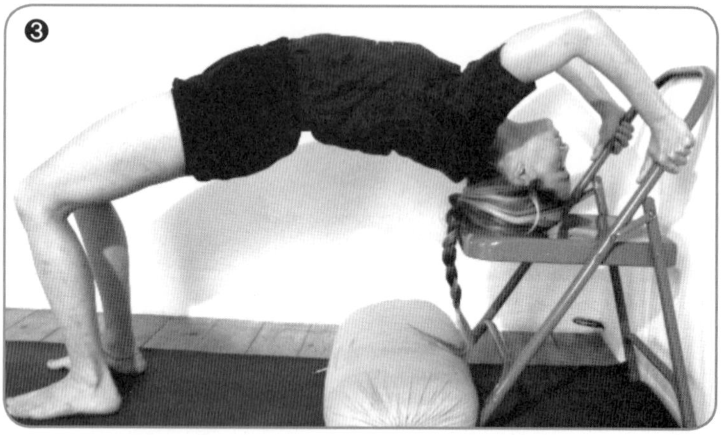

- 그러고 나서 손바닥을 벽에 대고 벽을 밀면서 몸을 들어올린다. 팔을 곧게 뻗어 벽을 지탱하면서 등을 활 모양으로 만든 자세를 유지한다❹.
- 아래로 내려오기 위해서, 팔과 무릎을 접어 몸을 의자로 내린다. 그러고 나서 의자 앞에 있는 볼스터 위에 앉는다.

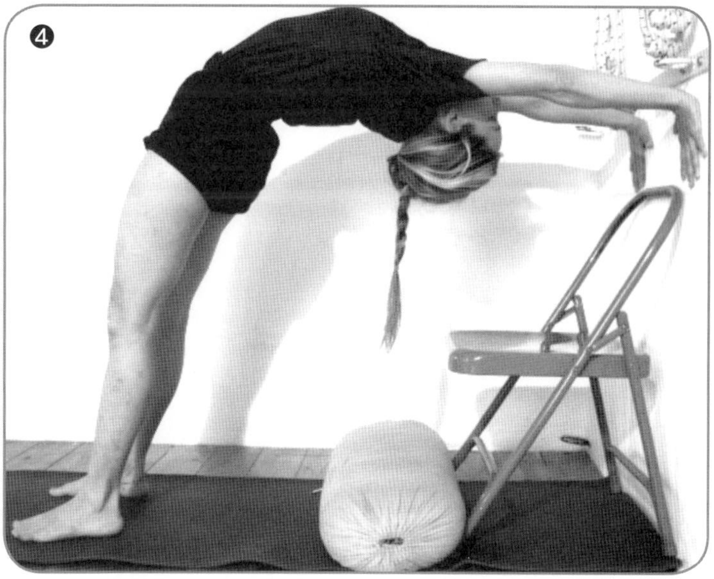

이러한 방식으로 의자를 사용하면 자세에 들어가기가 좀 더 용이하다. 저자는 사진사(초보자)에게 이것을 실행해 보기를 요청했는데, 그는 어려움 없이 스스로 몸을 들어올려 자세를 취할 수 있었다.

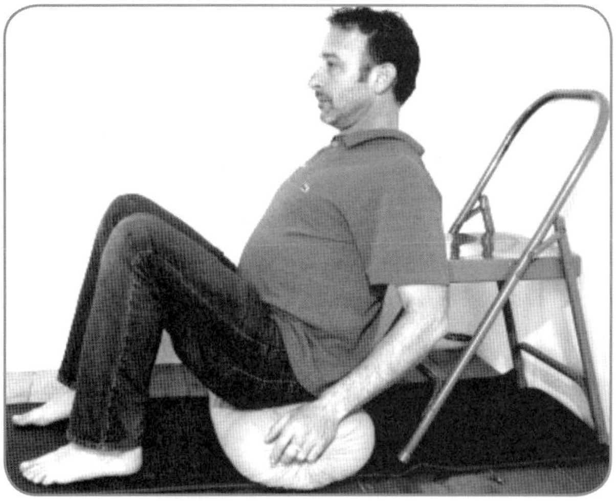

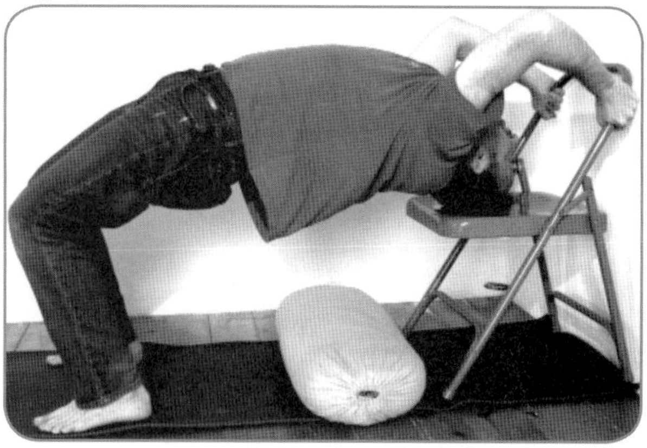

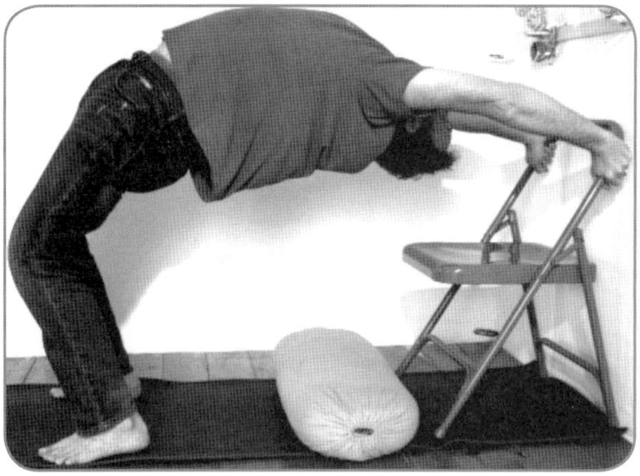

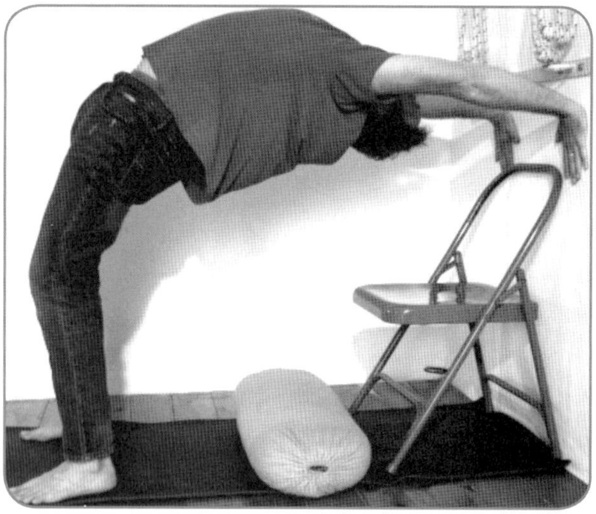

우르드바 다누라아사나로 몸을 들어올리는 또 하나의 방법은 뒤집힌 의자를 사용하는 것이다. 이것은 다음에 나오는 사진을 통해 확인할 수 있다.

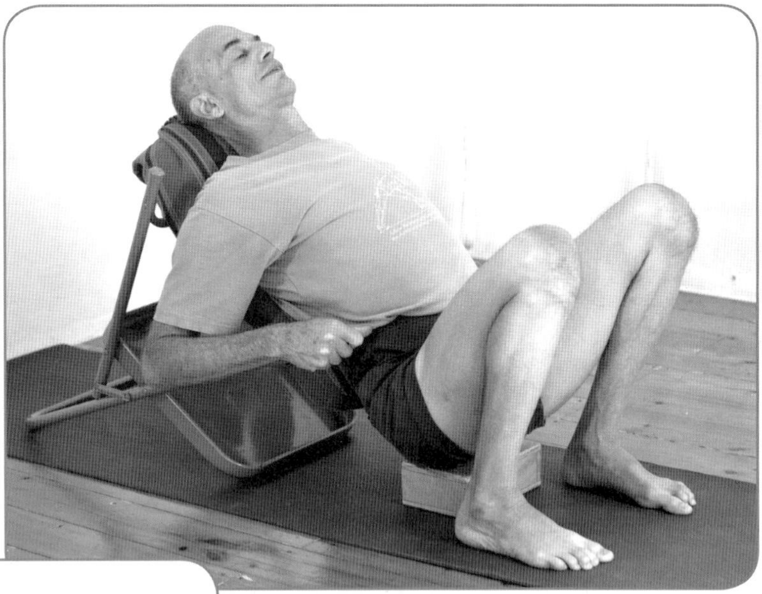

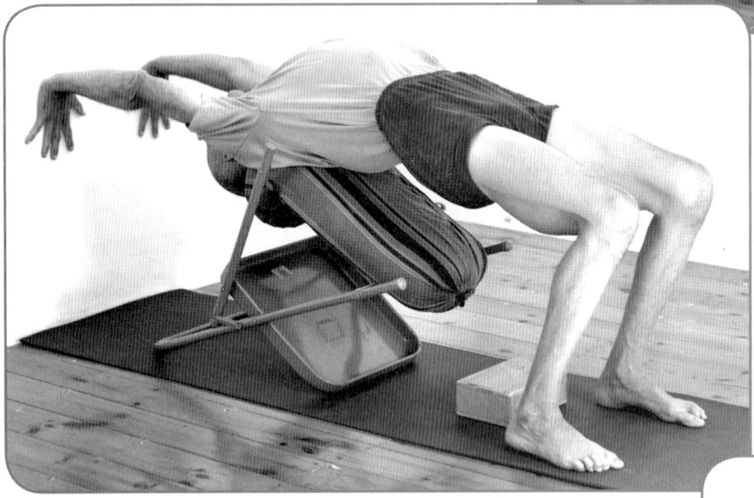

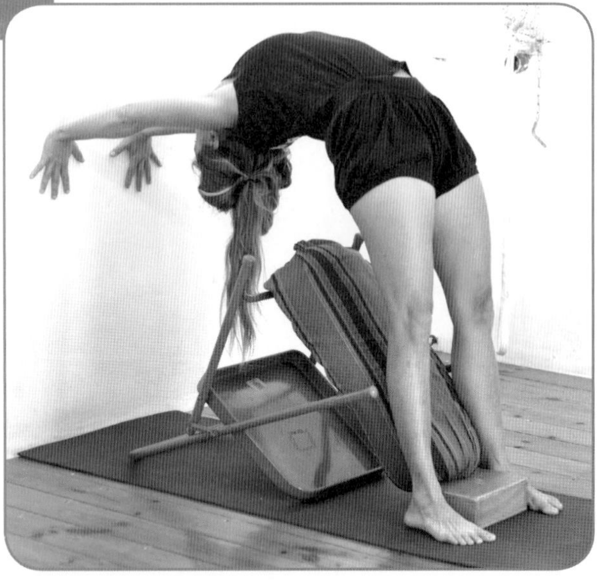

변형 자세 3: 등을 의자에 지지하기

다음은 이 자세를 취할 수 있는 또 다른 쉬운 방법이고, 이 자세에 편안히 머무는 방법이다.

- 의자의 뒤쪽이 벽을 향하게 하고, 벽에서 약 1m(3.5피트) 정도 떨어진 곳에 놓는다. 의자 위에 앉고 등과 의자의 등받이 사이에 1~2개의 볼스터를 놓는다❶.
- 등을 활 모양으로 해서 몸을 위로 들어올린다. 팔을 머리 위로 뻗어 벽에 닿게 한다.
- 손으로 벽을 밀면서 등을 의자의 등받이와 볼스터로 지탱하고, 자세를 유지한다❷.

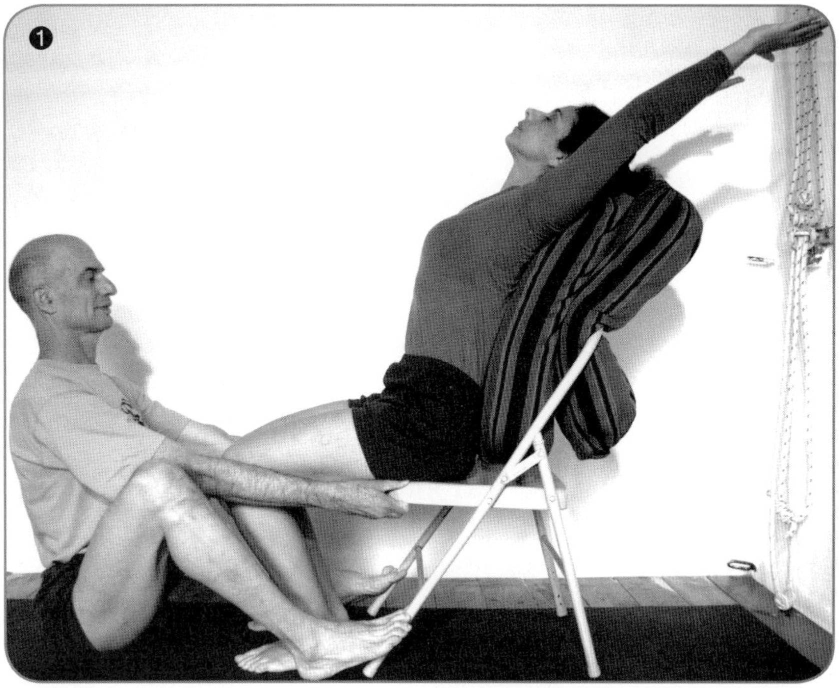

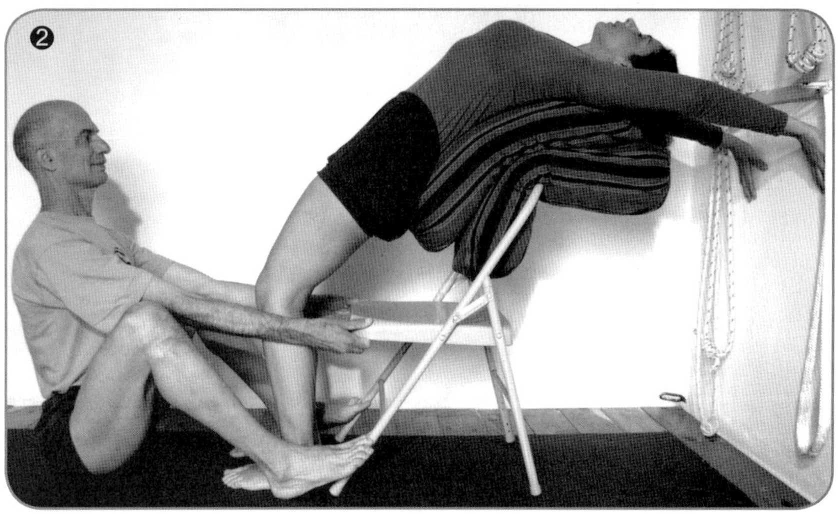

처음에는 누군가가 의자를 잡아서 의자가 뒤로 기우는 것을 막아주는 것이 더 안전하다. 그러나 고급 수련자는 이 자세를 볼스터 없이도 혼자서 쉽게 할 수 있다.

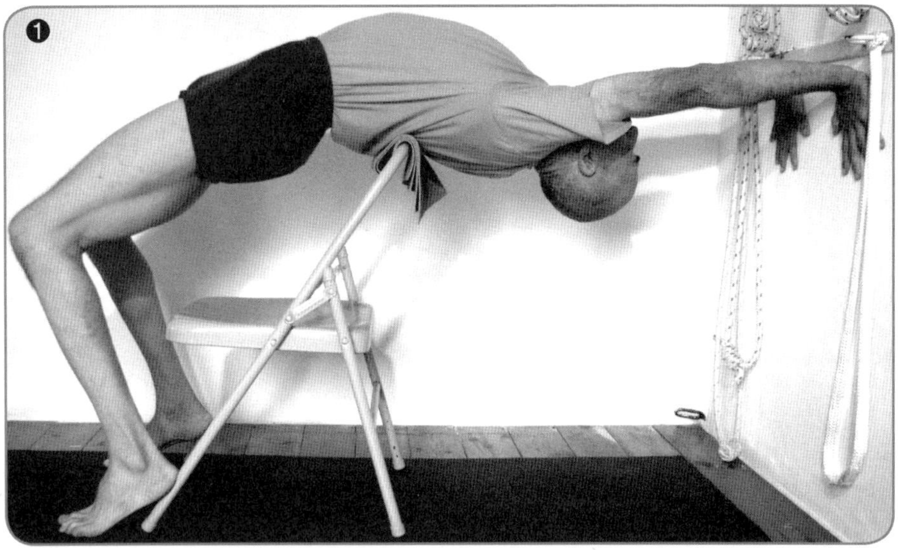

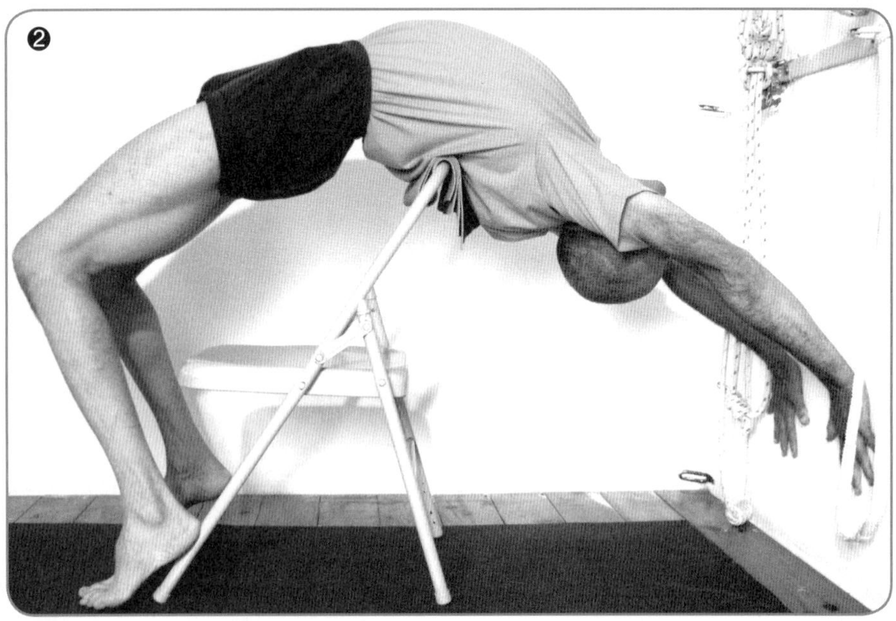

- 의자의 뒤쪽이 벽을 향하게 해서 벽으로부터 약 1m(3.5피트) 정도 떨어진 곳에 놓는다. 의자 위에 앉고 의자의 등받이 위에 점성이 있는 매트를 접어서 놓는다.
- 뒤꿈치를 의자의 앞쪽 다리에 놓는다. 이것은 의자가 기우는 것을 막아준다.
- 등 뒤쪽을 활 모양으로 만들면서 몸을 위로 들어올린다. 수련자의 등 중간 부위를 의자의 등받이 윗부분으로 지탱한다. 팔을 머리 위로 뻗어 벽에 닿게 한다❶.
- 이제 등을 더욱 활 모양으로 만들고 손바닥을 벽에 대고 하나씩 아래로 내린다❷.

이 변형 자세는 등의 상부와 어깨의 유연성을 증가시키고, 상체를 더욱 깊이 활 모양을 만들 수 있게 한다.

변형 자세 4: 골반을 의자에 지탱하기

- 의자의 뒤쪽이 벽을 향하게 해서 벽에서 약 1m(3.5피트) 정도 떨어진 곳에 놓는다. 의자의 등받이 위에 점성이 있는 매트를 접어서 놓고, 볼스터는 의자 좌석에 놓는다.
- 의자와 벽 사이에서 벽을 보고 선다.
- 꼬리뼈를 안으로 깊이 넣으면서 천골 부위를 의자의 등받이 위에 놓는다. 만약 필요하다면, 뒤꿈치를 들거나❶ 발을 블록 위에 놓는다.
- 등을 의자의 등받이 위에서 활 모양으로 구부리고 머리를 볼스터 위에 놓는다. 수련자의 키가 크다면, 볼스터를 좌석 위에 놓을 필요가 없을 것이다.
- 가능하다면 팔을 뻗어 의자의 앞쪽 다리를 잡는다❷.

❶
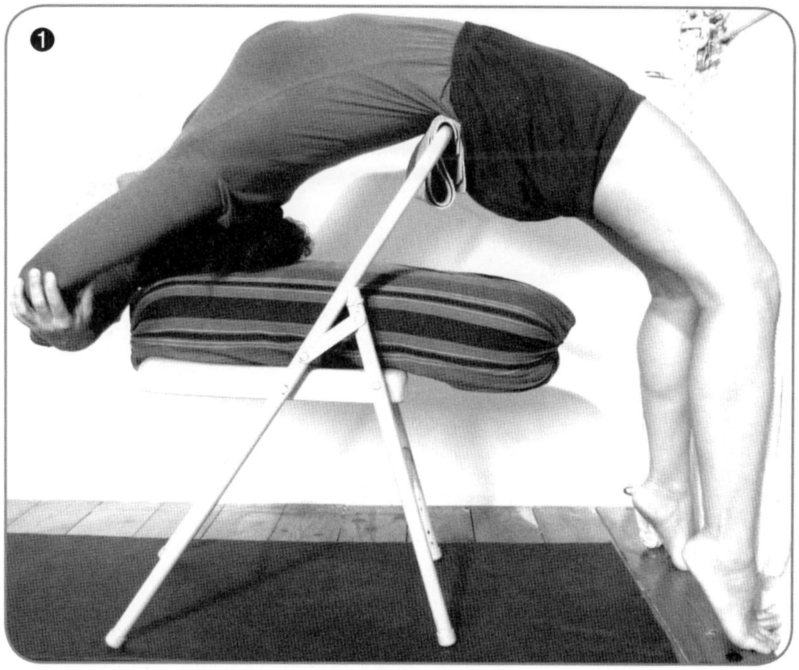

❷
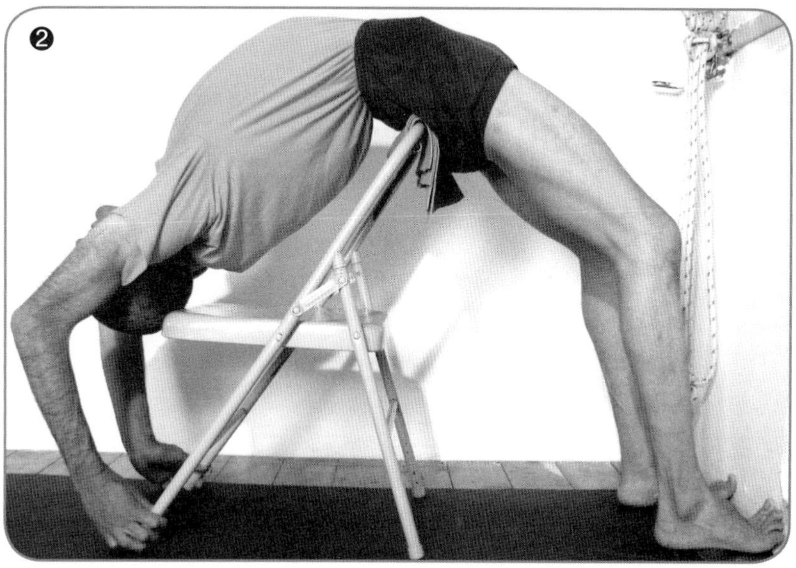

보조자는 팔을 스트레칭시키고 등을 활 모양으로 좀 더 많이 구부리는 것을 도와줄 수 있다.

➲ 보조자는 한 발을 의자의 좌석 위에 놓는다. 수련자는 등을 활 모양으로 구부리고 나서 보조자의 다리를 잡는다. 보조자는 수련자의 삼두근을 수련자의 얼굴이 있는 안쪽으로 돌리면서 조심스럽게 수련자의 팔을 당긴다.

이 변형 자세는 허리의 유연성을 증가시키고, 꼬리뼈와 천골이 계속 잘 들리게 도와준다.

주의: 등을 좀 더 높이 지지해야 한다면, 점성이 있는 매트를 볼스터로 대체할 수도 있다❸.

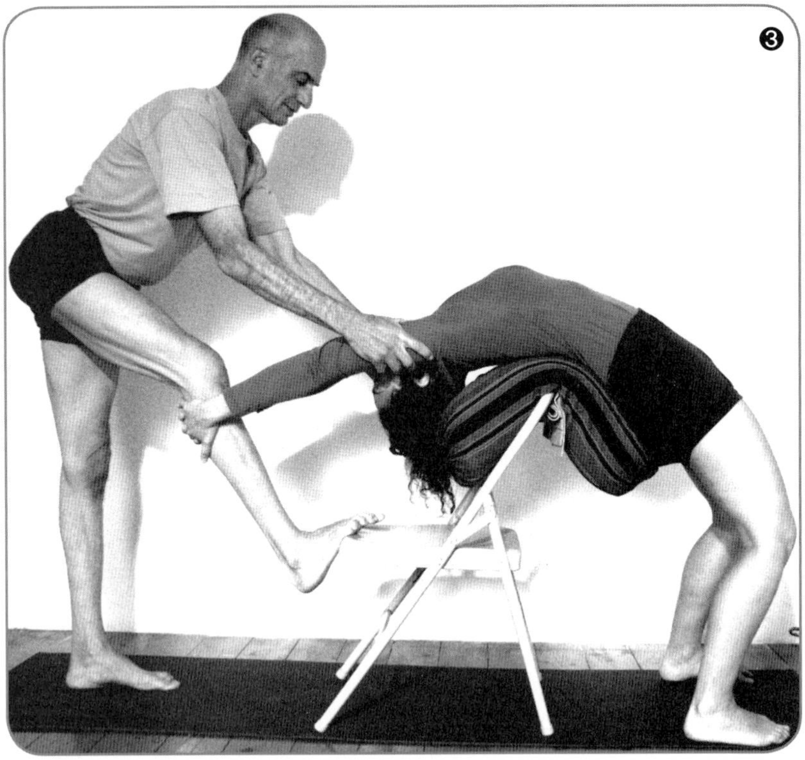

❸

변형 자세 5: 의자의 다리 잡기

이것은 우르드바 다누라아사나를 바닥에서 시작하는 첫 번째 변형 자세이다.

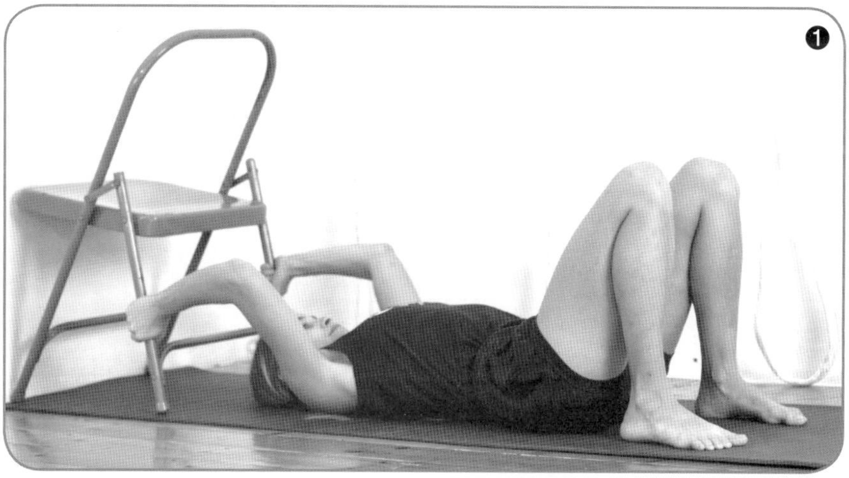

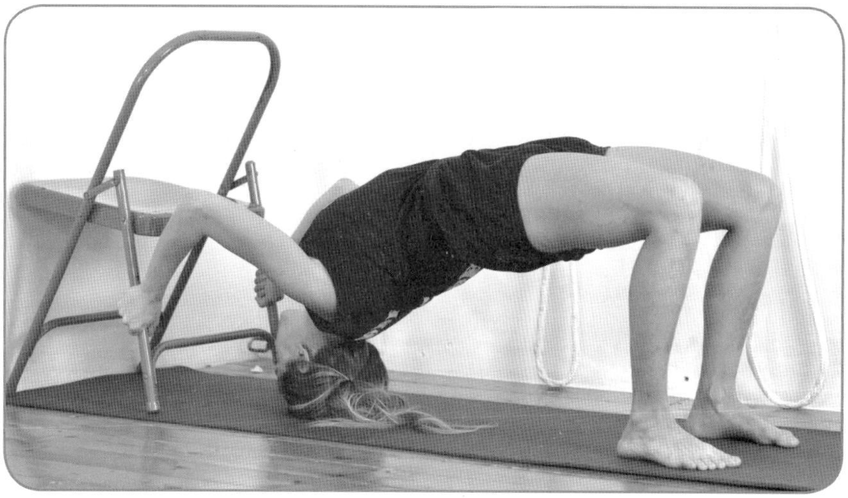

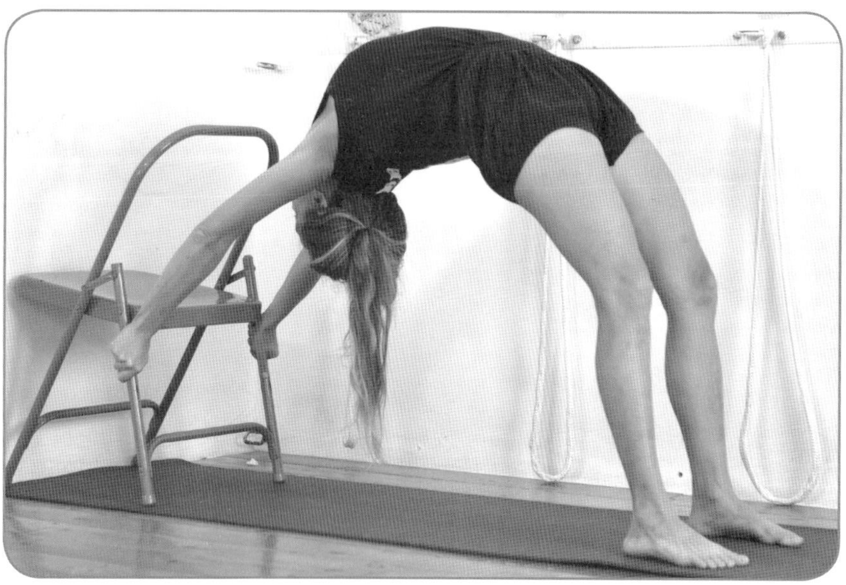

- 의자의 좌석이 벽을 향하게 해서 놓는다.
- 등을 바닥에 댄 채 머리를 의자 가까이 놓고 의자의 뒤쪽 다리를 잡는다. 의자를 약간 벽 쪽으로 민다. 의자가 벽에 닿아서 멈출 때까지 밀면 미끄러지면서 약간 접힐 것이다❶.
- 스스로 몸을 들어올리면서 정수리를 바닥에 댄다. 이제 팔과 머리를 눌러 견갑골을 안으로 밀어넣고 등 상부를 활 모양으로 구부린다.
- 손으로 의자 다리를 밀어 몸을 의자로부터 멀리 하고 팔은 곧게 뻗는다. 위쪽 팔을 밖에서 안으로(삼두근을 얼굴 쪽으로) 돌리고, 팔꿈치는 완전히 뻗은 상태를 유지한다.

➲ 이제 발을 약간 안쪽으로 당기면서, 팔꿈치를 구부리지 않은 채로 가슴을 벽에 더 가깝게 한다.

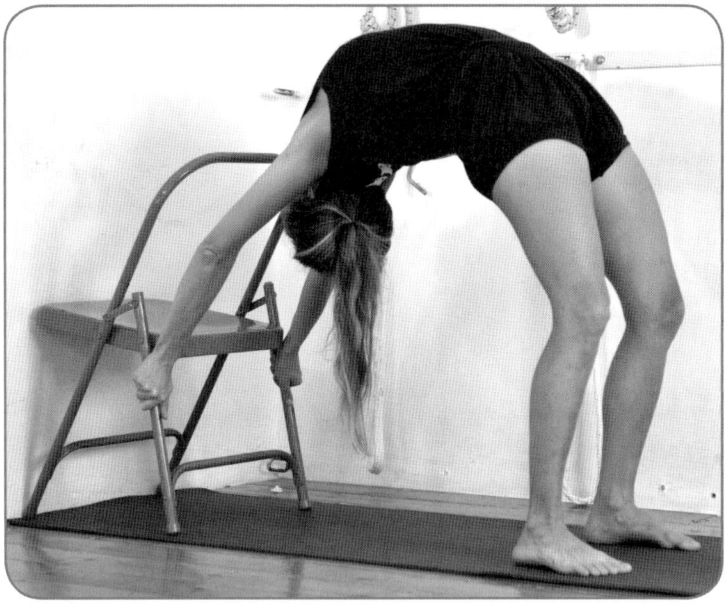

의자를 잡으면 손을 고정시킬 수 있다. 또한 손바닥을 좀 더 높은 곳에 두어 몸을 지탱할 수 있게 하고, 팔을 들어올리면서 돌리고 팔을 계속 안으로 유지할 수 있다.

만약 바닥에서 몸을 들어올리는 것이 어렵다면, 등 아래에 볼스터를 놓고 누울 수 있다.

또한 이 변형 자세는 의자의 뒷면을 벽에 붙여서 수련할 수도 있다. 그러나 수련자는 반드시 의자의 다리를 강하게 아래쪽으로 밀어서 의자가 벽에서 미끄러져 접히는 것을 방지해야 한다.

➲ 의자의 뒷면을 벽에 대고 놓는다.

➲ 양손으로 의자의 앞쪽 다리를 잡고 아래로 밀면서 몸을 들어올린다. 정수리를 바닥에 놓는다. 견갑골을 들어올린다❶.

➲ 더욱 몸을 들어올려 뒤통수를 의자의 좌석 위에 놓는다.

➲ 손바닥을 바닥 쪽으로 내려 의자의 다리를 잡거나❷, 손바닥을 바닥에 놓는다❸.

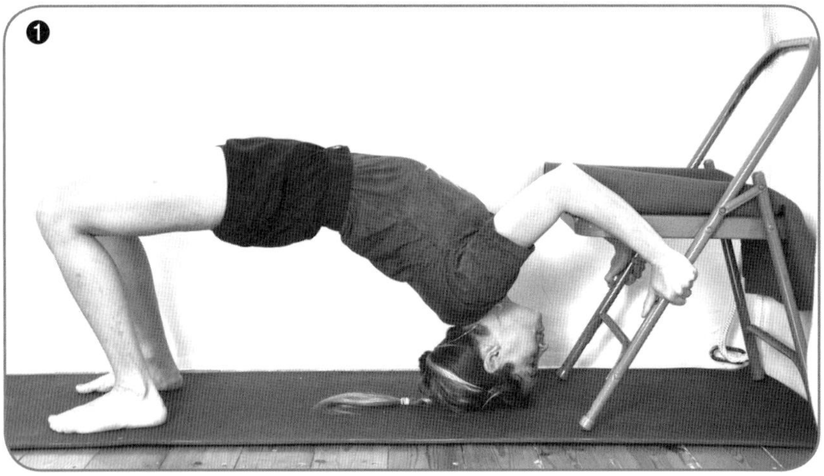
❶

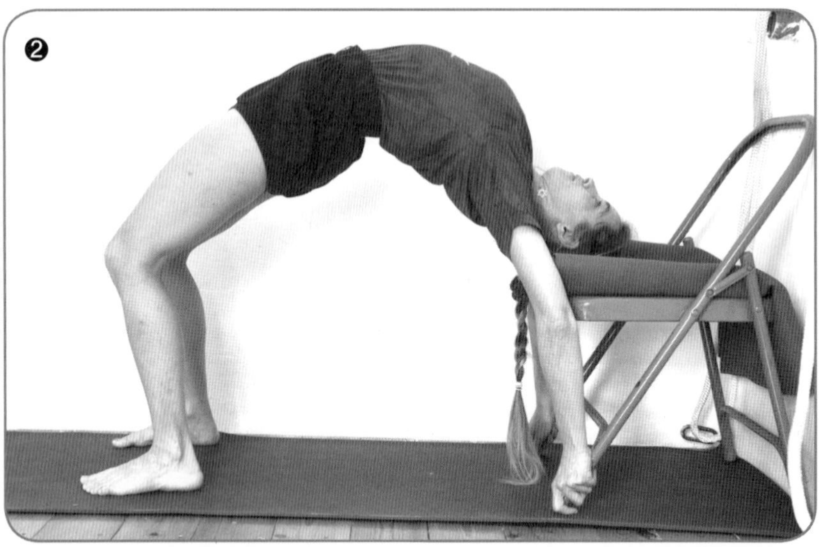
❷

➲ 이 자세를 몇 분간 유지하고 난 뒤에 손바닥을 의자에 두고 팔꿈치를 곧게 뻗기 위해서 의자의 좌석을 민다❹.

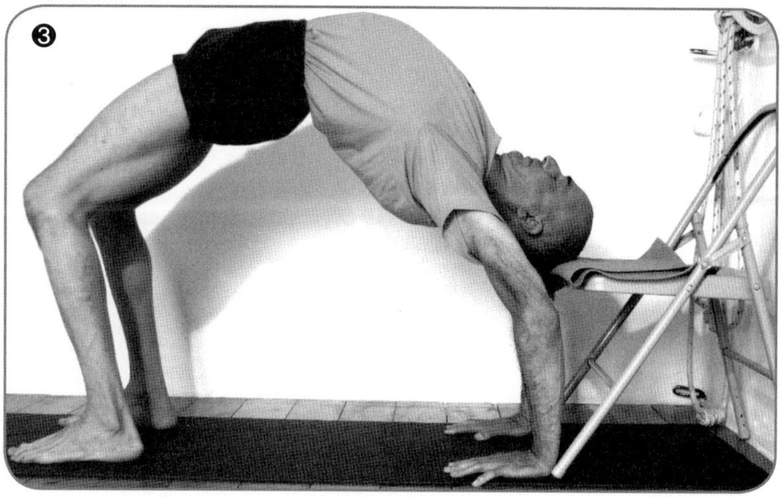

사진 ❷와 ❸과 같이 머리를 좌석 위에 놓으면, 가슴을 여는 특별한 효과를 얻을 수 있다.

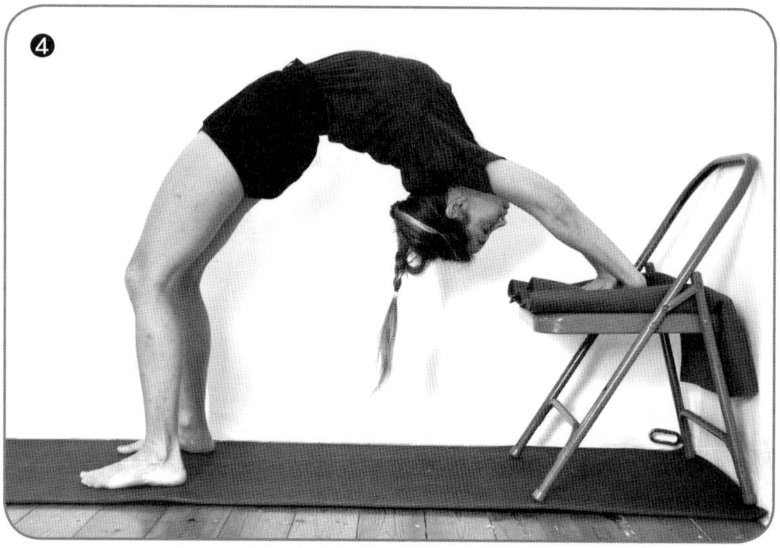

손바닥을 의자의 좌석 위에 놓을 수 있게 되면 사진 ❹와 같이 팔을 곧게 뻗어 자세의 기하학을 바꾼다. 팔에 받는 하중은 매우 줄어들고 수련자가 가슴을 들어올려 자세를 좀 더 쉽게 유지할 수 있게 한다.

변형 자세 6: 발을 의자 위에 두기

이 변형 자세는 다른 방식으로 자세를 기하학적으로 바꾼다.

- 의자의 뒤쪽이 벽을 향하게 해서 벽 앞에 둔다. 의자의 좌석 위에 점성이 있는 매트를 놓는다.
- 바닥에 누워서 다리를 의자 가까이로 옮겨 발을 좌석 위에 놓는다.
- 몸을 위로 밀어올려 정수리를 바닥에 놓는다❶.
- 들이쉬고 내쉬면서 팔을 좀 더 밀어 곧게 뻗는다❷.
- 만약 자세가 안정된다면, 한쪽 다리를 들어서 에카 파다 우르드바 다누라아사나(Eka Pada Urdhva Dhanurasana, 『LOY』, 사진 501 참고)를 취할 수 있다❸.

❶
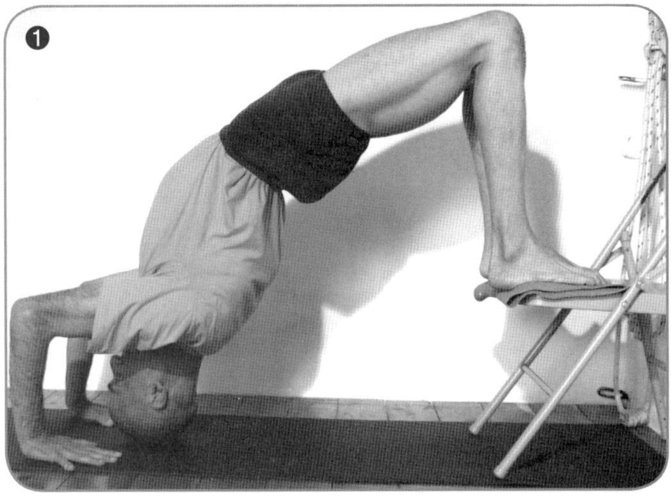

❷
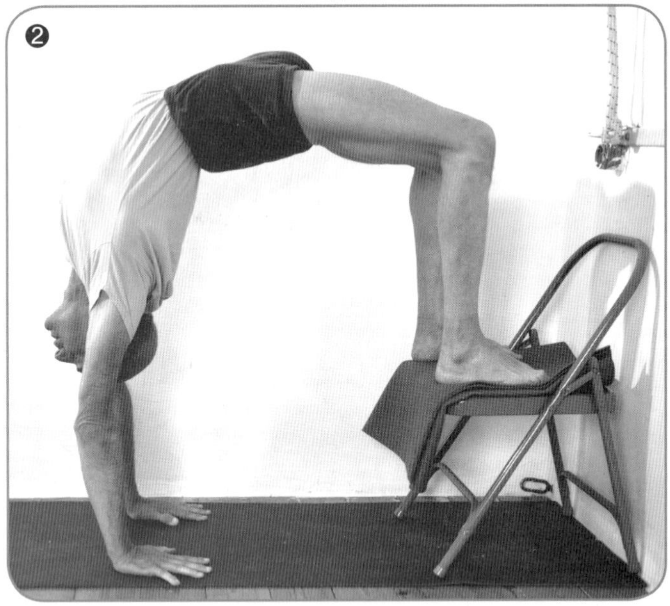

❸
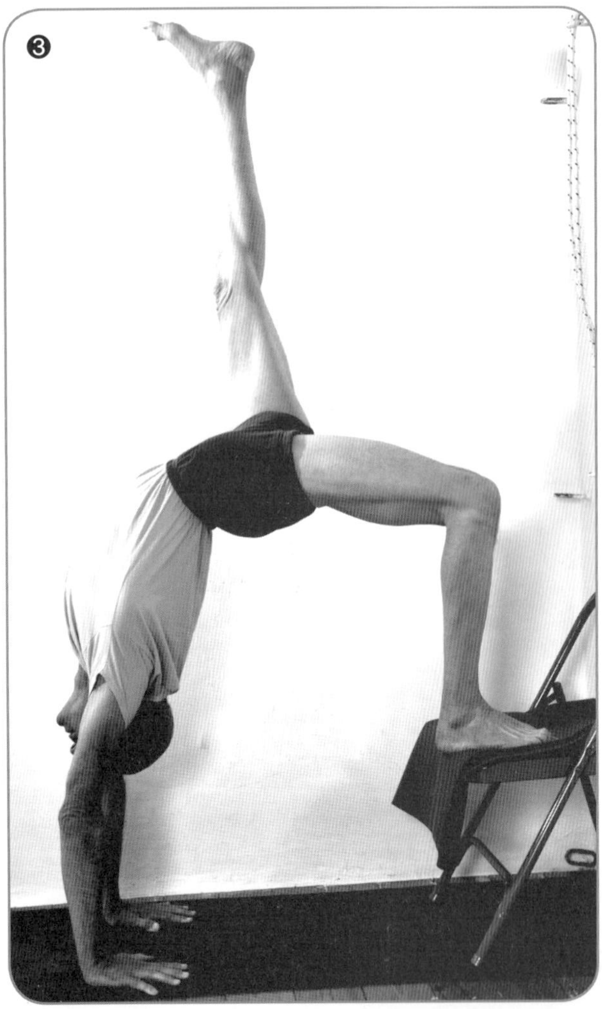

발을 의자의 좌석 위나 바닥보다 높은 곳에 놓고 몸을 들어올리는 것은 팔에 꽤 많은 부담을 주지만, 일단 몸을 들어올리기만 하면, 팔꿈치를 곧게 뻗어서 동작을 유지하고, 견갑골을 안으로 밀고 가슴 여는 것을 더 쉽게 한다.

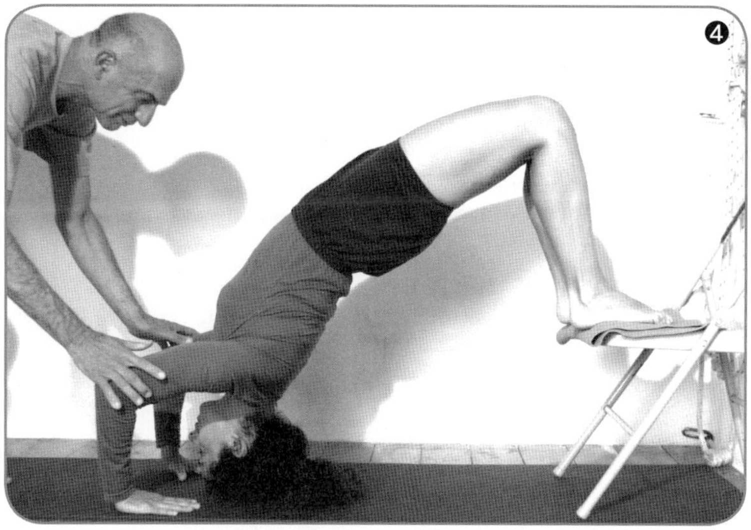

❹

발을 높은 곳에서 지지하기 때문에 골반(치골뼈)은 평행하게 되고 하복근에는 어떤 긴장도 주지 않는다. 하복근을 부드럽게 이완된 상태로 유지하게 되므로 규칙적으로 우르드바 다누라아사나를 수련하는 여성은(보통) 임신중이거나 심지어 제왕절개 분만 뒤(물론 수술에서 회복한 뒤)에도 이 변형 자세로 수련할 수 있다.
그러나 이러한 몸 상태로 바닥에서 몸을 들어올리는 자세를 취하는 것은 적절하지 못하기 때문에 수련자가 자세에 들어가고 나올 때 도와줄 보조자가 필요하다❹❺.

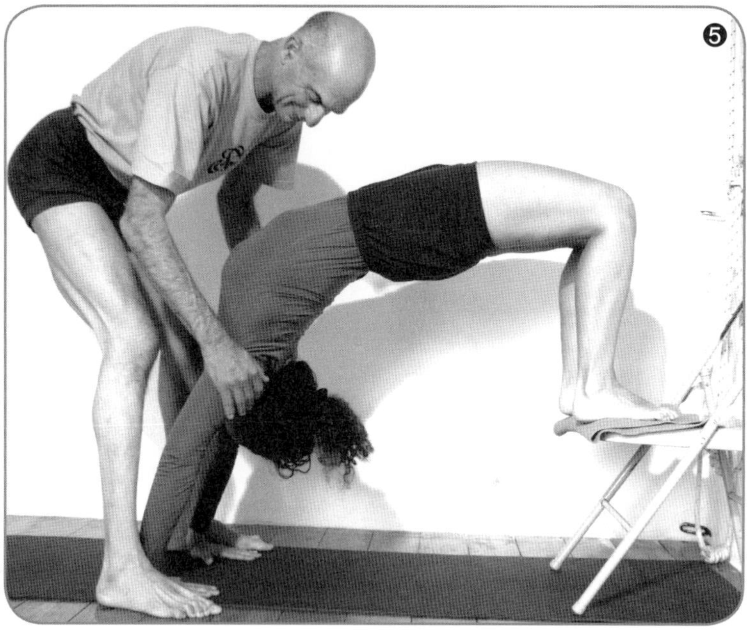

❺

우드르바 다누라아사나 II(Urdhva Dhanurasana II)

『LOY』에서 사진 483~486은 등을 활 모양으로 구부려서 타다사나에서 우르드바 다누라아사나로 넘어가는 방법을 소개한다. B.K.S Iyengar는 '이 방법으로 자세를 배우는 동안 보조자의 도움을 받거나 벽을 사용하면 매우 유용하다'고 썼다. 의자 또한 다음에 나오는 방법으로 활용할 수 있다.

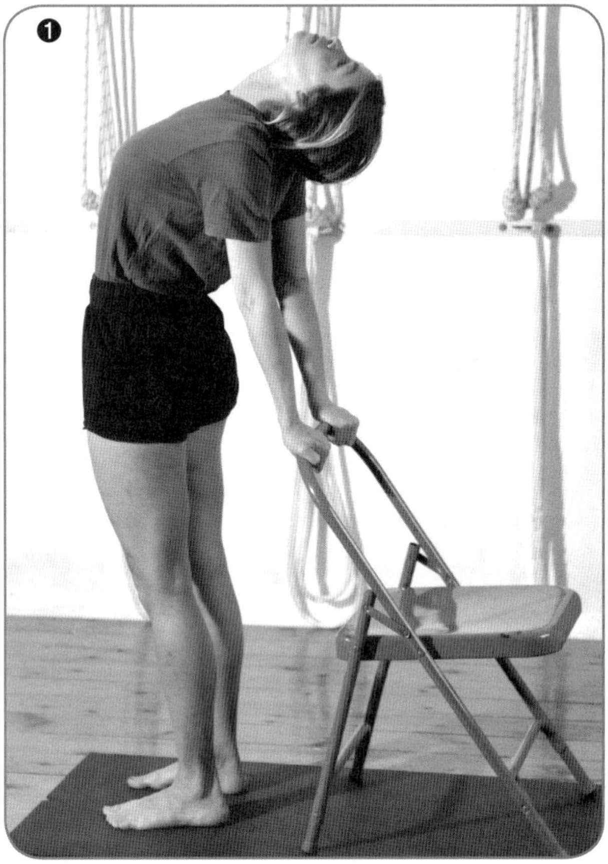

- 다리를 골반너비만큼 벌려서 의자 뒤쪽을 등지고 의자 앞에 선다. 손으로 의자의 등받이를 잡는다.
- 가슴을 들어올려 등을 활 모양으로 구부리기 시작한다. 의자를 밀어서 가슴을 들어올리며 견갑골을 몸 안으로 밀어넣는다❶.
- 가슴을 들어올린 상태를 유지하면서, 의자를 지지해 등을 더욱 활 모양으로 구부린다❷.
- 가능하다면 무릎을 약간 구부리고 손바닥을 의자의 좌석 위에 놓는다❸.

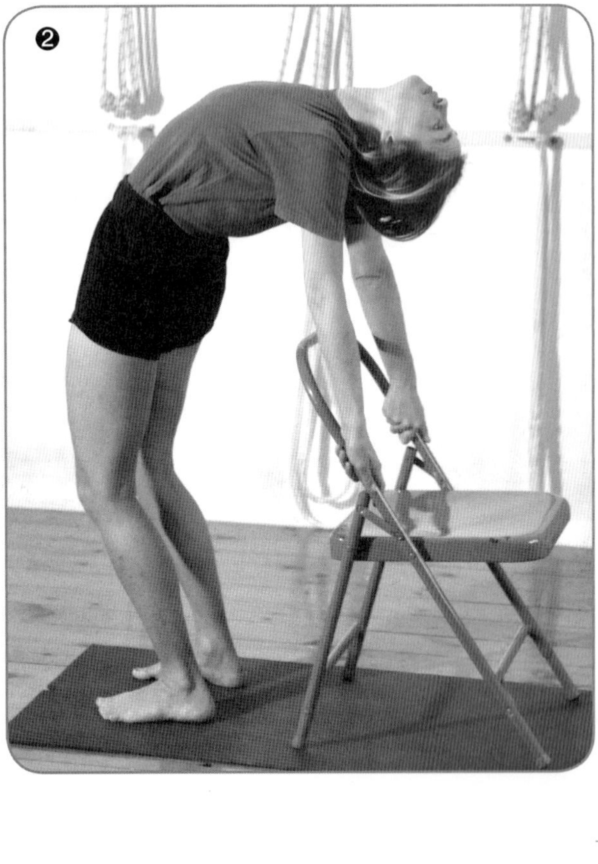

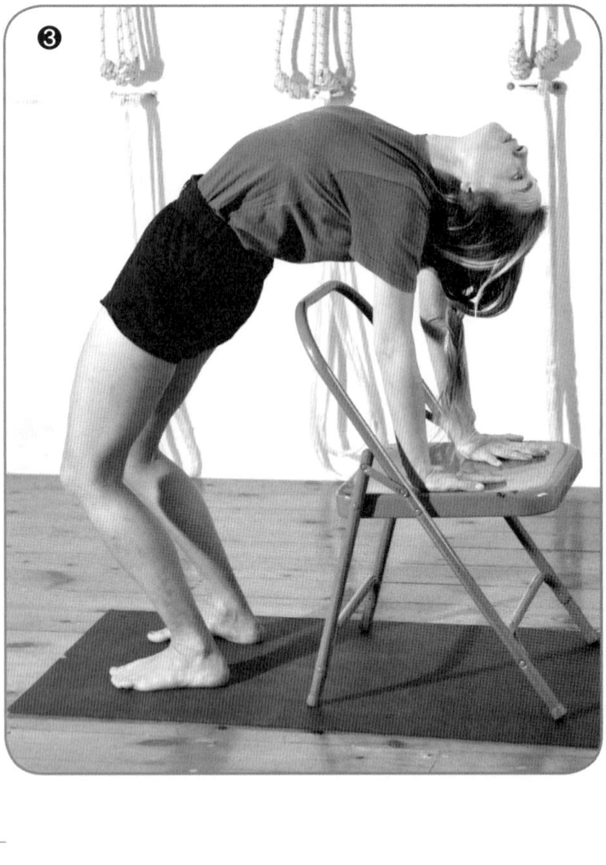

다리를 떨어뜨려 드위 파다 비파리타 단다아사나(Dwi Pada Viparita Dandasana) 하기

고급 수련자는 시르사아사나(『LOY』, 사진 571~520 참고)에서 다리를 뒤로 떨어뜨려 이 자세에 들어갈 수 있다. 이것은 균형, 통제 그리고 유연성을 필요로 한다. 이 자세를 배울 때 의자를 활용하면 중간 단계에서 발을 착지할 수 있다.

예비동작으로 수련자는 어깨 열기를 원할 수도 있는데, 다음에 나오는 방법으로 어깨를 여는 수련을 할 수 있다.

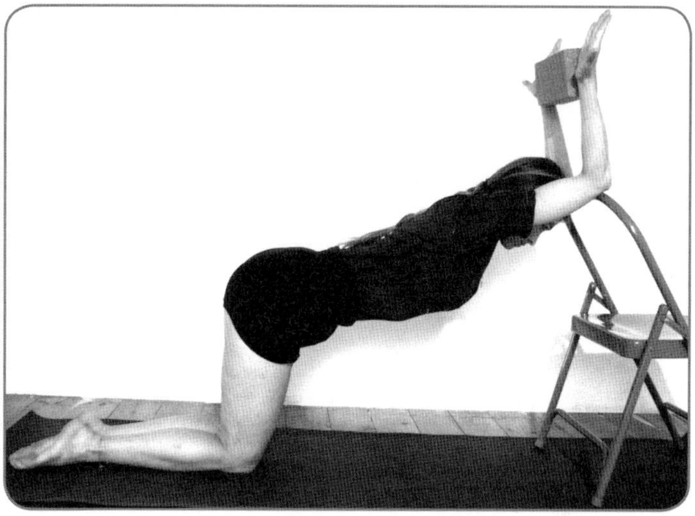

- 블록을 쥐고 손바닥을 어깨너비로 유지한다.
- 의자 가까이에 무릎으로 서서 팔꿈치를 의자 등받이에 놓는다.
- 흉골을 팔에서 멀리 떨어뜨려 어깨의 움직임을 만들어낸다. 흉골을 바닥으로 미는 것은 피해야 한다.

다리를 떨어뜨려 자세 취하기

- 의자 좌석을 등지고 적절하게 떨어진 거리에서 시르사아사나를 실행한다.
- 발이 의자를 향하게 하면서 무릎을 구부린다❶.
- 어깨를 계속 들어올리고 등을 활 모양으로 구부리면서 견갑골을 안으로 집어넣는다.
- 등을 더욱 더 활 모양으로 구부려 발을 의자의 좌석 위에 얹는다❷. 견갑골을 훨씬 높이 들어올린다.

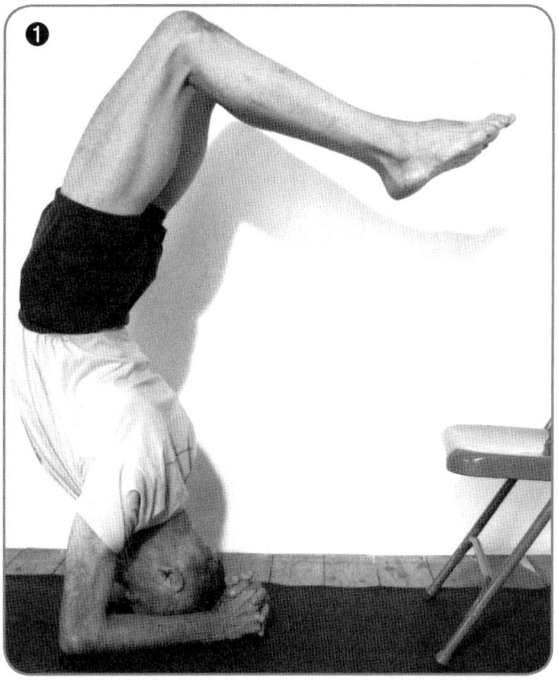

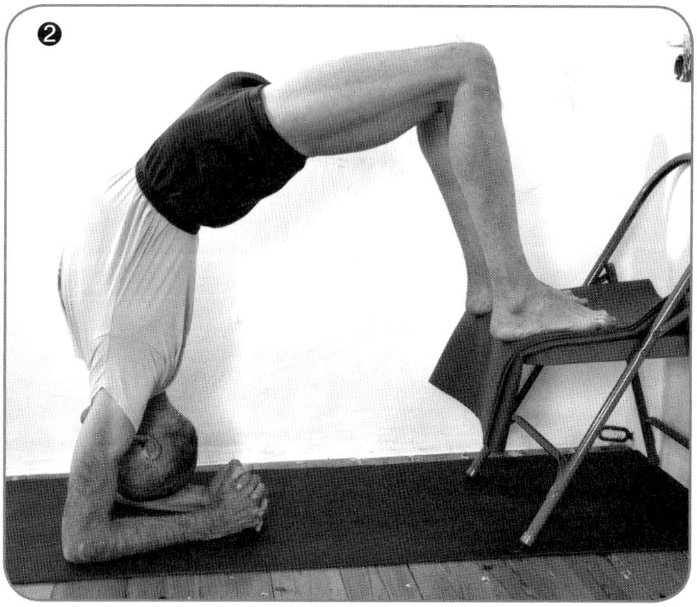

이 변형 자세를 익히는 과정에서, 의자를 놓칠지도 모른다는 염려 때문에 겁이 날 수도 있다. 만약 필요하다면, 보조자가 수련자를 단단히 잡아서 발을 좌석에 완전히 얹게 하고, 의자의 위치도 정확하게 놓는다❸❹.

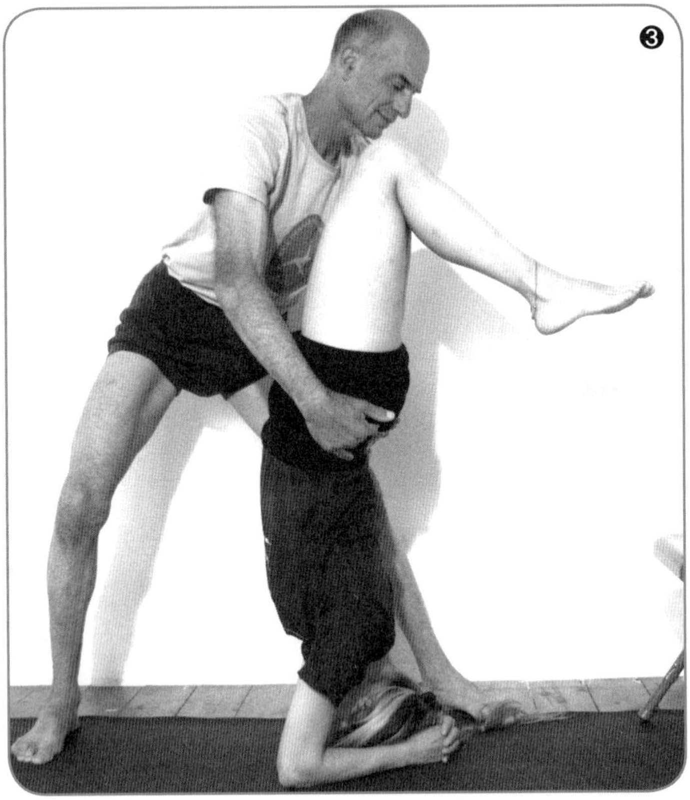

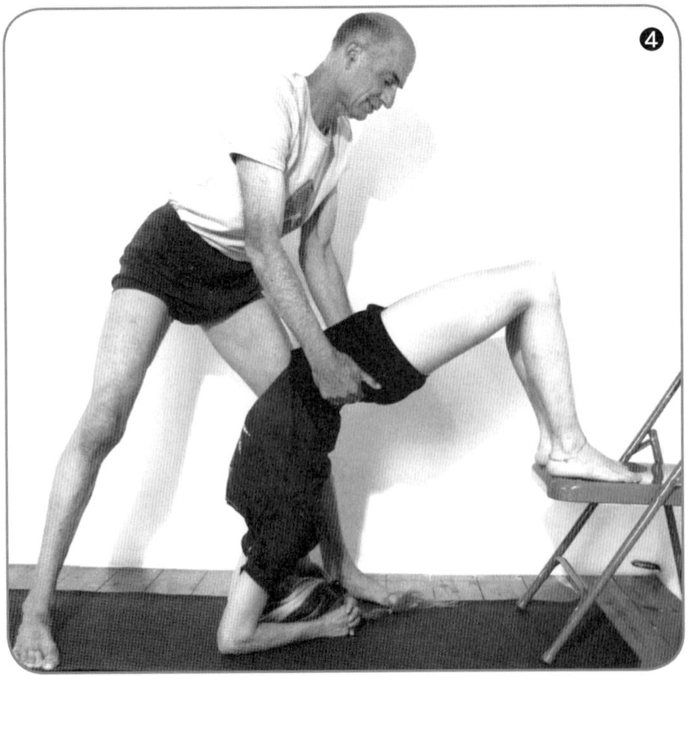

브르스치카아사나 I(Vrschikasana I)

이것은 고급 자세이다(『LOY』, 사진 536~537 참고). 수련자는 의자를 활용해 자세를 수련할 수 있다. 자세를 취하기 위해 다리를 떨어뜨리는 것은 드위 파다 비파리타 단다아사나(143쪽 참고)에서 설명한 방법과 유사하다. 그러나 여기서 수련자는 시르사아사나에서 자세를 시작하는 대신 핀차 마유라아사나에서 자세를 시작한다.

- 의자의 다리를 잡고 핀차 마유라아사나를 한다.
- 발을 의자 쪽으로 보내면서 무릎을 구부린다.
- 어깨를 계속 들어올리고 등을 활 모양으로 구부리면서 견갑골을 안으로 집어넣는다.
- 등을 더욱 더 활 모양으로 구부려 발을 의자의 등받이에 놓는다❶.
- 발을 의자의 좌석 위로 내린다. 가슴을 계속 앞으로 밀고, 발을 수련자의 등 쪽으로 이동시킨다❷.

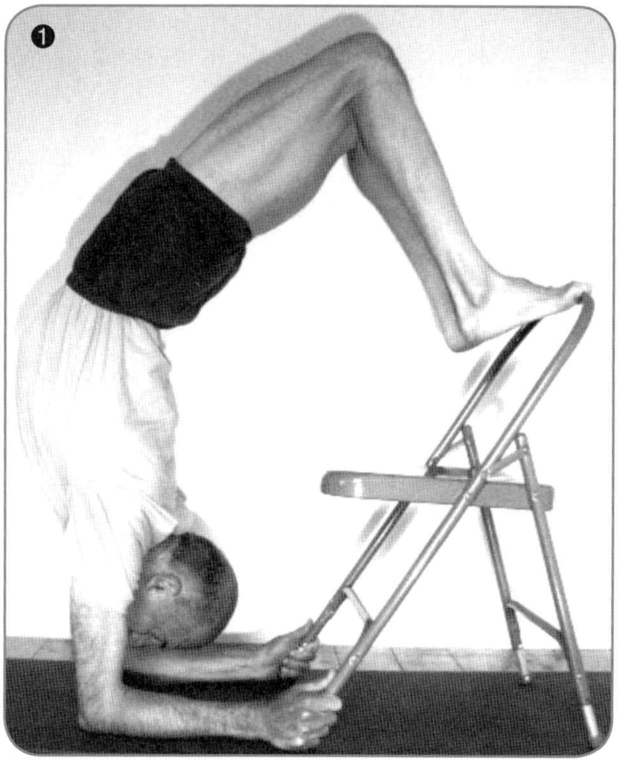
❶

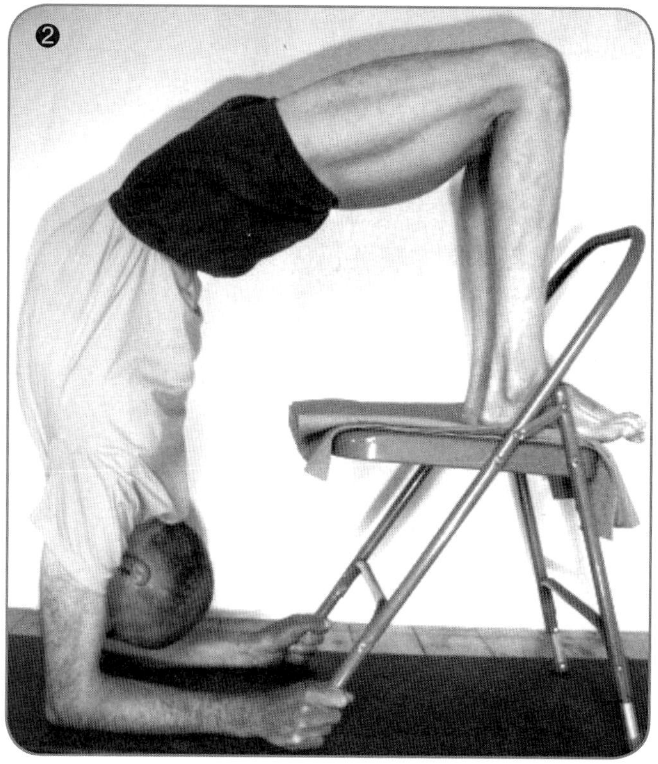
❷

에카 파다 라자카포타아사나 I(Eka Pada Rajakapotasana I)

수련자가 이 고급 자세를(『LOY』, 사진 542 참고) 하기 위해, 의자를 활용해 두 가지 방법으로 수련을 할 수 있다.

변형 자세 1 : 의자를 앞에 두기

왼다리를 앞쪽에 놓고 자세를 취하기

- 의자의 좌석이 벽을 향하게 하고, 벽에서 적절하게 떨어진 거리에 의자를 놓는다.
- 왼쪽 무릎을 접어서 의자 아래에 놓는다(수련자는 왼쪽 엉덩이를 접은 담요 위에 놓고 지탱할 수 있다).
- 오른다리를 접어서 정강이와 발등을 벽에 댄다.
- 팔뚝을 의자 좌석에 놓고 밀면서 가슴을 들어올리고 등을 활 모양으로 구부린다.

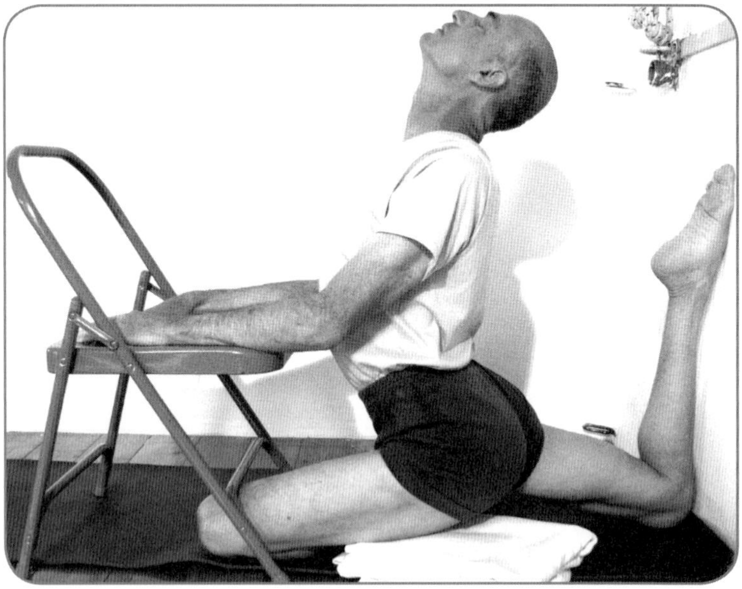

변형 자세 2: 의자를 뒤에 두기

왼다리를 앞에 두고 자세 하기

- 의자 뒤쪽을 벽에 대고 의자를 놓는다. 담요를 접어서 의자의 좌석 위에 놓고 그 위에 무거운 물체를 놓는다(무거운 물체는 의자가 기울어지는 것을 방지한다). 벨트를 의자 등받이에 단단히 묶는다.
- 왼다리를 접어 몸의 앞쪽 바닥에 놓는다. 오른다리를 접어서 발목 앞쪽을 의자 좌석에 댄다.
- 벨트를 잡고 당겨서 가슴을 더 들어올리고 등을 의자 쪽으로 움직여 활 모양으로 구부린다❶.

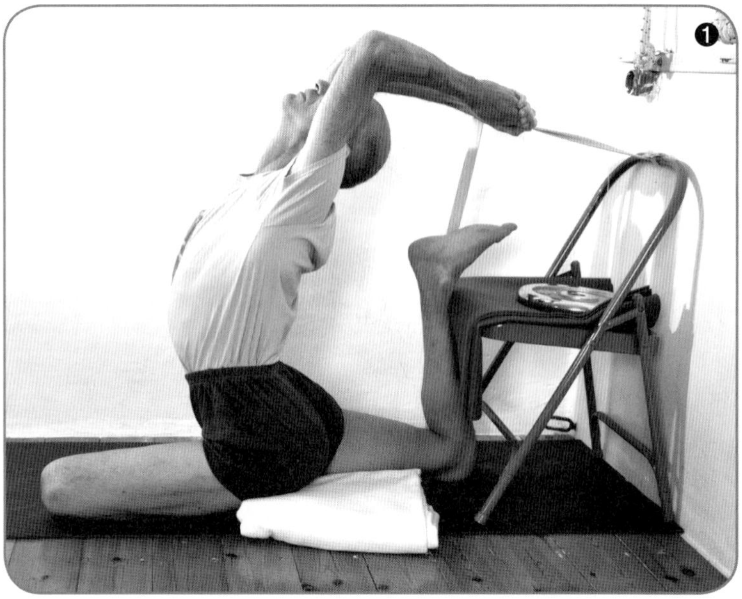
❶

의자의 불안정성 때문에 수련자가 이 변형 자세를 할 때 어려움을 경험할 수도 있다. 보조자는 의자에 앉아서 의자를 안정시키고 수련자의 팔을 조심스럽게 당겨서 수련자가 등을 활 모양으로 구부리는 것을 도와준다.

사진 ❷에서, 보조자는 그의 오른발로 수련자의 오른쪽 골반을 넓히면서 아래로 내리고, 그의 왼쪽 무릎으로 수련자의 등 상부를 지지한다.

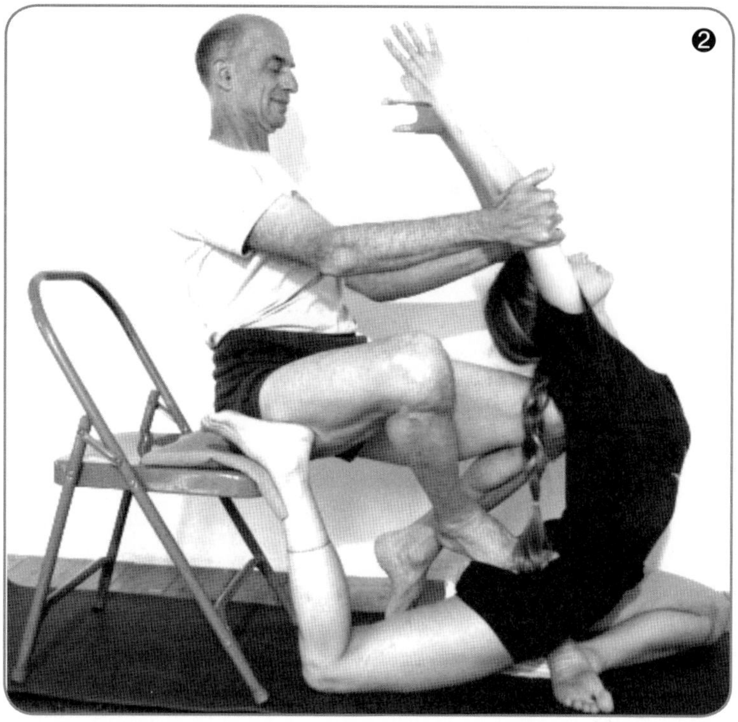

주의:

이 변형 자세는 고급 수련자들만을 위한 것이다. 보조자는 반드시 경험이 많은 요가지도자여야 한다.

나타라자아사나(Natarajasana)

의자를 활용하면 이 우아한 고급 자세를 수련할 수 있다(『LOY』, 사진 590 참고).

의자로 오른쪽 무릎을 지탱하기

- 의자 뒤쪽이 수련자를 향하게 해서 수련자의 뒤로 적절하게 떨어진 거리에 놓는다. 10킬로그램(22파운드) 중량의 물체를 의자 좌석에 놓아서 의자가 기우는 것을 방지한다.
- 오른발에 벨트를 걸고 앞으로 약간 구부리면서 벨트를 사용해 다리를 들어올리고 오른쪽 무릎을 의자의 등받이에 놓는다. 오른쪽 팔꿈치를 원을 그리며 돌려 위로 들어올린다. 오른발을 더욱 위로 들어올리고, 그 후 가슴을 들어올려 등을 활 모양으로 구부린다.
- 이제 왼손도 함께 벨트를 잡거나❶, 왼팔을 대각선 위로 곧게 뻗는다.

뒤에 있는(오른쪽) 무릎을 지탱하는 의자의 등받이 높이는 수련자의 골반 높이만큼 되어야 한다. 그러므로 키가 큰 수련자는 지지대를 높이기 위해 의자 등받이에 담요를 접어서 놓는다❷.

❶
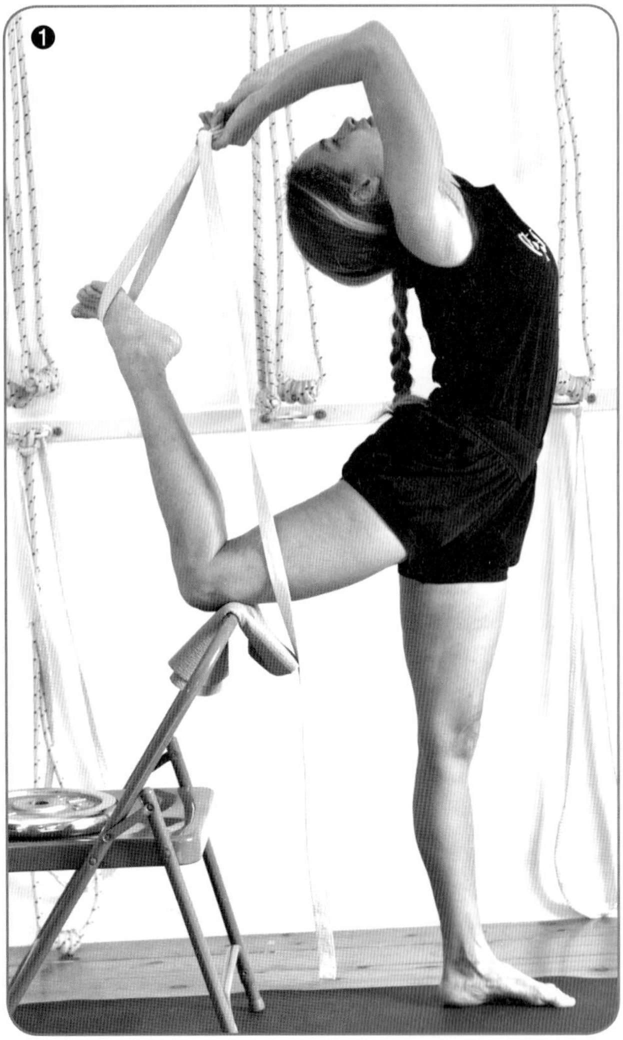

❷
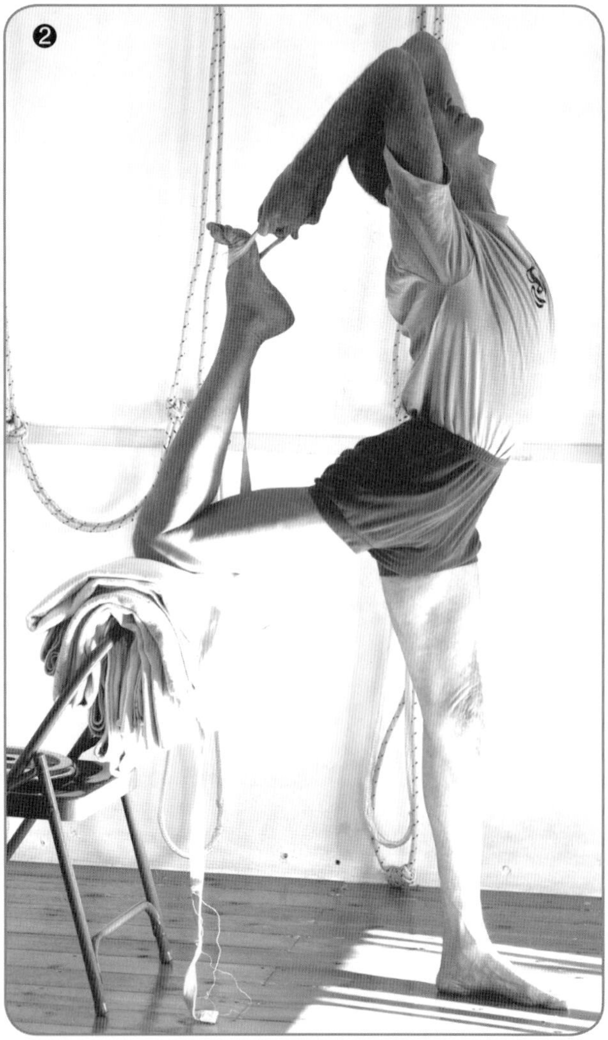

만약 수련자가 균형을 잡는 데 어려움이 있다면, 벽 앞에 서서 왼손을 벽에 대고 자세를 안정시킨다❸. 또 하나의 대안으로, 보조자가 의자에 앉아서 수련자의 팔을 잡아줄 수 있다❹.

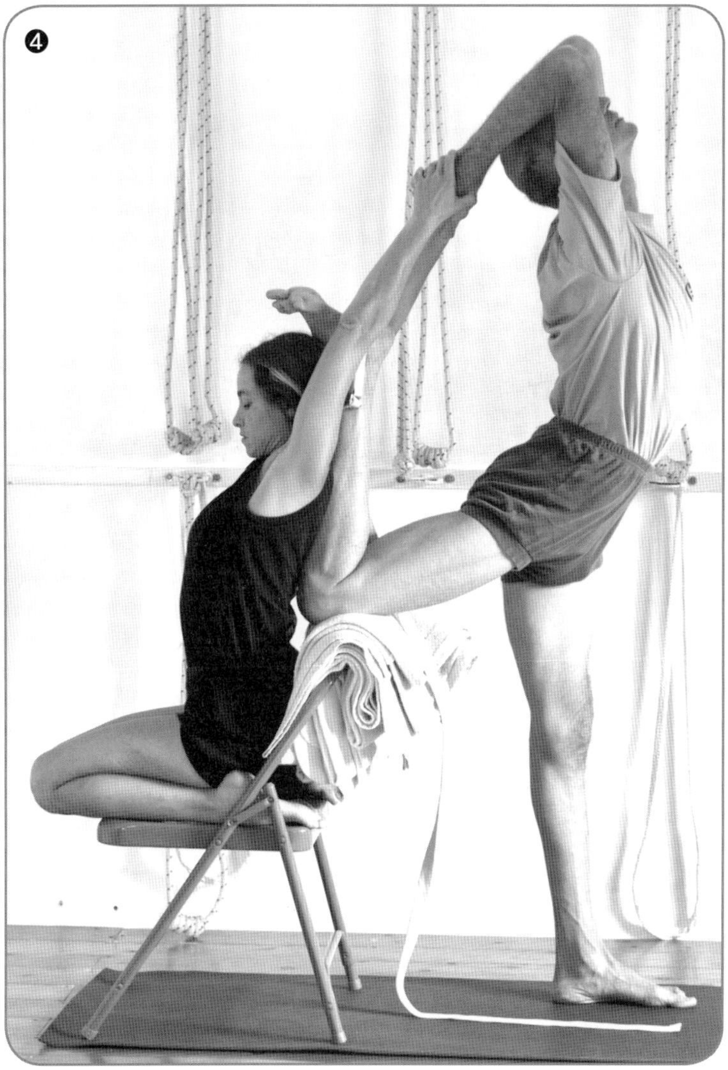

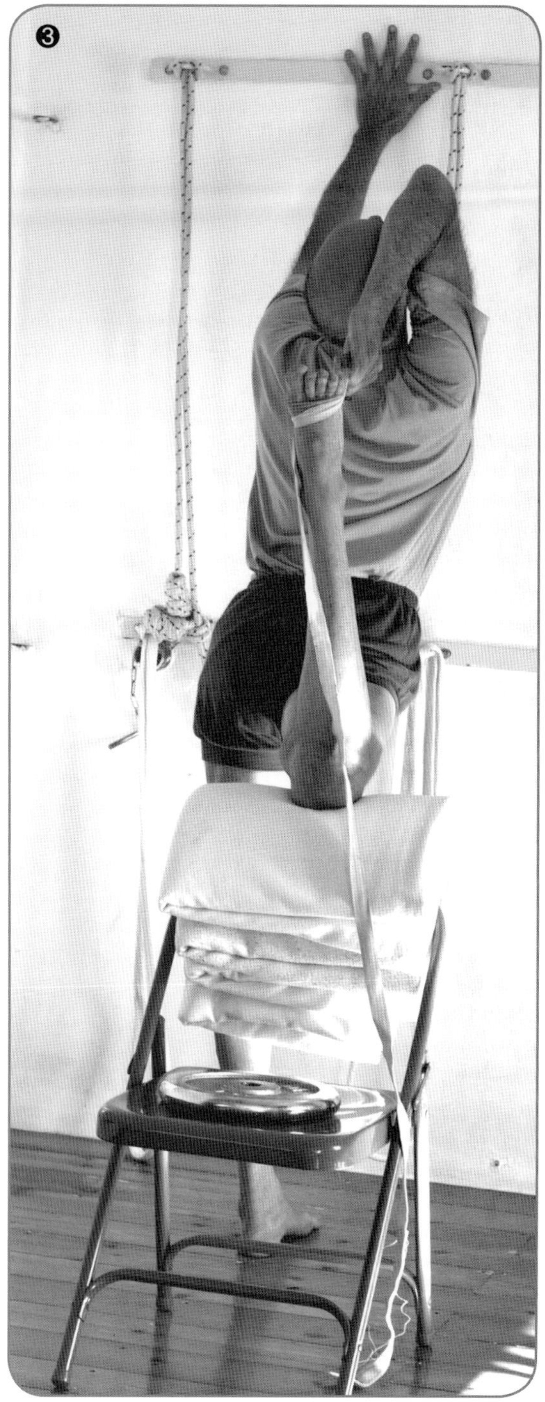

푸르보타나아사나(Purvottanasana)

이 어려운 자세는(『LOY』, 사진 171 참고) 양쪽 골반과 가슴을 들어올리는 것이다. 등을 의자의 좌석에 두고 누우면 골반과 가슴 모두를 지지할 수 있다. 그러므로 수련자는 의자를 사용해 몸의 앞부분을 완전히 늘이면서 이 자세를 좀 더 오래 유지할 수 있다.

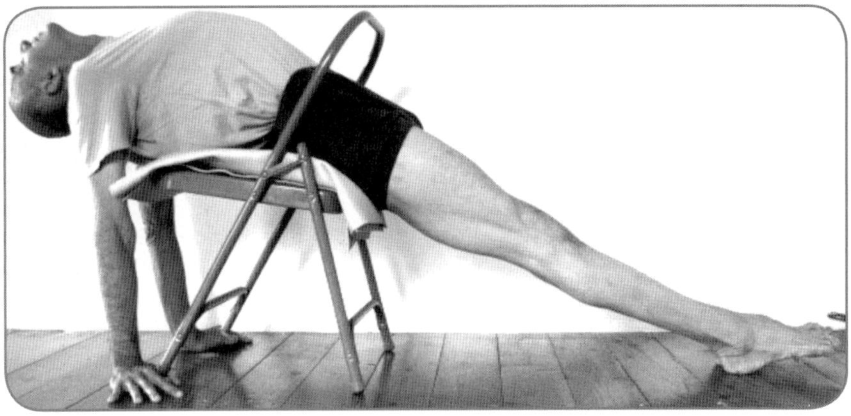

만약 손바닥이 바닥에 닿지 않으면, 블록을 사용한다(여기에서는 보여주지 않는다).

제7장: 복부 – 우다라 아쿤차나 스티티(Udara Akunchana Sthiti)

파리푸르나 나바아사나(Paripurna Navasana)

대부분의 사람들은 이 자세를 취하고 몇 초 이상 유지하는 것을 어려워한다. 수련자는 의자를 활용해서 힘과 체력을 키울 수 있고, 원래 자세를 도구 없이 할 수 있도록 준비할 수도 있다. 두 가지 변형 자세를 아래에 소개한다.

변형 자세 1 : 종아리 근육을 의자 위에 놓기

- 수련자는 의자의 앞쪽 바닥에 앉는다.
- 종아리 근육의 중간 부위를 의자의 좌석 앞쪽 가장자리에 놓는다. 양손으로 의자의 좌석을 잡고 다리 쪽으로 당긴다. 이것은 가슴을 열고, 천골을 바닥에서 멀리 떨어지게 들어올리고 등을 오목하게 할 것이다❶.
- 이제 의자의 좌석을 놓고 팔을 앞으로 뻗는다. 팔과 다리를 앞으로 뻗으면서 등을 오목하게 하는 상태를 유지한다❷.

❶
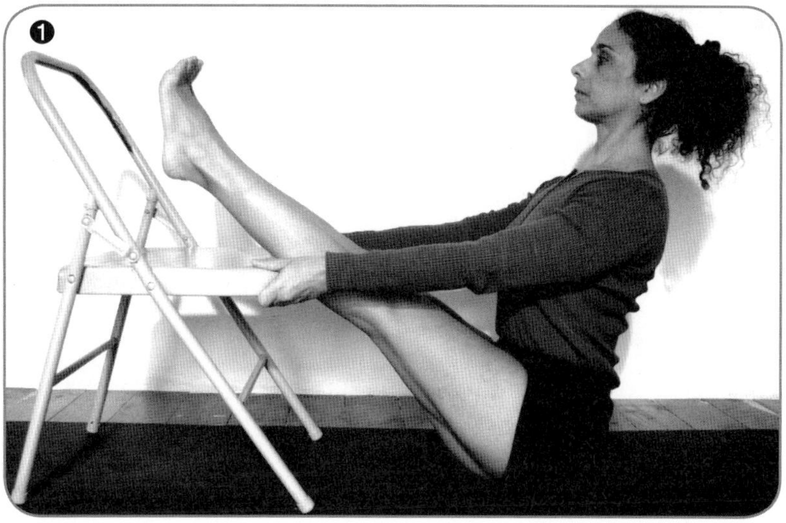

❷
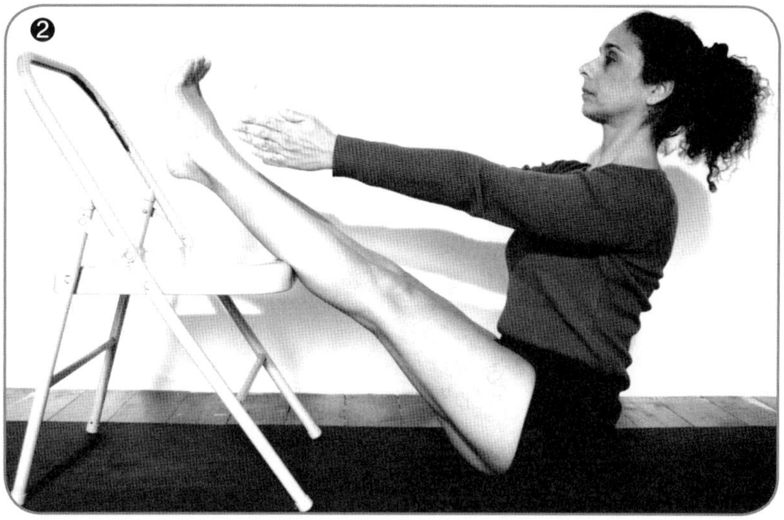

변형 자세 2: 두 의자 사이에서

- 2개의 의자를 적절한 거리에 놓고 서로 마주보게 한다.
- 의자 하나에 앉고 다른 의자에 종아리 근육의 중간 부분을 놓는다.
- 손바닥으로 의자의 좌석을 밀면서 골반을 약간 앞으로 움직여 아래로 내린다❶.
- 엉덩이가 바닥에 닿을 때까지 서서히 몸을 내린다. 의자 다리를 잡고 의자에 몸을 기댄다. 어깨를 뒤로 움직이고 등을 오목하게 한다❷.
- 이제 팔을 바닥과 평행하게 해서 앞으로 뻗는다❸.

수련자는 이 변형 자세에서 의자에 몸을 완전히 지지하면서 자세의 유지 기간을 늘릴 수 있다. 수련자는 준비가 되었다고 판단될 때, 다리를 의자에서 떼서 몇 초간 들어올리려고 노력한다.

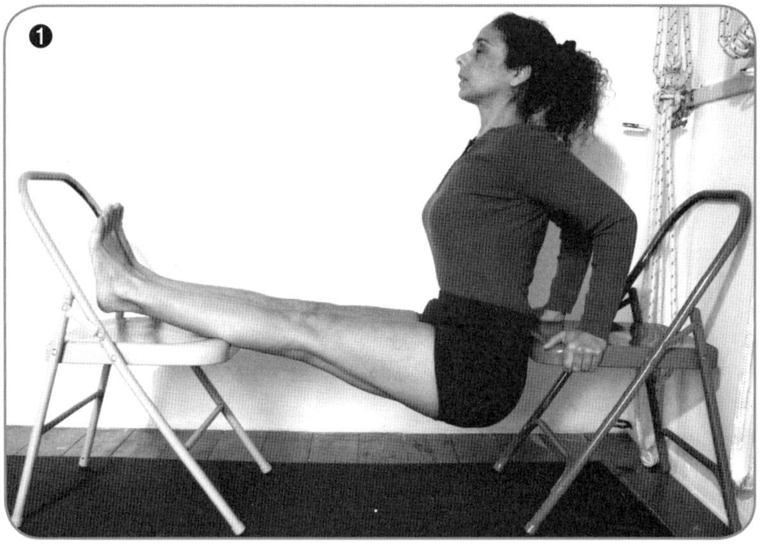

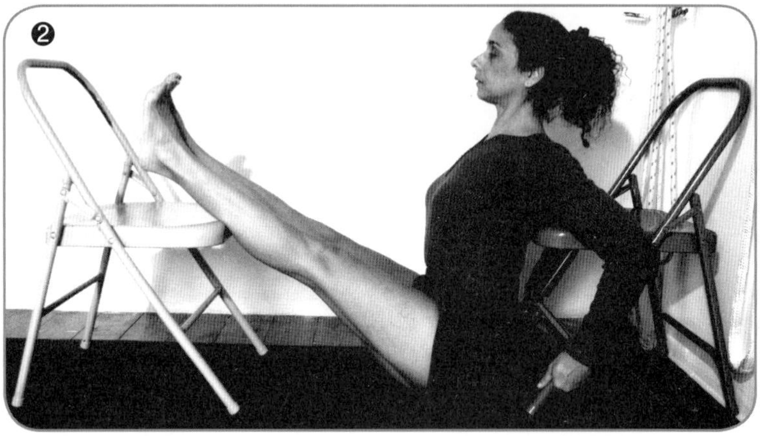

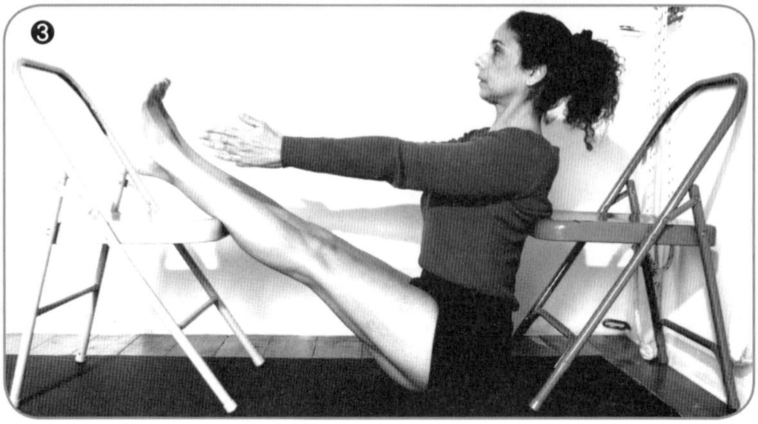

우르드바 프라사리타 파다아사나(Urdhva Prasarita Padasana)

슬굴곡근(hamstrings)이 짧은 사람들은 다리를 바닥에서 수직으로 들어올리는 것을 어려워한다. 이 사람들은 또 다리를 바닥 쪽으로 내리는 경향이 있고, 천골대를 들어올리곤 한다. 의자를 사용하면 수련자는 천골대를 지지하고 슬굴곡근을 서서히 길게 만들어서 다리를 90도까지 들어올리는 것이 가능하다.

다리를 의자에 대기

- 의자 옆에서, 등을 바닥에 두고 눕는다.
- 다리를 위로 들어올리고 의자를 움직여서 의자로 다리의 뒷부분을 지지한다. 의자의 다리를 잡으면서 허리를 안정시킨다.
- 엉덩이를 들어올려서 천골을 의자의 뒤쪽 가로바에 놓는다. 이 자세를 유지한다❶.
- 잠깐 뒤에, 수련자는 몸을 미끄러지게 해서 천골대를 바닥으로 내린다. 다리를 의자에 대고 90도를 계속 유지한다❷. 서서히 다리를 몸 쪽으로 당겨 의자로부터 떨어뜨려서 복부 근육의 조임을 증대시킨다.

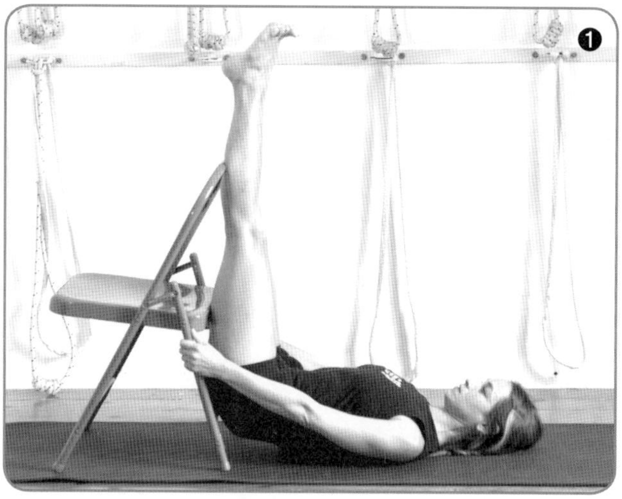

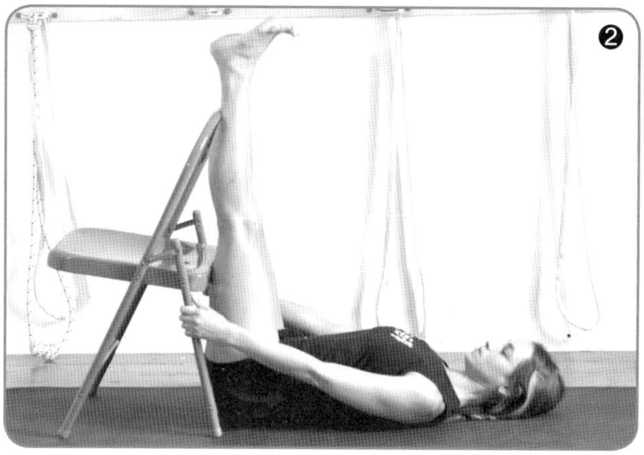

수련자는 무릎 뒤쪽을 의자의 등받이 위에 두고서 이 변형 자세를 시작할 수 있다. 담요를 의자의 등받이 위에 놓으면 등받이를 두껍게 해서 정강이의 고통을 줄여준다. 이것은 매우 이완된 자세이다. 왜냐하면 무릎에 공간을 만들고 인대를 길어지게 하기 때문이다. 만약 무릎 인대에 고통이 있다면, 이 변형 자세는 점차적으로 고통을 완화시키는 데 매우 유용하다.

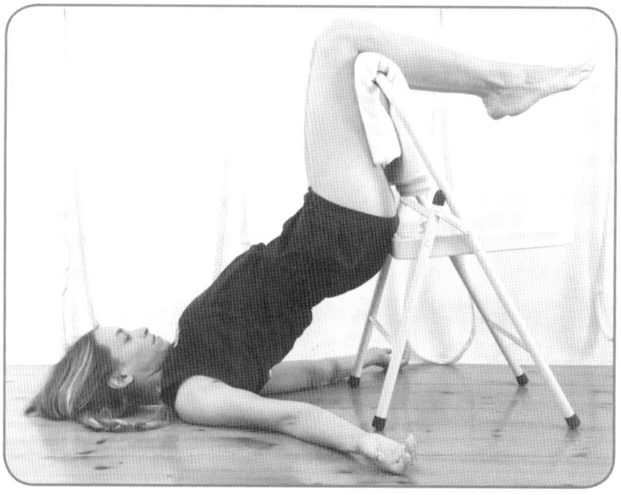

웃타나 파다아사나(Uttana Padasana)

원래 자세는(『LOY』, 사진 292 참고) 등을 활 모양으로 구부려 정수리를 바닥에 댄다. 그러나 이를 사전에 준비하기 위해서 수련자는 아래에서 설명하는 대로 2개의 의자 위에 누워 수련할 수도 있다.

- 의자 2개를 서로 마주보게 붙여서 놓는다. 점성이 있는 매트를 접어서 의자의 좌석 위에 놓고 등을 그 위에 대고 눕는다.
- 천골의 중간 부위를 좌석의 뒤쪽 가장자리와 나란하게 놓는다.
- 천골을 놓은 의자의 등받이를 잡고 다리를 45도로 들어올린다. 다리를 서로 붙여서 곧게 뻗어 계속해서 꽉 조인다❶. 만약 이것이 어렵다면, 몸을 약간 머리 쪽으로 미끄러지게 해서 천골 전체가 의자의 지탱을 받게 한다.
- 팔을 위로 올려 손바닥을 붙이고, 팔과 다리를 평행하게 유지한다❷.

만약 팔을 들어올리는 것이 어렵다면, 복부의 근육이 충분히 강해질 때까지 첫 번째 단계를❶ 수련할 수 있다.

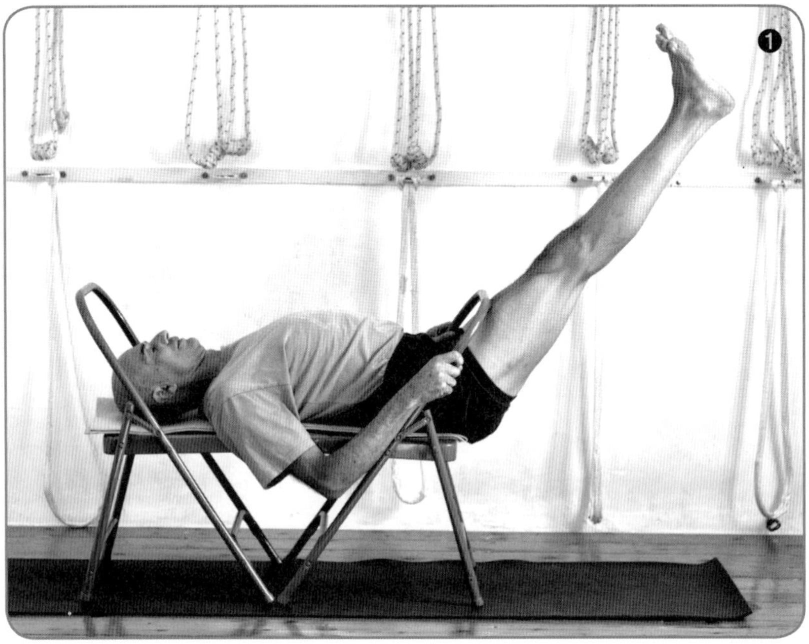

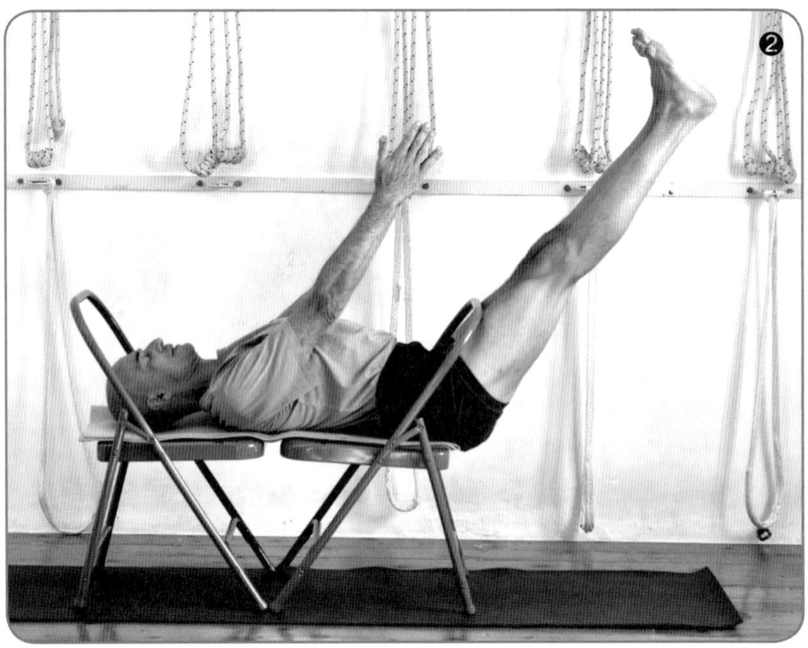

제8장: 회복 – 비스란타 카라카 스티티(Visranta Karaka Sthiti)

숩타 비라아사나(Supta Virasana)

수련자는 이 자세를 능동적으로 하거나(『LOY』, 사진 96 참고) 지지대를 활용해서 수련할 수도 있다. 수련자가 지지대를 사용해 자세를 잡는 것은 깊은 이완과 원기 회복을 위한 최고의 아사나(자세) 중 하나이다. 또한 허벅지 앞쪽을 스트레칭하고 마사지하는 효과가 있고, 무릎의 건강과 유연성을 증가시킨다. 이 자세를 편안하게 유지하기 위해서 몇몇 수련자들은 하나의 볼스터로는 충분하지 않고 좀 더 지지대를 높일 필요가 있다. 뒤집힌 의자가 이러한 지지대가 될 수 있으므로 거의 모든 사람들이 이 자세를 즐길 수 있다.

➲ 의자를 뒤집고 의자의 가로바에(위를 향하고 있는) 볼스터를 하나 놓는다. 1~2개의 접은 담요를 의자 앞에 놓는다.

➲ 담요 위에 비라아사나로 앉고 나서, 몸통을 뒤로 비스듬하게 해서 볼스터 위에 눕는다. 머리와 목 아래에 접은 담요를 놓는다.

➲ 머리 위에서 팔꿈치를 맞잡고 이 자세를 유지한다.

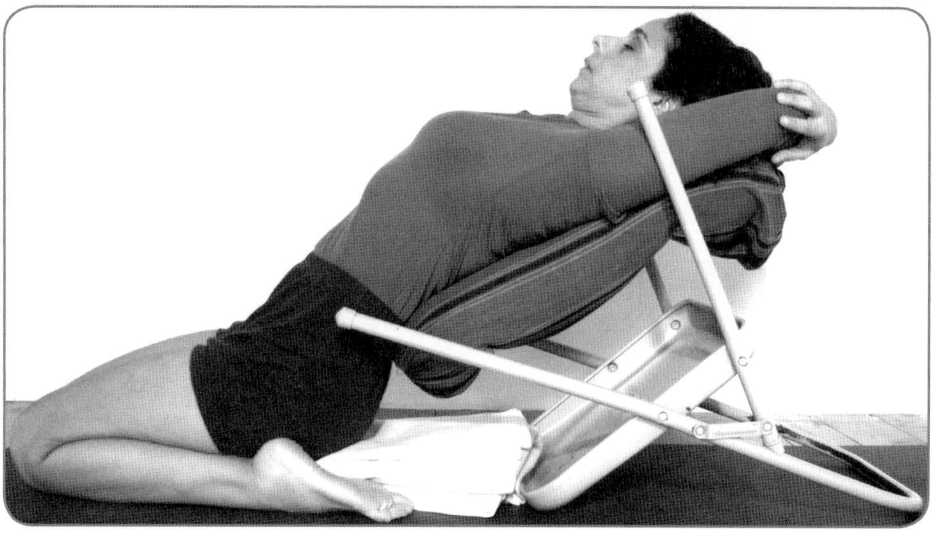

살람바 푸르보타나아사나(Salamba Purvottanasana)

이 동작은 푸르보타나아사나(『LOY』, 사진 171 참고)에서 원기를 회복시키는 변형 자세이다(살람바는 '지지받음'을 의미한다).

- 의자의 등받이를 벽을 향하게 해서 1미터(3.5피트) 떨어진 곳에 놓는다. 두 번째 의자를 첫 번째 의자 맞은편에 놓아 단상(platform)을 만든다. 점성이 있는 매트를 두 좌석 위에 펼치고 그 위에 볼스터 2개를 놓는다. 위에 있는 볼스터를 벽에서 좀 더 멀리 떨어뜨려 허리를 놓을 계단을 하나 만든다. 위에 놓인 볼스터의 머리 부분 아래에 블록을 집어넣고 담요를 접어서 머리 아래에 놓는다.
- 다리를 의자 등받이 아래로 통과해서 더 아래쪽에 있는 볼스터 위에 앉는다. 다리를 곧게 뻗으며 발로 벽을 민다.
- 엉덩이뼈는 아래쪽 볼스터에 놓여 있어야 하고 엉덩이의 윗부분은 위쪽 볼스터의 지지를 받아야 한다.
- 볼스터에 등을 대고 눕는다. 머리와 뒷목을 접은 담요 위에 얹어서 이완한다. 머리 위에서 팔꿈치를 맞잡거나 ❶ 팔을 옆으로 펼친다❷.

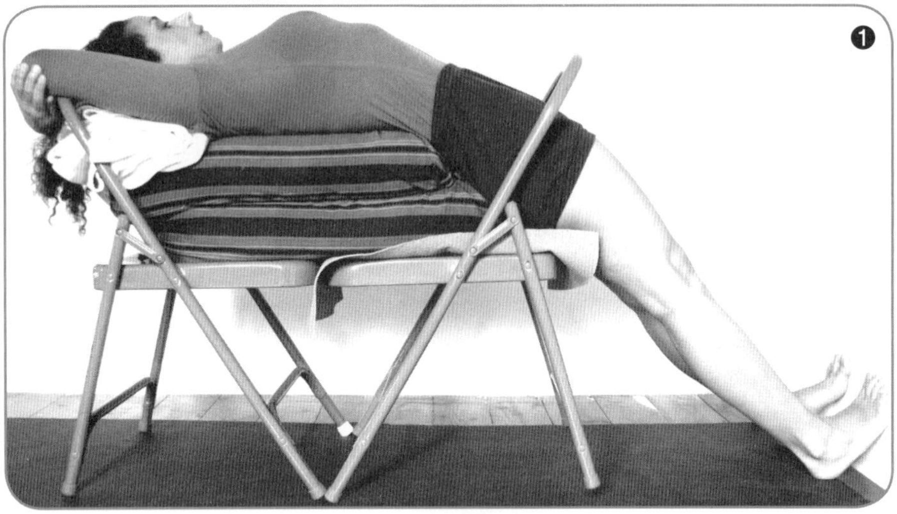
❶

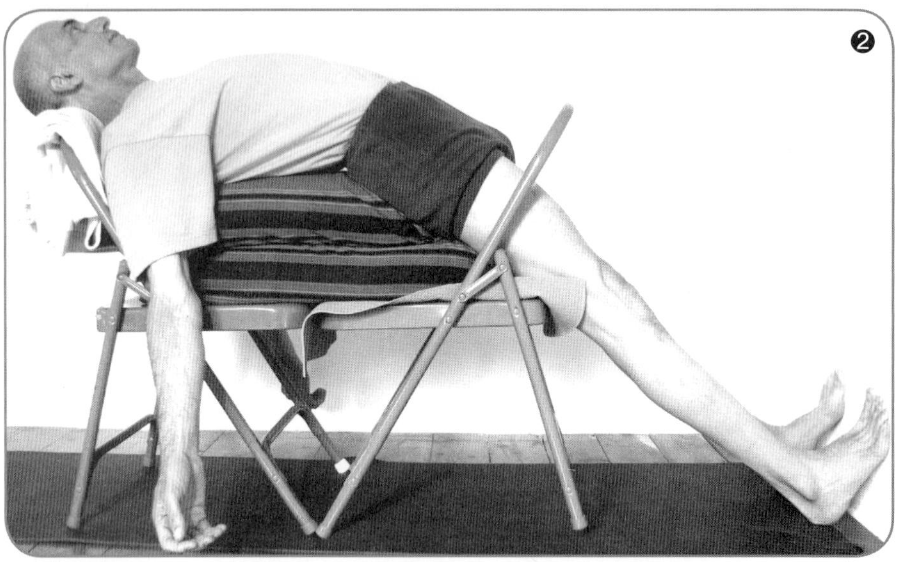
❷

세투 반다 사르방가아사나(Setu Bandha Sarvangasana)

- 의자의 등받이를 벽을 향하게 해서 적절한 거리만큼 떨어진 곳에 의자를 놓고 점성이 있는 매트를 의자의 좌석 위에 놓는다. 블록을 벽 앞에 놓는다.
- 2개의 볼스터를 의자 앞쪽 바닥에 놓고 여분의 담요 1~2장을 의자의 좌석 근처에 준비해둔다.
- 다리를 의자의 등받이 아래로 집어넣는다. 허벅지 위쪽을 벨트로 꽉 조인다. 다리를 곧게 뻗고 뒤꿈치를 블록 위에 놓고 발바닥을 벽에 댄다.
- 의자 좌석 위에 누워 등을 활 모양으로 구부린다. 어깨, 뒷목과 뒤통수를 볼스터 위로 내린다. 담요를 사용해서 머리를 받치는 지지대의 높이를 조절해 자세를 편안하게 한다.

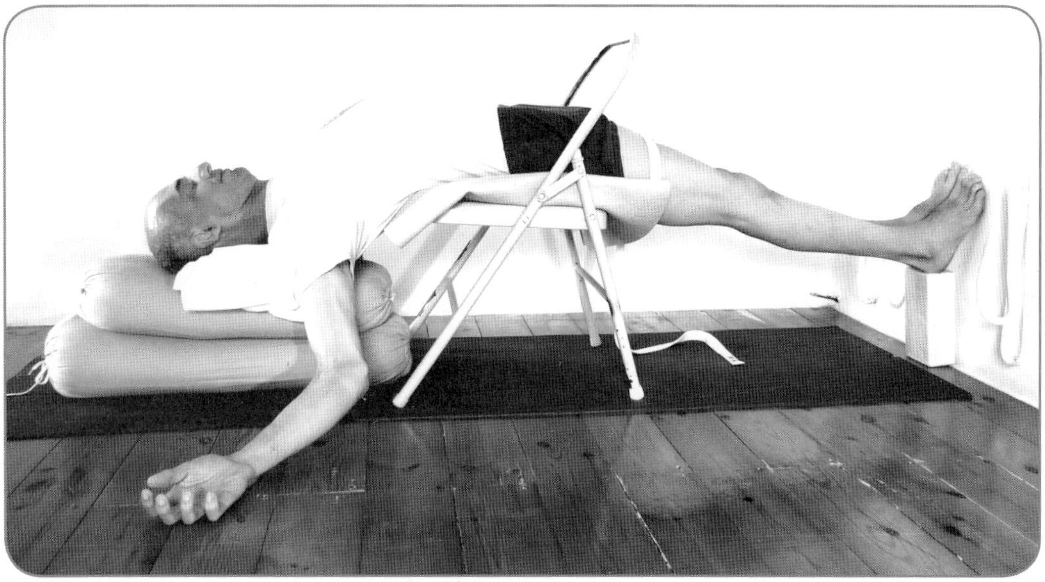

살람바 비파리타 카라니(Salamba Viparita Karani)

비파리타 카라니는 원기를 회복시키는 데 매우 효과적인 자세이다. 이 변형 자세는 복부의 장기를 더욱 이완시킨다.

- 볼스터 2개를 하나씩 쌓아서 의자 앞에 놓는다(만약 필요하다면, 둥글게 만 담요를 볼스터와 의자 사이에 놓아서 간격을 유지할 수 있다. 여기에서는 보여주지 않는다).
- 폼블록과 담요를 사용해 의자 좌석의 높이를 높인다. 의자 좌석의 높이는 수련자가 엉덩이를 볼스터 위에 놓고 누웠을 때, 수련자의 종아리가 바닥과 평행이 될 정도만큼 되어야 한다.
- 어깨와 머리를 지지하기 위해 접은 담요를 준비한다.
- 수련자 몸의 측면이 의자로 향하게 해서 볼스터 위에 앉아 몸을 구부리는 자세를 취한다. 골반 뒤쪽과 요추를 볼스터 위에 편안하게 놓아야 하고 엉덩이뼈는 볼스터 가장자리 뒤에 약간 늘려서 얹는다. 다리의 위쪽은 바닥과 수직이어야 하고 아래쪽은 바닥과 수평을 이루어야 한다.

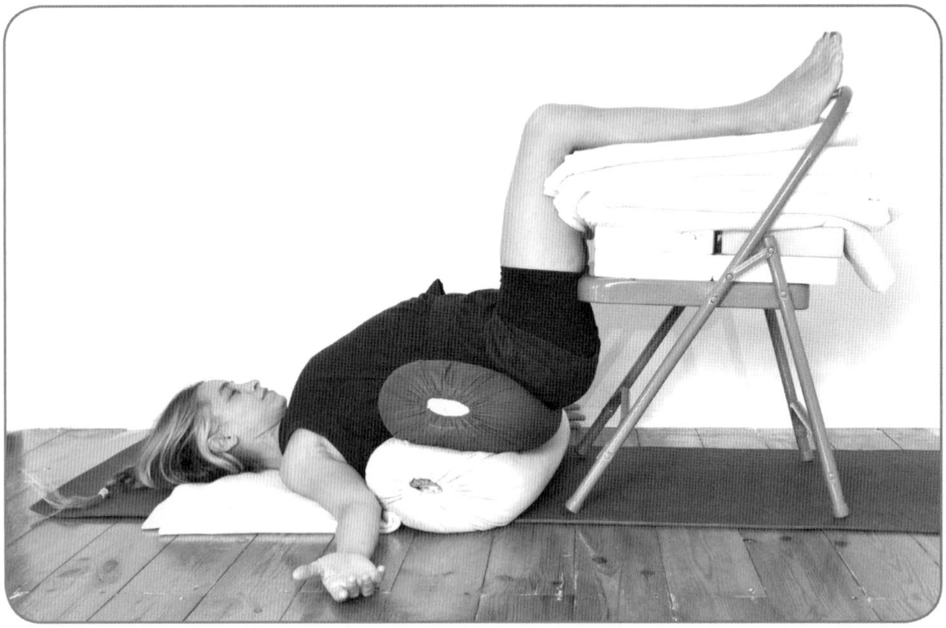

- 어깨는 어떤 하중을 받아서도 안 된다. 즉, 가슴을 잘 들어올려야 한다. 몸의 원기(Energy)는 어깨에서부터 하복부로, 다리에서부터 하복부로 흘러야 한다.
- 복부를 완전히 이완하고, 이 자세를 몇 분간 고요하게 유지한다.

사바아사나(Savasana)

사바아사나에서 의자를 활용할 수 있는 방법 2가지는 다음과 같다.

변형 자세 1 : 종아리를 의자 위에 얹기

➲ 의자를 매트의 한쪽 끝에 놓는다. 종아리를 의자 좌석에 놓고 사바아사나로 눕는다.

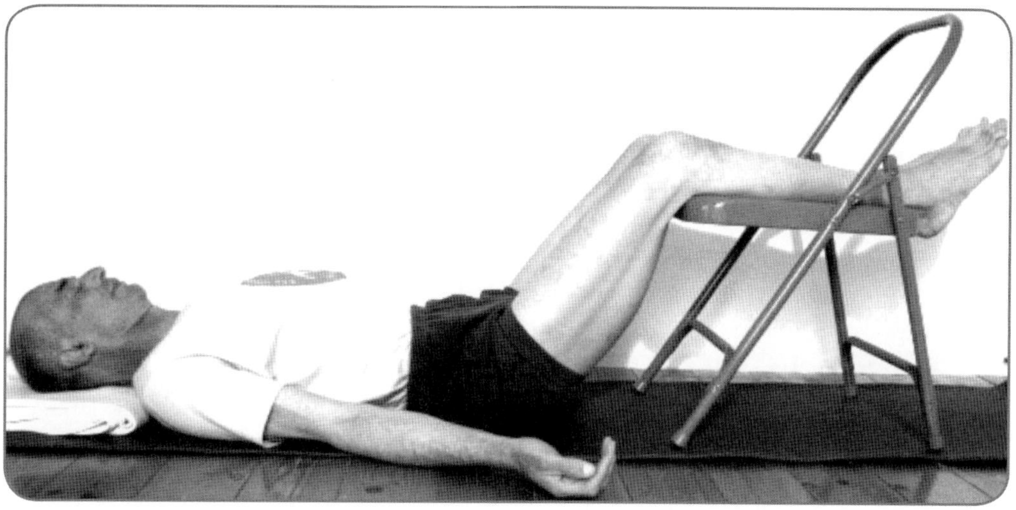

다리를 들어올려서 허리를 길게 하면, 허리는 평평해지고 이완된다. 이 자세는 허리 부근이 압착돼서 발생하는 요통을 완화한다. 또한 복부 장기를 부드럽게 이완시킨다.

변형 자세 2: 머리를 지탱하기

- 벨트를 의자의 좌석에 둘러 묶어서 바닥에 가깝도록 걸어둔다. 의자의 측면이 매트를 향하게 하고 매트의 한 쪽 끝에 놓는다.
- 등을 바닥에 대고 누워 머리를 의자 아래에 놓는다.
- 머리를 느슨한 벨트에 통과시켜 뒤통수를 벨트 위에 놓는다. 머리를 약간 바닥에서 들어올리게 하거나 뒷목을 길게 하기 위해 벨트의 고리를 조이면서 높이를 조절한다.

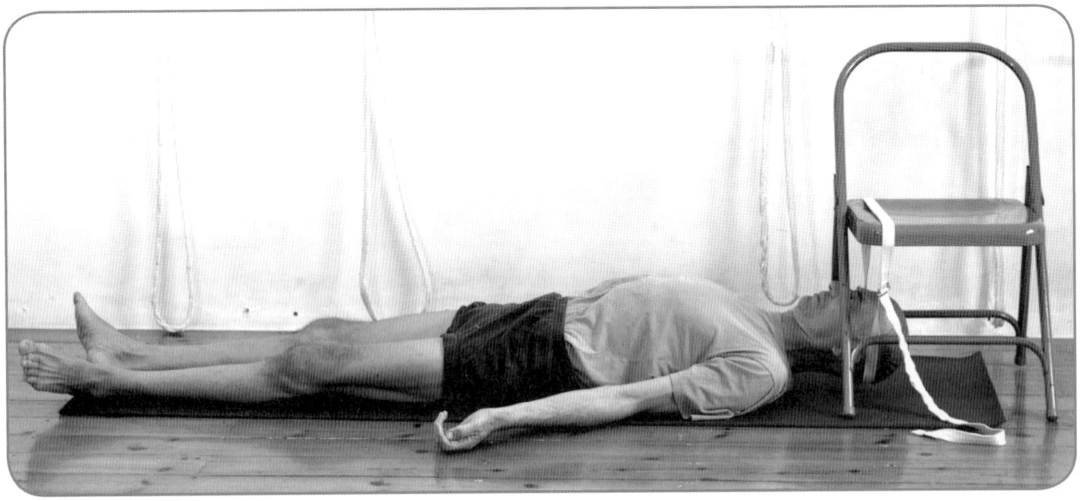

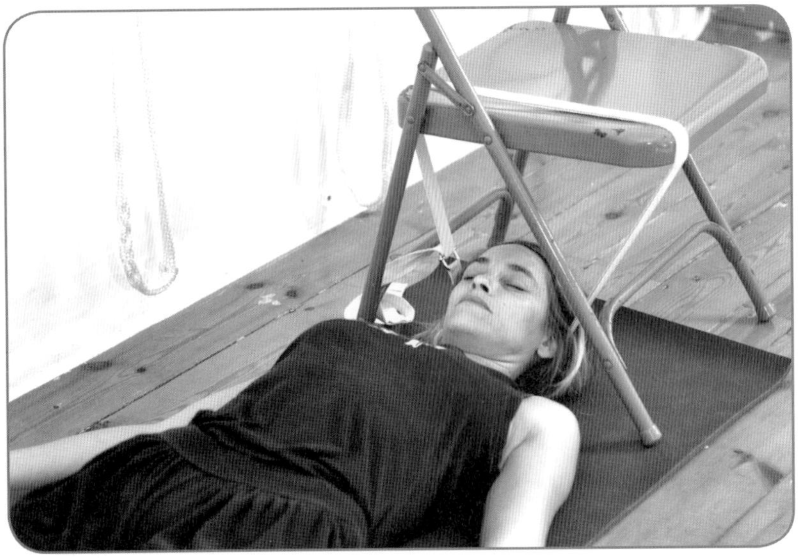

머리를 벨트로 지탱하는 것은 이완되고 떠 있는 느낌을 준다. 뒷목은 길어지고 귀 안쪽이 열리는 느낌이 있다. 이 변형 자세는 어지러움을 완화시키는 데 도움이 된다.

맺음말

"요가는 모든 사람을 위한 것이다. 그 누구도 요가의 자애로움을 경험할 기회를 거부해서는 안 된다. 내가 이 모든 요가 도구들의 활용 방안을 생각해서 제시할 수 있었던 것은 바로 이런 생각 때문이었다." 이것은 B.K.S Iyengar가 어떻게 요가 도구를 발전시킬 수 있었는지에 대한 동기를 설명한 부분이다.

B.K.S Iyengar는 여러 해 동안 그의 사다나(Sadhana, 탐구, 실수행) 과정에서 수련자가 요가 수련을 통해 이로움을 얻게 하고자 수많은 도구들을 창조해왔다. 몇 가지는 그가 최초로 고안해낸 것이고, 다른 것은 가정에서 쓰는 의자와 같은 물건을 개조한 것이었다.

하나의 단순한 가구를 활용해서 다양한 사용 방법을 발견해내는 것은 참으로 흥미롭다. 그러나 요가 도구는 단지 아사나 수련이 가져다주는 육체적 정신적 효과를 익히기 위한 보조기구일 뿐임을 나는 한 번 더 강조하고 싶다. 또한 이 책에서 소개하고 있는 변형 자세들은 수련자에게 여러 시간 동안 즐겁고 흥미로운 수련을 제공하는 것이지 수련자를 기진맥진하게 만들기 위한 것은 아니다. 당신도 요가 수련에 의자를 활용하면서 다른 여러 가지 방법을 자유롭게 탐험하고 개발하기를 바란다.

내가 즐겼던 만큼 당신도 이 과정을 즐길 수 있길 바란다!

Eyal Shifroni
2013년 3월

부록: 모두를 위한 의자 – 쉬운 수련 시퀀스

여기에서 소개하는 방법은 '아사나의 가족(Families of asanas)'에 의해 구성되었다. 그러나 요가 수련의 완전한 효과는 특정 수업에서 연결되는 구체적인 순서에 의해 매우 많은 영향을 받는다. 그러한 아사나의 순서는 수업의 목적과 의도에 따라 선택되어야 한다.

이 부록은 의자를 활용한 이러한 아사나 시리즈의 예를 소개하는 것이다. 이 특별한 시리즈는 모든 이를 대상으로 기분전환을 위한 수련을 목적으로 한다. 당신은 이 시리즈 전부 또는 일부분을 항상 거의 모든 곳에서, 심지어 직장의 책상 앞에서 수련할 수도 있다. 이 시리즈는 또한 나이가 많으신 분과 움직임에 제한이 있어 고통을 받는 사람들에게 적절하다.

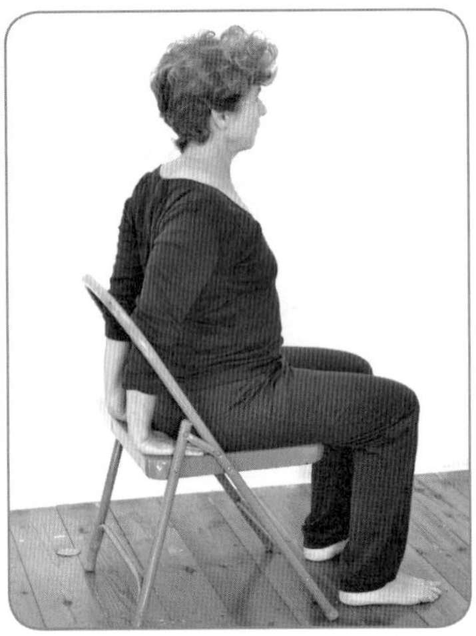

1. 의자에서 타다아사나
좌석을 밀어 들어올리기

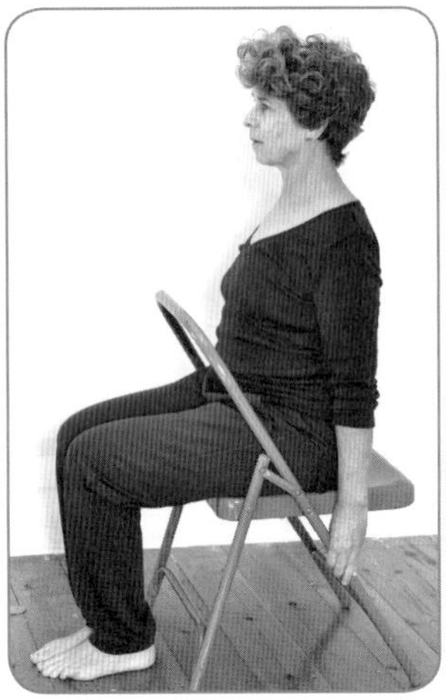

2. 의자에서 타다아사나
의자의 다리를 당기기

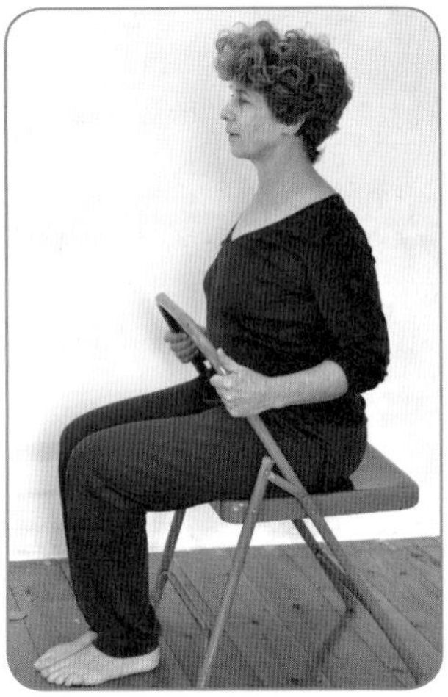

3. 의자에서 타다아사나
의자의 등받이를 당기기

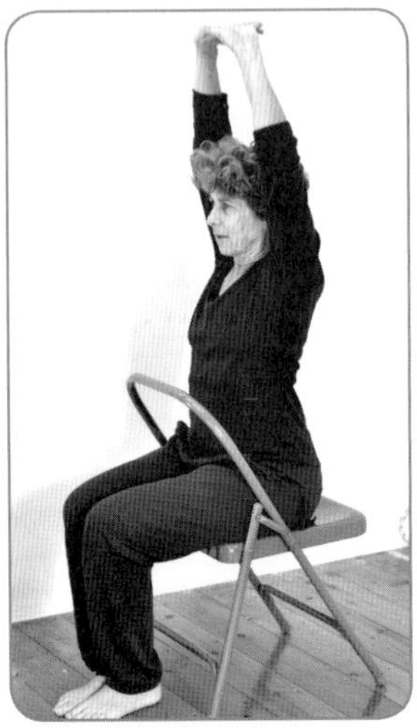

4. 의자에서 우르드바
받당굴리야아사나

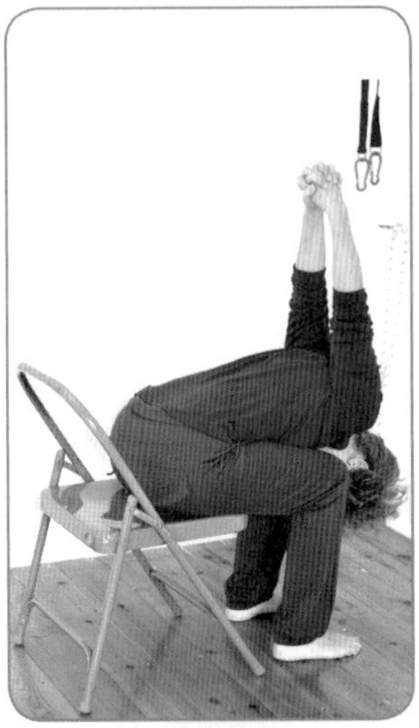

5. 파치마 받당굴리야
앞으로 숙이기

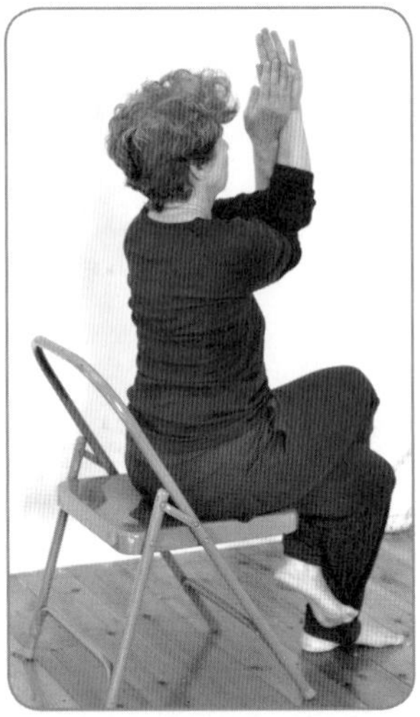

6. 의자에서 가루다아사나

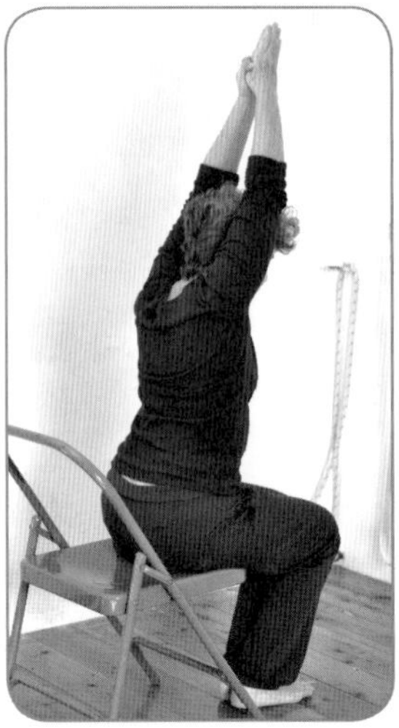

7. 의자에서 웃카타아사나

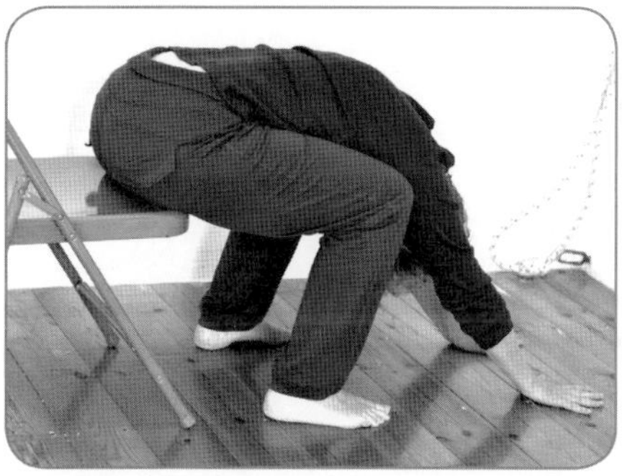

8. 쿠르마아사나 1단계

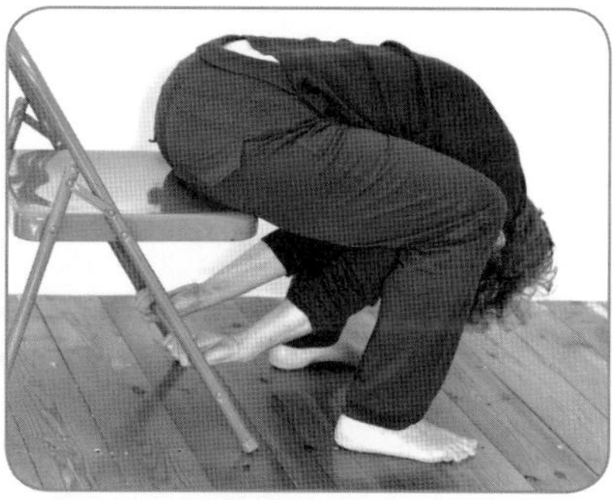

9. 쿠르마아사나 2단계

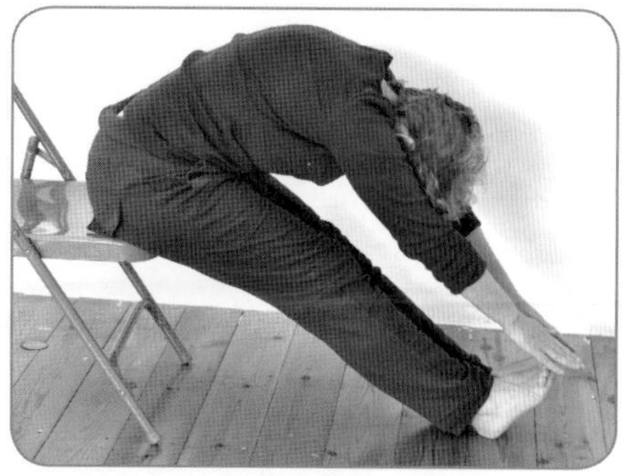

10. 파스치모타나아사나

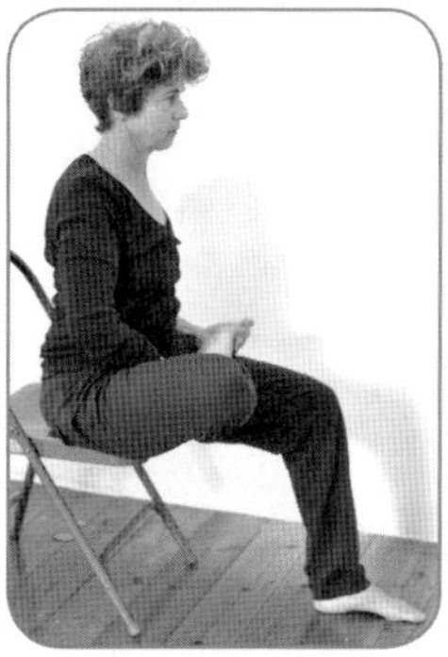

11. 파드마아사나
예비동작 1단계

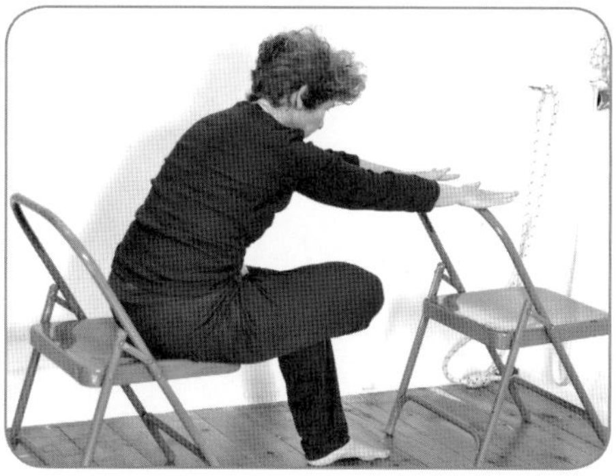

12. 파드마아사나
예비동작 2단계

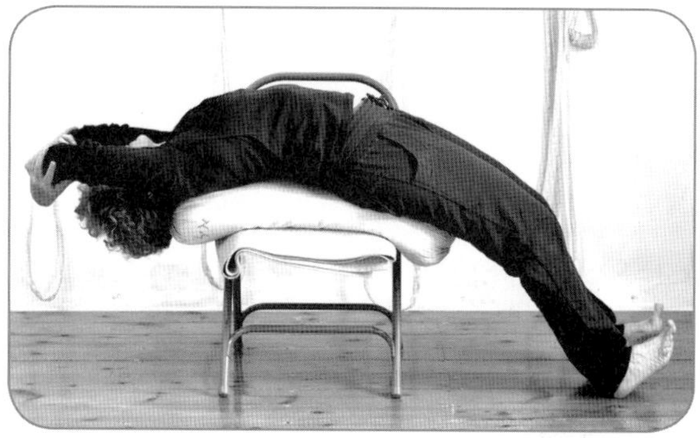

13. 드위 파다 비파리타 단다아사나
팔을 머리 위로

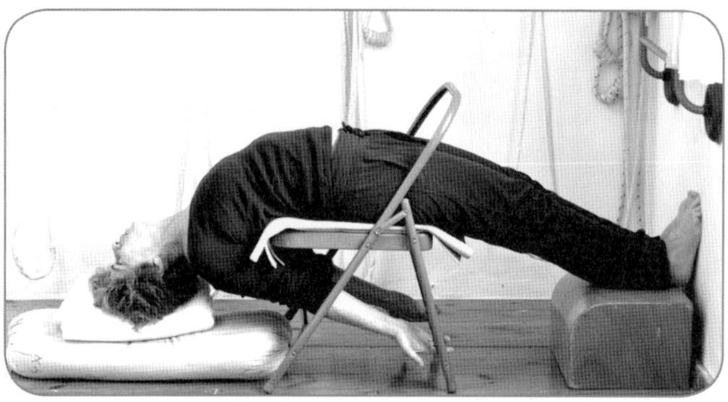

14. 드위 파다 비파리타 단다아사나
팔을 의자 아래에

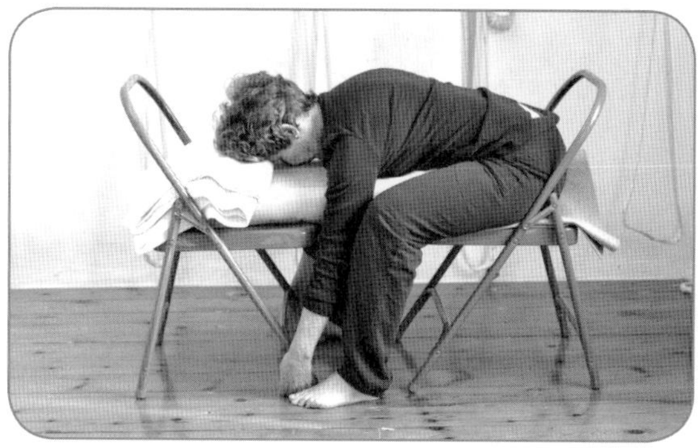

15. 파바나 묵타아사나

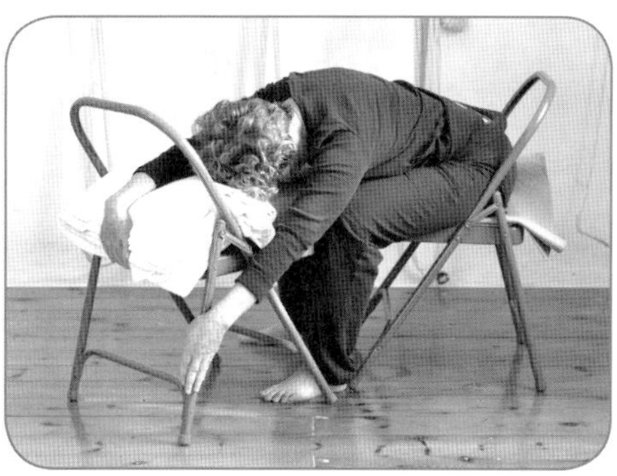

16. 파르스바 파바나 묵타아사나

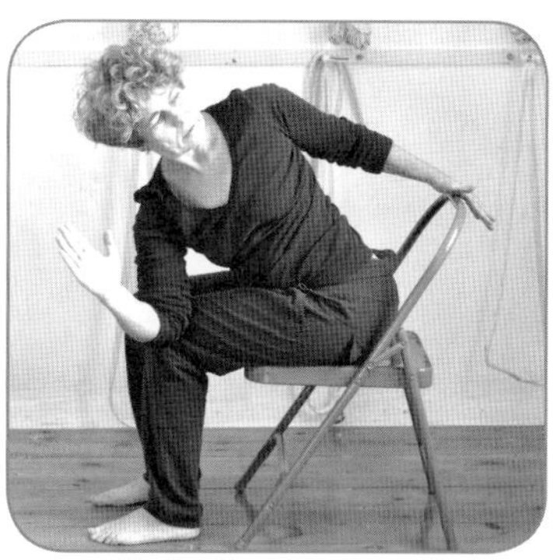

17. 파사아사나

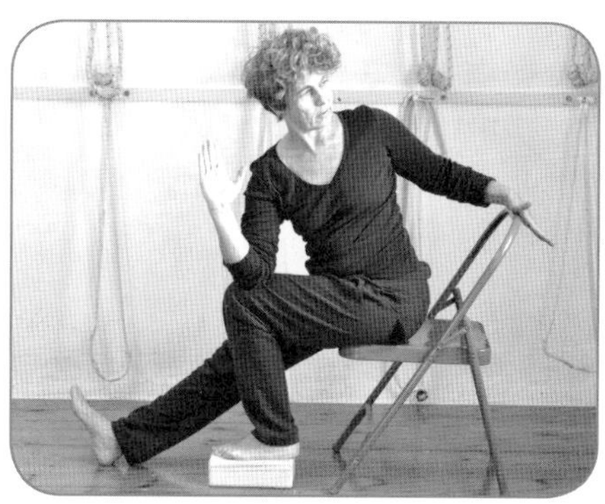

18. 마리치아사나 III

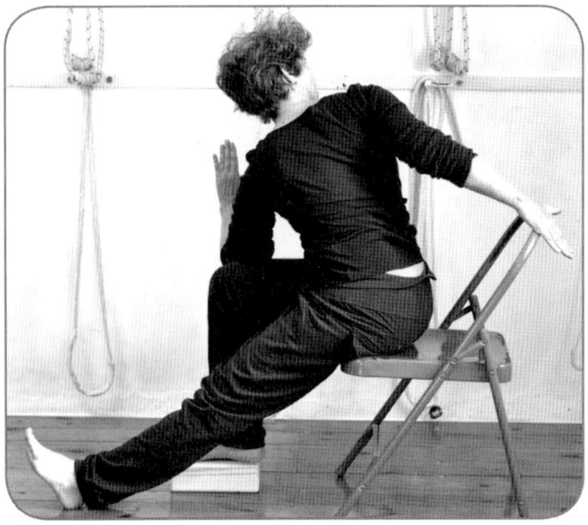

19. 마리치아사나 III

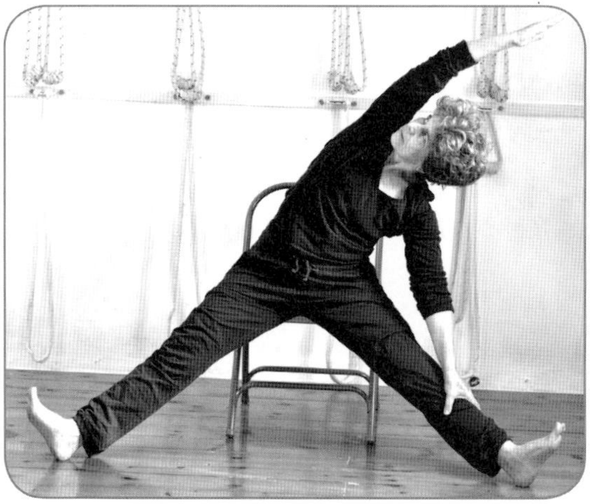

20. 파르스바 우파비스타 코나아사나

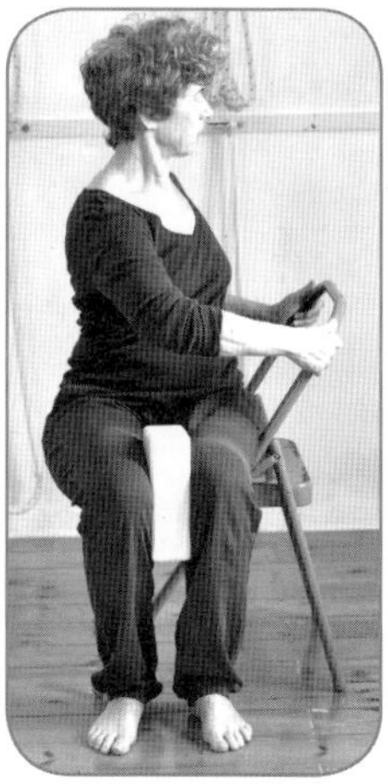

21. 바라드바자아사나 I
다리 사이에 블록을
두고

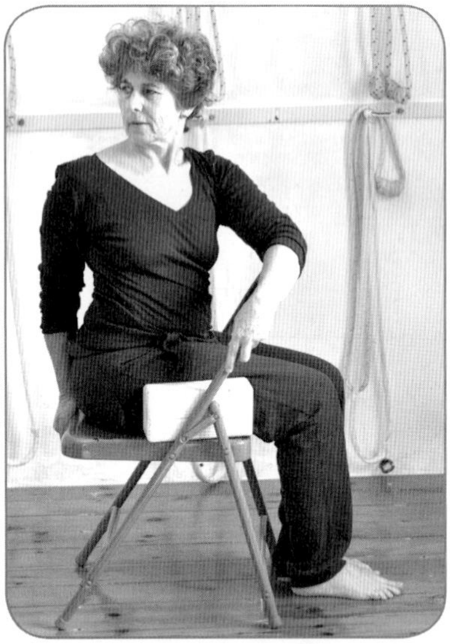

22. 바라드바자아사나 I
골반과 의자 사이에 블록을 두고

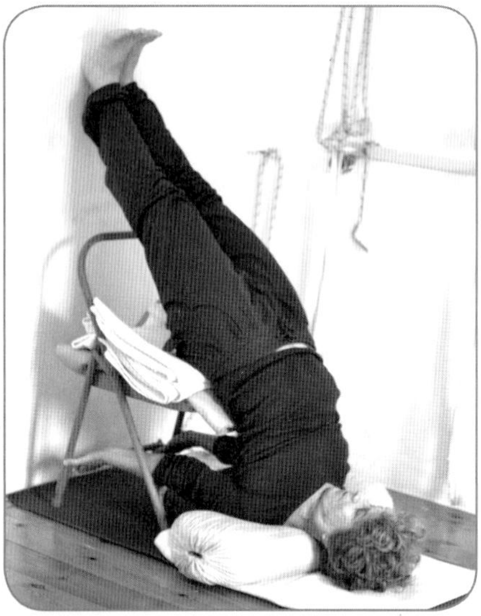

23. 살람바 사르방가아사나

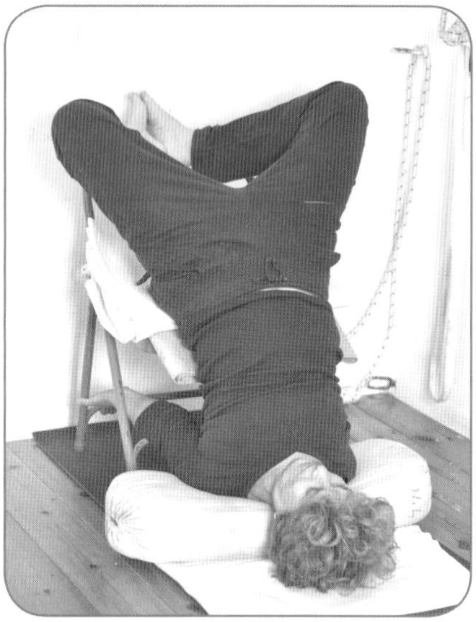

24. 사르방가아사나에서
받다 코나아사나

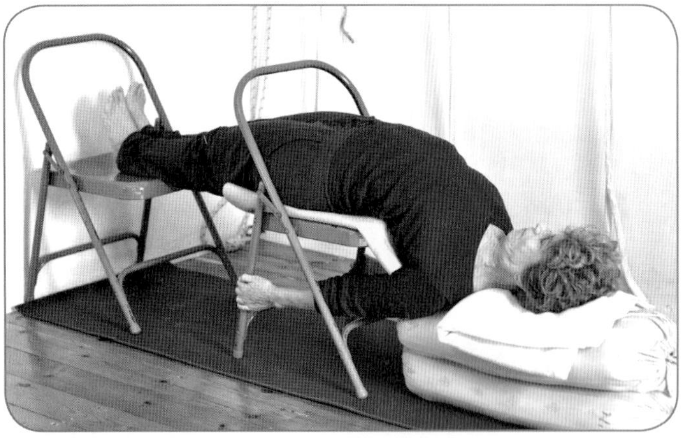

25. 세투 반다 사르방가아사나

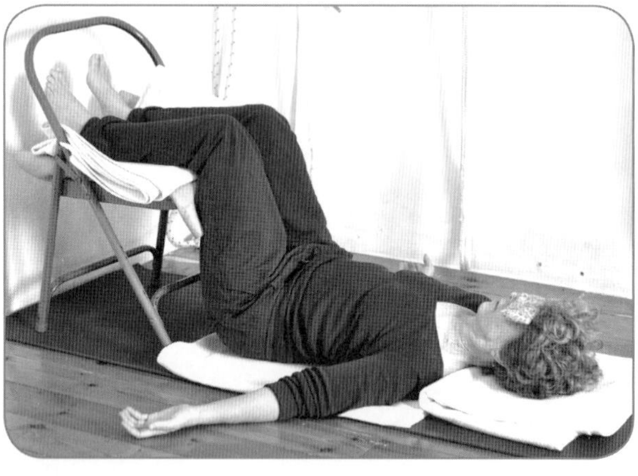

26. 사바아사나

찾아보기

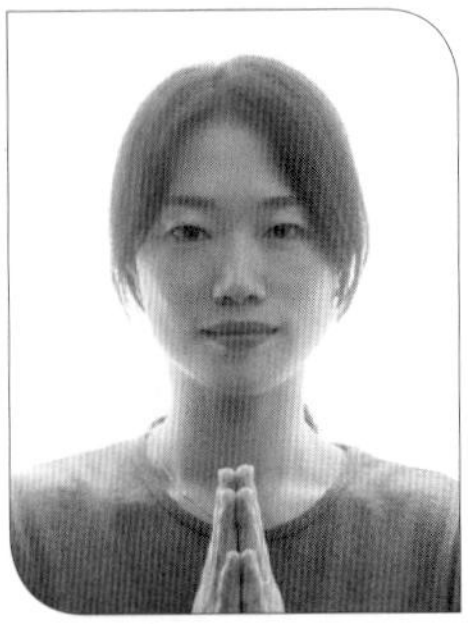

역자 이수진

- (사)한국재활요가협회 회장
- 춘해보건대학교 요가과 교수
- 이수진요가아카데미 운영중
- 춘해보건대 요가과 졸업
- 원광디지털대 요가 · 명상학과 졸업
- 울산대학교 대학원 체육학 석사(스포츠관리)
- 선문대학교 통합의학대학원 석사(자연치유)
- 선문대학교 일반대학원 박사(통합의학)

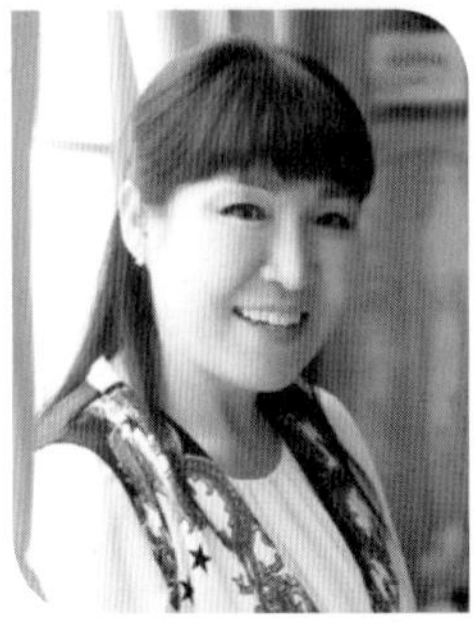

역자 조혜경

- (사)한국요가협회 회장
- 선문대학교 통합의학대학원 외래교수
- 국가대표(태능) 유도팀 치료요가 트레이너
- 서울지방노동청(종로) JOB카페 전임강사
- 강원(춘천) 숲 체험장 힐링센터장
- 동탄 척추교정 힐링요가원 원장
- 경기대학교 대체의학대학원 석사(수기치료)
- 선문대학교 통합의학대학원 박사과정(자연치유)

본 도서의 대량 구매 및 요가 의자 구매, 지도자 교육, 워크숍 문의는 아래로 연락바랍니다.

- 한국재활요가협회 052-248-2838
- 이수진 HP: 010-3845-9671 E-mail: ksklsj48@hanmail.net

도구 요가 – 의자편

의자 활용 요가

1판 1쇄 펴냄: 2017년 2월 24일
1판 2쇄 펴냄: 2019년 9월 19일

지은이: Eyal Shifroni, Ph. D
옮긴이: 이수진, 조혜경
펴낸이: 권오현
펴낸곳: 대성의학사

출판등록 2009년 6월 22일(제301-2013-095호)
서울특별시 중구 을지로 126-1 (을지로3가, 3층)
전화 02)2279-3444 / 팩스 02)2285-0108
Homepage www.medibook.co.kr

값 16,000원

ISBN 978-89-97436-61-3(13690)